《妇产科学》（第9版）临床应用研究丛书

U0593007

妇科肿瘤精准医学

白　军◎编著

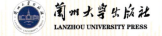

兰州大学出版社
LANZHOU UNIVERSITY PRESS

图书在版编目（CIP）数据

妇科肿瘤精准医学 / 白军编著. -- 兰州：兰州大学出版社，2024. 11. --（《妇产科学》（第 9 版）临床应用研究丛书）. -- ISBN 978-7-311-06731-1

Ⅰ. R737.3

中国国家版本馆 CIP 数据核字第 20244D0G17 号

责任编辑　米宝琴　宋　婷
封面设计　琥珀视觉

丛 书 名　《妇产科学》(第 9 版)临床应用研究丛书
本册书名　妇科肿瘤精准医学
　　　　　FUKE ZHONGLIU JINGZHUN YIXUE
作　　者　白 军 编著
出版发行　兰州大学出版社　（地址:兰州市天水南路 222 号　730000）
电　　话　0931-8912613(总编办公室)　0931-8617156(营销中心)
网　　址　http://press.lzu.edu.cn
电子信箱　press@lzu.edu.cn
印　　刷　西安日报社印务中心
开　　本　710 mm×1020 mm　1/16
成品尺寸　170 mm×240 mm
印　　张　24(插页 2)
字　　数　464 千
版　　次　2024 年 11 月第 1 版
印　　次　2024 年 11 月第 1 次印刷
书　　号　ISBN 978-7-311-06731-1
定　　价　98.00 元

(图书若有破损、缺页、掉页,可随时与本社联系)

总　序

　　《妇产科学》是一门动态发展的学科，随着临床医学科研的推陈出新、医疗设备的更新迭代，妇产科学的深度、广度和难度不断增大，妇产科学工作者面临新挑战、新机遇。如何快速梳理庞杂的知识理论体系，如何精准掌握各种知识点，如何应对临床应用化的现实需求，便显得尤为重要。《妇产科学》（第9版）临床应用研究丛书是白军博士汇集20年的临床经验，呈现给大家的匠心之作。

　　将繁复、枯燥的妇产科系列疾病所涉及的外科学、内科学、肿瘤学、病理生理学、遗传学、组织与胚胎学等学科知识综合化、表格化、对比化和实训化，使之变得"易读、易记、易理解"，是我对这部丛书的最深感触。我们深知对于疾病的治疗而言，离不开基础医学和临床医学的理论体系，这也是治疗这些疾病的基础。本丛书中的每个疾病，均涵盖解剖学、组织学、流行病学、病理生理学、病理学、临床医学、预防医学等相关知识，在妇产科学亚专科方向系统地阐述各个疾病所涉及的基础医学和临床医学理论。

　　如今的医学诊治理念提倡规范化、个体化、微创化、个性化、多元化，这一理念同样适用于《妇产科学》。随着学科不断亚专科化发展、循证医学临床日益深入、精准医学日趋完善、转化医学不断发展，妇产科学知识体系在临床应用中逐渐走向专科综合化，尤其是在妇产科急危重症、妇科肿瘤、妇科内分泌、女性盆底功能障碍、妇科微手术学等方面。本丛书除了对妇产科学各个亚专科所涉及的医学理论和临床实践进行总结和提炼，更注重学科交叉部分的融会贯通，使妇产科学在综合中走向专业，在专业中不失综合。

本丛书囊括《妇产科重症医学》《妇科肿瘤精准医学》《女性盆底功能障碍精准医学》《妇产科内分泌学》《妇产科微手术学》《妇科肿瘤化疗学》《妇科肿瘤分子免疫治疗学》《女性生殖器官整形学》《女性生殖道感染学》《生殖与优生遗传学》共10部著作，在妇产科学亚专科方向综合体现疾病的基础理论、临床理论和临床治疗和预防，更适应现代妇产科学临床实践的要求。

英国作家狄更斯曾说过："这是一个最好的时代，这是一个最坏的时代。"妇产科学亚专科方向综合化发展也同样适用，亚专科化的发展必然伴随着亚专科部分的综合，这也是《妇产科学》（第9版）临床应用研究丛书应运而生的时代背景，希望广大临床工作者能够适用时代的发展，在亚专科方向将医学知识综合化，将妇产科学掌握的更加扎实和规范，造福更多患者。

广州医科大学附属第一医院教授、主任医师
粤港澳联合培养博士生导师、博士后合作导师

前　言

　　妇科肿瘤学是妇产科学中的核心内容，也是临床医学的重要组成部分。妇科肿瘤的临床处置不仅讲究个体化，而且要求综合化，是个体化和综合化的结合体。要成为一名合格的妇科肿瘤医师，必须拥有广博的临床理论和扎实的临床实践，同时更强调对患者治疗后生存质量和生存期的临床评价。因此，我们以妇产科学、妇科肿瘤手术学、妇科肿瘤化疗学和妇科肿瘤放疗学为基础，编写了这本《妇科肿瘤精准医学》，以促进妇科肿瘤学科理论建设，指导妇科肿瘤临床工作实践，推动妇科肿瘤学科持续发展。

　　本书以《中国肿瘤整合诊治指南·妇科肿瘤》《实用妇科腹腔镜手术学》《肿瘤精准放射治疗靶区勾画丛书·妇科肿瘤》《妇科恶性肿瘤化疗手册》为纲要，以《外科学（总论）》《肿瘤学概论》《外阴癌》《妇科肿瘤腹腔镜手术图解》《妇科肿瘤围手术期处理》为基础，更新和整合了《妇产科学》（第9版）妇科肿瘤的各类知识点和各个专业医疗技能，同时结合临床实践，将妇科肿瘤精准治疗的各类知识和专业技能脉络化和系统化，突出妇科肿瘤精准医学的临床思维，展现妇科肿瘤精准医学的临床理论，以满足妇科肿瘤精准诊断和治疗需求。

　　本书共分十章，全面深入地阐述了妇科肿瘤学所涉及的理论知识、临床诊断和临床治疗，包括妇科肿瘤临床理论、妇科肿瘤手术技巧、妇科肿瘤放疗方案、妇科肿瘤化疗方法、妇科肿瘤靶向治疗选择、妇科肿瘤基因治疗临床应用。本书围绕妇科肿瘤（FIGO分期、TNM分期、诊断技能、手术适应证、放化疗选择、靶向治疗、基因临床应用等）的精准诊断和精准治疗两个方向，紧扣FIGO妇科肿瘤指南、AJCC妇科肿瘤指南和中国妇科恶性肿瘤临床实践指南，阐述了妇科肿瘤的诊断、手术、化疗、放疗、靶向治疗、免疫治疗、基因治疗等的方法和方案。

本书在编著内容和体例上做了积极的创新，在书写上以表格化、脉络化、系统化的表述形式展开，内容简洁，形式新颖，层次分明，可读性强。

由于本书涉及内容广泛，书中不足之处在所难免，恳切希望广大读者批评指正。

目　录

第1章 生殖系统解剖学

1.1 女性生殖器官

1.1.1 阴阜和阴唇

阴阜	耻骨联合前面隆起的外阴部分,由皮肤及很厚的脂肪层构成,阴毛分布呈倒三角形。
大阴唇	两股内侧一对纵向隆起的皮肤皱襞。
	皮下为疏松的CNT和APT,含有丰富的脉管系统和神经。
	内侧湿润似黏膜(含有汗腺和皮脂腺)。
	外伤后易形成血肿。
小阴唇	大阴唇内侧一对薄的褐色皮肤皱襞。
	表面温润,无毛发生长。
	两小阴唇前端融合再分两叶,前叶形成CPP,后叶形成CFN。
备注	大阴唇和小阴唇后端汇合,形成LBF。
	小阴唇是皮肤而不是黏膜。

注:CNT,connective tissue,结缔组织;APT,adipose tissue,脂肪组织;CPP,clitoris'prepuce,阴蒂包皮;CFN,clitoris'frenulum,阴蒂系带;LBF,labialis'frenulum,阴唇系带。

1.1.2　阴道前庭

概述	阴道前庭为 CLI、LBF、小阴唇之间的菱形区域。
	阴道口与 LBF 之间有阴道前庭窝(舟状窝)。
	舟状窝解剖位置较浅,分娩后消失。
阴蒂	两侧小阴唇顶端下方。
	由海绵体构成,性兴奋时勃起。
	前方为阴蒂头(凸出于外阴),中间为阴蒂体,后方分叉,形成左右阴蒂脚,分别附在两侧耻骨上。
	注:EVE 手术需完整切除 CLI。
前庭球	前庭两侧具有勃起功能的静脉丛。
	外覆海绵体肌。
	前端与 CLI 相连,后端与前庭大腺相邻。
前庭大腺	位于大阴唇的后面。
	腺体左右各一,约黄豆大小,开口于处女膜与小阴唇之间的沟内。
	腺管较细,直径为 1～2 mm,长为 1～2 cm,
	性兴奋时分泌黏液。
	腺管口闭塞,可形成 BGA 或 BGC。

注:CLI,clitoris,阴蒂;EVE,extensive vulvectomy,广泛外阴切除术;BGC,bartholin glan cyst,前庭大腺囊肿;BGA,bartholin glan abscess,前庭大腺脓肿。

1.1.3　阴道

解剖	黏膜、括约肌、纤维膜构成管道。
	阴道前壁长 7～9 cm,阴道后壁长 10～12 cm。
	阴道和宫颈的连接部形成阴道穹隆,分为前穹隆、后穹隆、左穹隆和右穹隆。
	阴道后壁与直肠之间形成 RUP。
	阴道外口窄,穹隆部宽,整体呈前后略扁状。
特点	阴道上 2/3 和膀胱构成膀胱阴道膈(解剖特点:疏松)。
	阴道下 1/3 和尿道构成尿道阴道膈(解剖特点:致密)。

续表

临床意义	RH手术,阴道切除过多影响性生活质量,切除过少会导致断端复发,术中需权衡阴道切除长度。
	Piver手术分型需切除阴道上1/3～1/2。
	Q-M手术分型只需切除距病变2 cm的阴道,如果穹隆没有受到侵犯,阴道只需切除1.5～2 cm。
备注	绝经后CC,阴道壁要有意识地适度多切(阴道收缩性差)。
	未绝经CC,阴道壁要有意识地适度少切(阴道伸展性好)。

注:RUP,rectouteroperitoneum,直肠子宫凹陷;RH,radical hysterectomy,根治性子宫切除术;CC,cervical cancer,宫颈癌。

1.1.4 子宫

概述	内膜、肌层和浆膜共同组成肌性器官。
	大小为(7～8)cm×(4～5)cm×(2～3)cm。
	宫颈与宫体比例:青春期前为1:2,生育期妇女为2:1,绝经后为1:1。
子宫峡	宫体与宫颈之间最狭窄的地方,长1 cm。
	子宫下段(子宫下在妊娠期形成子宫下段,长为7～10 cm),剖宫产定位。
解剖学内口	子宫峡上端因解剖上狭窄,清宫时定位。
组织学内口	子宫峡下端因子宫内膜转化为宫颈黏膜,ECC定位。
内膜层	依据内膜生物活性,分为功能层和基底层。
	功能层:内膜近宫腔端的2/3层(致密层和海绵层)。
	基底层:内膜近肌层端的1/3层。
肌层	正常子宫肌层平均厚度约为8 mm。
	内层肌纤维呈环形,在血管周围绕成"8"字,防止子宫出血。
	外层肌纤维呈纵行,是子宫收缩的起点。
浆膜层	覆盖子宫的脏腹膜。

注:ECC,endocervical curettage,宫颈管搔刮术。

1.1.5 宫颈

概述	宫颈分宫颈阴道上部和宫颈阴道部。
	宫颈阴道上部：上 2/3 宫颈，连接 CDL。
	宫颈阴道部：下 1/3 宫颈，悬于阴道。
解剖特点	宫颈管：宫颈内口和宫颈外口之间的梭形管道，长 2.5～3 cm。
	宫颈内口：即解剖学内口。
	宫颈外口：即宫颈外端开口，未分娩呈圆形，已分娩呈"一"字形，前端定义为前唇，后端定义为后唇。
临床意义	RT 手术要求在宫颈峡部下 5 mm 切断宫颈，并快速进行二次病理检查。
	如果癌灶距切缘＞8 mm，可实施 RT 手术。
	如果癌灶距切缘＜8 mm，则要求再次补切宫颈，使癌灶距切缘＞8 mm，然后实施 RT 手术。
	如果切缘为（+），则放弃 RT 手术，选择 CRH 手术。
备注	宫颈峡部处理推荐方案：先切断阴道，将宫颈朝上，再横切宫颈。

注：CDL，cardinal ligament，主韧带；RT，radical trachelectomy，根治性宫颈切除术；CRH，classic radical hysterectomy，经典广泛性子宫全切术。

1.1.6 输卵管

概述	输卵管长为 8～14 cm。
	黏膜层、平滑肌层和浆膜构成肌性管道。
	内侧端和宫角相连相通，外侧端游离，上缘位于 BL 内。
解剖特点	间质部长 1 cm，位于子宫肌壁内，与宫角相通。
	峡部长 2～3 cm，外覆 BL。
	壶腹部长 5～8 cm，外覆 BL。
	伞部长 1～1.5 cm，游离于腹腔。
临床意义	RH 手术和 PCLAE 手术的解剖标志。
	打开后腹膜、VUP、BL 前叶的解剖标志。
	进入盆腔后腹膜的标志。
备注	鉴于输卵管癌、卵巢癌、腹膜癌的同源性，一般子宫全切术时不再保留输卵管。

注：BL，broand ligament，阔韧带；PCLAE，pelvic cavity lymphadenectomy，盆腹腔淋巴结清扫术；VUP，vesicouterine peritoneum，膀胱子宫反折腹膜。

1.1.7　卵巢

概述	大小约4 cm×3 cm×1 cm,呈灰白色。
	生发上皮、纤维膜、皮质和髓质构成腺性器官。
	青春期前卵巢表面光滑,青春期后卵巢表面凸凹不平(排卵),围绝经期卵巢开始萎缩,绝经后妇检不易触到。
解剖特点	卵巢前缘(中部有卵巢门)连接OMS,卵巢后缘游离。
	内侧有OIL(连接子宫),外侧有OSL(连接盆壁),后侧有OMS(连接BL)。
临床意义	RH手术和PCLAE手术的解剖标志。
	打开后腹膜、VUP、BL前叶的解剖标志。
	进入盆腔后腹膜的标志。
备注	OA走行:OSL→OMS→卵巢门→卵巢。

注:OMS,ovarian mesenterium,卵巢系膜;OIL,ovarian inherent ligament,卵巢固有韧带;OSL, ovarian suspensory ligament,卵巢悬韧带;OA,ovarian artery,卵巢动脉。

1.2　毗邻器官

1.2.1　输尿管

概述	输尿管起于肾盂。
	腹段输尿管:PMM(向内向下)→GFN(跨过)→骨盆入口。
	盆段输尿管:IIA和IIV(骶髂关节)→UBA(起始部)→膀胱(转向前内+坐骨棘平面)。
	止于膀胱。
特点	在BL基底部宫颈外侧2 cm处,UA横跨其上(桥下流水)。
	输尿管的唯一特征是蠕动。

续表

临床意义	PCLAE手术的解剖标志之一。
	PCLAE手术时,首先脉络化盆段输尿管。
	PALAE手术时,先暴露出输尿管再进行LAE。
	CILAE手术时,先暴露输尿管、CIA或CIV、OSL(三江汇流)。
	CIA分叉和CIV分叉毗邻,CIV分叉处经常分出小静脉,在分叉处清理LN,防止损伤小静脉进而引起CIV损伤。
	左侧PCLAE时,一定要先暴露出输尿管(避免乙状结肠覆盖的干扰)。
	手术思路:首先游离输尿管,其次离断OSL,最后进行CILAE。
备注	看到输尿管蠕动,不代表输尿管没有损伤或功能完整。

注:PMM,psoas major muscle,腰大肌;GFN,genitofemoral nerve,生殖股神经;IIA/V,internal iliac artery/vein,髂内动脉/静脉;UBA,umbilical artery,脐动脉;UA,uterine artery,子宫动脉;PALAE,paraaortic lymphadenectomy,腹主动脉旁淋巴结清扫术;CILAE,common iliac lymphadenectomy,髂总淋巴结清扫术。

1.2.2 腰大肌（psoas major muscle，PMM）

解剖	前肌束起于L1~L4椎间盘前内侧方,后肌束起于腰椎横突的前侧。
	前肌束和后肌束由上内侧向下外侧走行,形成一个共同的肌腱。
	止于股骨小转子。
特点	PMM和髂肌共同止于股骨小转子,合称髂腰肌。
临床意义	PCLAE外侧界解剖标志。
	经PMM、EIA和EIV进入闭孔区,更容易脉络化LSTN和OBN。
备注	进入PMM和EIV间隙时,注意EIV分出的小静脉、ILA和ILV。

注:EIA/V,external iliac artery/vein,髂外动脉/静脉;LSTN,lumbosacral trunk nerve,腰骶干神经;OBN,obturator nerve,闭孔神经;ILA/V,iliolumbar artery/vein,髂腰动脉/静脉。

1.2.3　闭孔内肌（internal obturator muscle，IOM）

解剖	起于闭孔膜内面及其周围骨面。
	肌束向后呈扇形集中，形成肌腱出骨盆(坐骨小孔)。
	止于转子窝。
临床意义	闭孔底部解剖标识(OBLAE手术)。
备注	避免将闭孔内肌误判为盆壁LN。

注：OBLAE，obturator lymphadenectomy，闭孔淋巴结清扫术。

1.2.4　耻骨梳（pecten pubis，PPB）

解剖	耻骨可分解为体、上支和下支三部分。
	上支上缘为耻骨梳，与弓状线相延续(借耻骨隆起)。
	下支与坐骨支相连。
特点	耻骨与坐骨共同构成闭孔。
临床意义	PCLAE最明显的骨性解剖标识，其表面固有LN，属于EILN。
	暴露PPB下面闭孔切迹，就暴露出OBN。
备注	PPB表面常见到AOBV。

注：AOBV，accessory obturator vein，副闭孔静脉；EILN，external iliac lymph node，髂外淋巴结。

1.2.5　骶骨岬（sacral promontory，SPM）

解剖	骶骨呈楔状(底朝上，尖朝下)。
	SPM是骶骨底部正中前缘明显突出的部分。
特点	SPM是真骨盆的一部分。
临床意义	SLN切除时需暴露SPM，表面的骶正中静脉需避免损伤。
备注	部分骶前神经分布在骶骨三角中(SPM、左右CIA)。

注：SLN，sacral lymph node，骶淋巴结；CIA，common iliac artery，髂总动脉。

1.2.6　尿道

概念	长 4～5 cm,直径为 0.6 cm。
	起于膀胱三角的尿道口,止于尿道外口(洞穿泌尿生殖膈)。
	肌性管道(内层为纵形 SM,外层为 SPT)。
解剖特点	阴蒂头后下方,圆形,边缘折叠而合拢。
	尿道外口后壁上存有尿道旁腺,左右各一,呈对称性分布。
	尿道旁腺开口小,容易有细菌潜伏。
临床意义	腹腔手术留置导尿管暴露膀胱的解剖标识。
	RH 手术和 PCLAE 手术的解剖标志。
	EVE 手术留置导尿管作为保护尿道的解剖标志。
	VE 手术和 EVE 手术需依据临床需要确定切除尿道长度。
备注	女性尿道短而直容易感染。

注:SM,smooth muscle,平滑肌;SPT,sphincter,括约肌;VE,vulvectomy,外阴切除术;EVE,extensive vulvectomy,广泛外阴切除术。

1.2.7　膀胱

概念	囊状肌性器官。
	膀胱平均容量:350～500 mL。
解剖特点	排空时:位于耻骨联合和子宫之间。
	充盈时:自耻骨联合凸向盆腹腔。
	VUP:由膀胱顶和子宫前壁构成。膀胱子宫凹陷下方,膀胱与宫颈形成 VCS,与阴道形成 VVS。
	膀胱三角(边长为 2.5 cm 的等边三角形):底边两端为输尿管口,尖端为尿道内口。
临床意义	THE 和 EHE 的解剖标志。
	输尿管开口处的解剖标志。
	VUP、VCSV、BVS 的解剖标志。
	尿道和膀胱相连,手术时留置导尿管,是尿道和膀胱手术的解剖标志。
备注	膀胱和尿道不仅仅是手术的解剖标志,同时也是手术时避免损伤膀胱和尿道的解剖标志。

注:VCS,vesical-cervical space,膀胱宫颈间隙;VVS,vesical-vaginal space,膀胱阴道间隙;THE,total hysterectomy,子宫全切术;EHE,extensive hysterectomy,广泛子宫切除术。

1.2.8　直肠

概念	消化管位于盆腔下后部的一段,长为10～14 cm。
解剖特点	前为子宫,后为骶骨。
	RUP:子宫和直肠间形成体腔最低点。
	RVS:RUP下方,直肠与阴道之间的CNT。
临床意义	RH手术和PCLAE手术的解剖标志。
	RVS、RPS分界的解剖标志。
备注	输尿管经过直肠外侧,分离PRS时注意避免损伤输尿管。

注:RVS,rectal-vaginal space,直肠阴道间隙;PRS,pararectum space,直肠侧间隙。

1.2.9　阑尾

概念	阑尾是连接盲肠内侧壁的盲端细管。
	具有分泌功能和免疫功能。
解剖特点	妊娠时随子宫增大向外向上移位。
	阑尾炎可波及子宫和右附件。
	回肠和结肠的解剖标志。
临床意义	卵巢黏液型肿瘤手术通常要切除阑尾。
备注	原发性黏液型肿瘤最常见于阑尾。

1.3　间隙系统

1.3.1　膀胱宫颈间隙（vesicocervical space，VCS）

解剖	膀胱底和宫颈之间的CNT。
	上界是VUP,下界是阴道中上隔。
	两侧界是VCVL。
	阴道中上隔解剖定位(三维投影定位)在阴道前穹隆水平。

续表

特点	普通妇科手术中最常见的解剖间隙。
临床意义	VUP下面就是VCS,打开VUP就可向下分离VCS。
	VVS是VCS向下的延续。
	打开VCS,遵循"宁高勿低"的原则,避免损伤膀胱。
	有剖宫产病史、VUP粘连严重、间隙解剖层次不清时,可从侧方辨认出膀胱侧壁,从侧外向中间打开间隙。
备注	遇到VCS消失、向下分离VVS出血较多时,提示有肿瘤侵犯可能(排除放疗、疤痕等原因)。

注:VCVL,vesical cervical vaginal ligament,膀胱宫颈阴道韧带。

1.3.2　膀胱阴道间隙（vesical-vaginal space，VVS）

解剖	连接膀胱底和阴道之间的CNT。
	上界是阴道中上隔,下界是泌尿生殖膈上筋膜。
	两侧界是VCVL。
特点	VVS是VCS向下的延续,RH手术需解剖VVS(解剖深度依据阴道切除范围而定)。
临床意义	RH手术(Piver-Ⅲ型或Q-M/C型),需离解VVS到宫颈外口下3～4 cm。
	VVS是CNT,比较疏松,容易分离,但癌组织浸润阴道时,VVS消失,解剖时(无论是钝性还是锐性)容易损伤膀胱。
	RH手术前需行CT或MRI检查,明确VVS是否有肿瘤侵犯(妇检只能判断CDL和USL是否有肿瘤侵犯,无法判断VVS是否有肿瘤侵犯)。
备注	VVS是否解剖到位,决定输尿管游离的难易,也是切除足够长度阴道的保障。
	术中发现VVS侵犯严重时,可及时终止手术。

注:RH,根治性子宫切除术;RVS,直肠阴道间隙;CDL,cardinal ligament,主韧带;USL,utero-sacral ligament,宫骶韧带;VCS,膀胱宫颈间隙。

1.3.3　膀胱侧间隙（para-vesical space，PVS）

解剖	膀胱侧窝下方,连接膀胱侧壁和膀胱宫颈阴道韧带以及闭孔窝的CNT。
	上界是膀胱侧窝腹膜和脐内侧韧带,下界是盆膈上筋膜。
	内侧界是膀胱侧壁、VCVL,外侧界是闭孔窝(IIA、IIV、LPV、输尿管)。
	前侧界是耻骨上支和闭孔内筋膜,后侧界是CDL血管部(UA和UV)。
特点	PVS左右对称。
	PVS和PRS呈"镜像"结构。
临床意义	PVS和PRS之间完整保留出UA。
	只有PVS和PRS解剖到位,才能把宫旁和CDL切除,并保留适当长度。
	RH手术分型不同,CDL和宫旁切除范围也不相同,但对VCS、VVS、PVS、PRS以及输尿管游离要求是一样的。
备注	PVS的解剖是RH手术第一个需要分离的间隙(第一间隙)。

注:PRS,pararectum space,直肠侧间隙。

1.3.4　直肠侧间隙（pararectum space，PRS）

解剖	连接USL外侧、直肠侧窝下方、直肠两侧与盆壁之间的CNT。
	上界是直肠侧窝的腹膜,下界是盆膈上筋膜。
	内侧界是USL和直肠壁,外侧界是IIA和IIV。
	前侧界是CDL血管部(UA和SUV),后侧界是直肠侧韧带(直肠柱)。
特点	PRS左右对称。
	PVS和PRS呈"镜像"结构。
临床意义	PRS是处理好USL和CDL的重要间隙。
	PRS解剖由浅入深,可见依次见到UA、SUV、DUV。
	PRS解剖到位,还可见到MRA、VA、IPA和盆腔内脏神经。
	PRS解剖到位,才能满足RH手术(Q-M/C型和Piver-Ⅲ型)切除范围。
备注	PRS的解剖是RH手术第二个需要分离的间隙(第二间隙)。

注:SUV,superficial uterine vein,子宫浅静脉;DUV,deep uterine vein,子宫深静脉;MRA,middle rectal artery,直肠中动脉;VA,vaginal artery,阴道动脉;IPA,inferior pudendal artery,阴部下动脉。

1.3.5 直肠阴道间隙 (rectovaginal space, RVS)

解剖	子宫直肠陷窝下方。
	上界是子宫直肠陷窝,下界是肛提肌纤维。
	前界是阴道后筋膜,后界是直肠前筋膜。
	两侧界是USL和PRL(直肠柱)。
特点	宫颈周围间隙中容易出血的间隙之一。
临床意义	沿着直肠表面打开RVS(类似直肠癌根治术操作)。
	RH手术前需行CT或MRI检查,明确RVS是否有肿瘤侵犯(妇检只能判断CDL和USL是否有肿瘤侵犯,无法判断RVS是否有肿瘤侵犯)。
	晚期癌、浸润范围大、CHT后分离RVS,解剖结构不清,容易出血,操作时避免损伤直肠。
	解剖RVS时,若过分向阴道侧分离,可损伤阴道,引起出血。
备注	RVS的解剖是RH手术第三个需要分离的间隙(第三间隙)。
	解剖RVS,要有"宁低勿高"的意识。

注:USL,uterosacral ligament,宫骶韧带;PRL,pararetal ligament,直肠侧韧带;CHT,chemotherapy,化疗。

1.3.6 膀胱阴道侧间隙 (paravesical vaginal space, PVVS)

解剖	阴道旁无血管间隙。
	VCL深层内侧近膀胱处(输尿管、膀胱壁与阴道侧壁之间的三角区)。
	借阴道周围组织与VVS相隔,借VCL与PVS相隔。
特点	没有明确的解剖结构,但又是游离输尿管的关键点之一。
临床意义	PVVS前方是输尿管间质部,后方是阴道旁静脉丛。
	游离PVVS时靠向阴道静脉丛会引起出血,电凝可导致输尿管热损伤。
	游离PVVS耗时最长,出血最多,损伤输尿管概率最大,是RH手术失败最多的解剖位置。
备注	PVVS的解剖是RH手术第四个需要分离的间隙(第四间隙)。
	掌握PVVS的游离,就掌握了输尿管的游离。

注:VCL,vesical cervical ligament,膀胱宫颈韧带;VVS,vesical-vaginal space,膀胱阴道间隙;PVS,paravesical space,膀胱侧间隙。

1.3.7　冈林间隙（okabayashi's pararectal space，OPRS）

解剖	输尿管及其系膜和直肠侧壁之间的 CNT。
	内侧界是 USL 和直肠壁,外侧界是输尿管及其系膜。
特点	别称:冈林直肠侧间隙、奥氏间隙、O 氏间隙。
临床意义	保留 HGN,需解剖此间隙。
	USL 外侧有 HGN 时,要保留 HGN,需解剖 OPRS。
	暴露 HGN,并将其推向外侧,然后再切断 USL。
备注	USL 无重要神经和血管。

注:HGN,hypogastric nerve,腹下神经。

1.4　韧带系统

1.4.1　膀胱宫颈韧带（vesical cervical ligament，VCL）

解剖	连接膀胱后侧壁、尿道后壁和宫颈前侧壁、阴道前侧壁,内有输尿管穿行。
	以输尿管为界,分为腹侧的前叶(浅层)和背侧的后叶(深层)。
	浅层覆盖输尿管宫颈段的表面,又称输尿管隧道顶。
	深层位于其下方,内有血管(MVV 和 IVV)和神经(盆丛膀胱支和阴道支)。
特点	VCL 跨过 CDL 后移行为 VVL。
	VCL 是术前术中都需高度重视的一个韧带。
	正确认识 VCL 是游离输尿管的关键。
临床意义	长 2~4 cm。
	是固定输尿管的解剖位置。
	VCL 受侵,可致输尿管扩张,提示 FIGO/Ⅲ期,需放弃 RH 手术治疗。
	VCL 游离是否到位,可提示输尿管游离是否到位,RH 手术是否顺利。
	VCL 游离易出血,首先是自身血管破裂,其次是阴道旁静脉丛损伤(PVVS 尚未游离出来,而先游离 VCL)。

续表

备注	要有"寻找并游离 VCL"的理念。
	要放弃"打隧道(传统)"的理念。

注:MVV,middle vesical vein,膀胱中静脉;IVV,inferior vesical vein,膀胱下静脉。

1.4.2 主韧带(cardinal ligament,CDL)

解剖	连接宫颈和侧骨盆的 CNT。
	CDL 是 BL 的一部分,是 BL 的基底部。
	起于子宫下部和宫颈阴道上部侧缘,止于骨盆侧壁,下界与骨盆筋膜相连。
	输尿管和 UA 在 CDL 中交叉。
特点	上半部为血管部,含 DUV、SUV、膀胱下动脉。
	下半部为索状部(神经部),由 CNT 和 SM 组成,腹下神经下段和盆丛神经从其基底穿过。
临床意义	起始部分为宫颈型和宫颈阴道型两种类型。
	止点部分为 IIA 型(CDL 止于坐骨大孔上缘水平 IIA 发出第一支分支血管附近)和 IIV 型(UDV 汇入 IIV 的汇合处)两种类型。
	CDL 血管部由 DUV 和 SUV 组成,但 UA 不属于 CDL。
	CDL 中无致密纤维 CNT,是相对疏松的韧带。
	CDL 血管比较粗大且易出血,操作时需谨慎。
备注	暴露 DUV 下端有盆腔内脏神经,是区分 C1 型和 C2 型 RH 手术的标准。

注:BL,阔韧带;UA,子宫动脉;DUV,子宫深静脉;SUV,子宫浅静脉;IIA,髂内动脉;IIV,髂内静脉。

1.4.3 子宫骶韧带(uterosacral ligament,USL)

解剖	起自宫颈和宫体交界后侧上方,绕过直肠两侧,止于第 2 和第 3 椎体前面的筋膜,分隔 PRS 与 RVS。
	URL:USL 部分肌纤维附着于直肠两侧壁。

续表

解剖	VRL:URL在直肠和阴道之间的向下延续。
	URL和VRL以直肠侧韧带为界。
	USL分为NV部和CNT部:NV部位于外侧,内有HGN穿过;CNT部位于内侧,由致密的CNT和血管组成。
特点	复合型CNT韧带。
	是解剖RVS的重要解剖标识。
临床意义	Piver-Ⅲ型手术理论上要求切除全部USL。
	临床实际只需切除USL≥3 cm即可。
	手术可从USL内侧进入RVS,将肠管推离USL内侧,再向中间汇合。
备注	USL无重要血管和神经,但其外侧有HGN,若保留HGN,需将HGN外推。
	切断USL时,如果发生出血,则提示损伤了CDL内的血管。

注:PRS,直肠侧间隙;RVS,直肠阴道间隙;URL,uterorectal ligament,子宫直肠韧带;VRL, vaginal rectal ligament,阴道直肠韧带;HGN,腹下神经。

1.4.4　阔韧带（broad ligament，BL）

解剖	子宫两侧双层腹膜皱襞,从侧缘延伸至两侧盆壁。
	解剖和临床上分前叶和后叶。
	内含OSL、OIL、OMS、FTM,连接RL和CDL。
临床意义	OSL:包绕OA和OV的外1/3 BL。
	OIL:卵巢内侧与宫角之间的BL(稍增厚)。
	OMS:连接卵巢与BL后叶系膜。
	FTM:输卵管以下、卵巢附着处以上的BL。
	UA、SUV、输尿管穿过BL基底部。
备注	宫旁组织内含有丰富的ART、VEI、LPV、NV及大量疏松的CNT。

注:OSL,卵巢悬韧带;OIL,卵巢固有韧带;OMS,卵巢系膜;FTM,fallopian tubemesenterium, 输卵管系膜;OA/V,卵巢动脉/静脉;RL,圆韧带;CDL,主韧带。

1.4.5 圆韧带（round ligament，RL）

解剖	SM和CNT构成圆索状韧带。
	起自宫角的前面、输卵管近端的稍下方，到达骨盆侧壁后，经IGC止于大阴唇前端。
	长12～14 cm。
临床意义	维持子宫前倾的位置。
	解剖定位：宫角、骨盆侧壁、IGC、VUP。
	系膜定位：定位OMS、FTM。
备注	EC可经RL转移至SIGLN。

注：IGC，inguinal cavity，腹股沟；VUP，膀胱子宫腹膜反折；OMS，卵巢系膜；FTM，输卵管系膜；EC，endometrial carcinoma，子宫内膜癌；SIGLN，superficial inguinal lymph-adenectomy，腹股沟浅淋巴结。

1.5 动脉和静脉系统

1.5.1 腹主动脉（abdominalaorta，ADA）

解剖	起于心室的ADA、胸ADA。
	沿脊柱左侧下行。
	止于左右CIA（第4腰椎中和第5腰椎上，第3腰椎平面）。
特点	人体最粗大的动脉，很少有变异。
	PALAE手术的解剖标志。
临床意义	PALAE手术后腹膜打开点。
	向右暴露IVC+右侧输尿管。
	向左暴露IMA+左侧输尿管。
备注	术前影像学确定ADA终点位置。

注：CIA，髂总动脉；PALAE，腹主动脉淋巴结清扫术；IVC，inferior vena cava，下腔静脉；IMA，inferior mesenteric artery，肠系膜下动脉。

1.5.2 下腔静脉 (inferior vena cava, IVC)

解剖	起于左右CIV(第4腰椎中和第5腰椎上)。
	沿ADA右侧和脊柱右侧前方上行。
	止于右心房。
特点	人体最粗大的静脉。
	IVC表面是LAE手术的最危险区域。
临床意义	IVC表面行LAE手术时,注意尽量避免损伤小静脉属支。
	手术的关键是分离出VEI、ART、LPV和LN之间的间隙。
	钳夹LPV和LN,要求"原位提拉"。
	形成"提拉看间隙,超声刀切间隙"的理念。
备注	小静脉属支:电凝或压迫止血。
	稍大损伤:首选缝合止血。4-0或5-0血管缝合线,单或双"8"字缝合。
	禁止在IVC表面电凝。

注:CIV,髂总静脉;ADA,腹主动脉;LAE,lymphadenectomy,淋巴结清扫术。

1.5.3 腰动脉/静脉 (lumbar artery/vein, LA/LV)

解剖	LV起于腰部组织微血管。
	LV共有4对,与LA伴行。其中左侧LV走行于ADA后方。
	LV止于IVC。
特点	LV与椎外静脉吻合。
	LV之间有纵行的交通支(ALV)相连。
临床意义	OC和EC需清扫LV水平以下的PALN,暴露第3或第4腰椎水平左侧的LV或LA。
	CC清扫IMA水平以下的PALN,暴露第4或第5腰椎水平的左侧LV或LA。
备注	LV或LA在腰椎表面,损伤时回缩至ADA后方,止血困难。
	清扫PALN时,超声刀不宜切得太深。
	LV或LA出血,双极电凝就可以有效止血,不需要缝合止血。

注:ALV,ascending lumbar vein,腰升静脉;OC,ovarian cancer,卵巢癌;PALN,paraaortic lymph node,腹主动脉旁淋巴结;IMA,肠系膜下动脉。

1.5.4 肾动脉/静脉（renal artery/vein，RA/RV）

解剖	RA起于ADA,RV起于肾门。
	RA在SMA下方1～2 cm,第一二腰椎之间发出,经肾门入肾。RV在同名动脉伴行,注入IVC。
	止于双肾。
特点	左RA常高于右RA。
	左RV长于右侧,越过ADA前面,接受左肾上腺静脉和OA。
临床意义	暴露RA和RV比较困难,尤其是左侧的。
	PALAE一定要充分暴露RA和RV,不可盲目操作。
备注	ADA分出肾上腺动脉、RA、OA、SMA、IMA、腹腔干。

注:ADA,腹主动脉;LV,lumbar vein,腰静脉;SMA,superior mesenteric artery,肠系膜上动脉;IVC,下腔静脉;OA,卵巢动脉;PALAE,腹主动脉旁淋巴结清扫术;IMA,肠系膜下动脉。

1.5.5 卵巢动脉（ovarian artery，OA）

解剖	右OA平RA的下方起于ADA。
	沿PMM前行(在腹膜后),向外下行至骨盆缘处跨过输尿管和CIA下段,经OSL进入卵巢。
	左OA起自RA,走行同右侧OA。
特点	髂总血管、输尿管和卵巢血管的交汇处,是PCLAE后腹的打开点。
	右侧较细,横跨IVC。
	左侧位置较深,暴露困难。
临床意义	进入卵巢前,分支走行于FTM,给输卵管供血。
	OA末梢在宫角附近与UA上行的卵巢支吻合。
备注	右侧较细,OA较细,经常在不注意的情况下被切断。

注:RA,肾动脉;PMM,腰大肌;OSL,卵巢悬韧带;PCLAE,盆腔淋巴结清扫术;FTM,输卵管系膜。

1.5.6　卵巢静脉（ovarian vein，OV）

解剖	起于 OMS 内的卵巢小静脉丛。
	过骨盆缘形成两条静脉,与同名动脉伴行。
	左侧止于左 RV,右侧止于 IVC。
特点	OV 多为 2~4 条螺旋状血管,伴随 1 条 OA 汇合成 OSL。
	右侧 OV 进入 IVC 前与 OA 分离,在更高的位置进入 IVC。
	左侧 OV 和 OA 一直伴行进入左侧 RV 和 RA。
临床意义	行高位 PALAE 时,需暴露左右侧 OV 和输尿管。
备注	无论在盆段还是 ADA 段,均要避免将卵巢血管误判为输尿管。

注:OMS,卵巢系膜;RV,肾静脉;IVC,下腔静脉;OSL,卵巢悬韧带;PALAE,腹主动脉旁淋巴结清扫术;ADA,腹主动脉。

1.5.7　肠系膜下动脉（inferior mesenteric artery，IMA）

解剖	起于 ADA(平第 3 腰椎高度)。
	沿腹后壁向左向下走行。
	发出的分支有结肠动脉、乙状结肠动脉和直肠上动脉。
特点	是第三级 LN 清扫的解剖标志;充分裸化 IMA 是顺利完成腹主动脉旁淋巴结的关键。
	IMA 与 IMV 不伴行,故 IMA 周围小静脉出血,可直接电凝止血。
临床意义	左侧 PALAE 手术时,需要分辨出 IMA 和其外方的输尿管。
	IMA 在必要时可在根部切断,不必担心肠管坏死。
	ADA 左侧 LN 肿大或转移情况下,可先切断左侧 IMA,再清扫 LN,可降低手术难度。
备注	禁忌暴力提拉 IMA,避免根部断裂。
	PCLAE 和 PALAE 手术以 IMA 为界,分为高位水平和低位水平。

注:ADA,腹主动脉;PALAE,腹主动脉旁淋巴结清扫术;IMA/V,inferior mesenteric artery/vein,肠系膜下动脉/静脉;PCLAE,盆腔淋巴结清扫术。

1.5.8　骶正中静脉（sacral median vein，SMV）

解剖	与同名动脉伴行，大多为一纵行支。
	位于骶前正中线上，是骶前静脉丛的重要组成部分，支数不恒定。
特点	紧贴骶骨前面，血管壁薄，很多无静脉瓣。
临床意义	清扫RSLN需暴露SMV。
	PCLAE手术时避免损伤SMV。
	腹腔镜下双极凝闭。
备注	骶前静脉丛和SRLN清扫所涉及的SMV，并非同一概念。
	注意SLN和RSLN的区别。

注：RSLN，regional sacral lymph node，骶前区域淋巴结；SLN，骶淋巴结。

1.5.9　腰升静脉（ascending lumbar vein，ALV）

解剖	起于PMM与腰椎横突之间。
	与RV相连，经腰椎横突前方上行，穿膈脚后入纵膈。
	左侧ALV移行为HAZV，右侧ALV移行为AZV。
特点	ALV在第5腰椎间孔处的起始部各异：或一支较粗的主干，或若干小支起始，其中一支继续上升，连接RV，或起始部无主干，呈网状。
	下端也向第4或第5 RV延续，左侧向上与下肋下静脉汇合后移行为HAZV，右侧移行为AZV。
临床意义	IMA下方清扫LN，牵拉ADA向IVC方向，可暴露ALV下端（与CIV、EIV、ILV、IIV相通相连）。
	清扫LN时，超声刀切割组织不可过深。
	若损伤ALV，双极电凝止血。
备注	ALV是连接上下腔静脉的通道之一（侧支循环）。
	盆腔肿瘤可以通过这一途径转移至脊柱或颅内。

注：PMM，腰大肌；RV，肾静脉；HAZV，hemiazygos vein，半奇静脉；AZV，azygos vein，奇静脉；IMA，肠系膜下动脉；ILV，髂腰静脉；IIV，iliolumbar vein，髂内静脉。

1.5.10　髂总动脉（common iliac artery，CIA）

解剖	起于ADA。
	在第4腰椎或第4和第5腰椎之间向下向外行走。
	止于EIA和IIA分叉处。
特点	左侧较右侧稍细长（左侧总长4.3 cm）。外侧为PMM，内侧有同名静脉伴行。
	上腹下丛、右侧输尿管经过右CIA末端或右侧EIA起始端之前，右侧有回肠袢临近其前方。
	上腹下丛、左侧输尿管、乙状结肠及其系膜根、直肠上血管经过左CIA前方。
临床意义	LAE手术的解剖标识：先打开CIA表面腹膜，向外剪开EIA腹膜，向内下方解剖出IIA和UBA。
	输尿管横跨髂总动脉上方，髂血管、输尿管、卵巢漏斗血管交汇于此。
	左CIA有乙状结肠及其系膜覆盖，暴露较右侧困难，充分游离出乙状结肠和输尿管是暴露左CIA的关键。
备注	"三江汇流段"是解剖标识段，但同时也是事故多发段。
	从ADA开始，把乙状结肠及其系膜从内侧向外侧分离，才可充分游离出左CIA。

注：ADA，主动脉；EIA，髂外动脉；IIA，髂内动脉；PMM，腰大肌；LAE，淋巴结清扫术；UBA，umbilical artery，脐动脉。

1.5.11　髂总静脉（common iliac vein，CIV）

解剖	起于EIV和IIV分叉处。
	垂直上行，与同名静脉伴行。
	止于IVC（第5腰椎右前方）。
特点	右侧较左侧粗短（右侧总长3.1 cm）。
	上腹下丛、右侧输尿管经过右CIA末端或右侧EIA起始端之前，右侧有回肠袢临近其前方。
	上腹下丛、左侧输尿管、乙状结肠及其系膜根、直肠上血管经过左CIA前方。

续表

临床意义	右CILN外侧组位于其表面,安全清扫CIV是PCLN清扫的必备技巧。
	CIV多有CILN的小静脉属支,操作时避免损伤CIV。
	腰大肌内侧可暴露CIV后面全貌,可以清楚地显现EIV和IIV的分叉。
	左侧CIV大部分位于SPM前,一般情况下,PCLN清扫时很少暴露CIV;只有做SLN清扫时才暴露CIV。
备注	处理好CIV和LN的关系,是医生进阶的门槛。

注:EIV,髂外静脉;IIV,髂内静脉;CILN,髂总淋巴结;SLN,骶淋巴结;SPM,骶骨岬。

1.5.12　髂外动脉（external iliac artery，EIA）

解剖	起于CIA分叉处。
	沿PMM内缘下行至IGL中点处,经IGL后方的血管空隙入股。
	止于FMA。
特点	左侧长9.3～10.55 cm,右侧长9.9～11.28 cm。
	EIA后方与CIV上段、PMM内缘及其肌腱毗邻。
	EIA下段内侧有EIV伴行。
临床意义	PCLAE手术的解剖标识。
	切断或结扎了EIA,可用IIA代替吻合,或人工血管置换。
	IIA可结扎,而EIA不可结扎。
备注	FDA波动提示EIA通畅,可判断EIA吻合是否成功。

注:IGL,inguinal ligament,腹股沟韧带;FMA,femoral artery,股动脉;CIV,髂总静脉;IIA,髂内动脉;FDA,foot dorsum,足背动脉。

1.5.13　髂外静脉（external iliac vein，EIV）

解剖	起于FMV(平IGL下缘后方)。
	沿小骨盆上口外缘与同名动脉伴行向上,左侧EIV在EIA内侧;EIV初在右EIA内侧,向上逐渐转向动脉后方。
	止于CIV(骶髂关节之前)。

特点	盆腔最粗大最易损伤的静脉。
	盆腔段主干没有属支,在IGL下方有DICV、IEGV、AOBV几个属支。
临床意义	偶有AOBV回流位置较深,被误诊为EIV属支。
	在EIV内侧LN扫时发现有损伤变异的AOBV。
	头低脚高位,静脉壁塌陷,呈白线状,会被误判为LPV或CNT损伤。
	EIV损伤,多数可用血管缝合线"8"字缝合修补。
备注	解剖EIV,需形成"动脉夹,静脉挡"的操作理念。
	禁忌钳夹静脉,损伤内膜,形成血栓或破裂。

注:FMV,femoral vein,股静脉;DICV,deep iliac circumflex vein,旋髂深静脉;IEGV,inferior eppigasric vein,腹壁下静脉;AOBV,accessory obturator vein,副闭孔静脉。

1.5.14 髂内动脉(internal iliac artery,IIA)

解剖	起于CIA分叉处(平骶髂关节前方)。
	止于IIA前后干分叉处(坐骨大孔上缘处)。
特点	长约4 cm。
	在盆缘处越过LSTN、EIV和IIV前方入盆。
	内侧与腹膜之间有输尿管越过入盆。
临床意义	IIA和UBA是PCLAE手术首先要脉络化的解剖标志之一。
	IIA前干(脏支):分为UBA(SVA)、OBA、UA、VA、直肠中动脉、臀下动脉、阴部下动脉。
	IIA后干(壁支):分为髂腰动脉、骶外侧动脉、臀上动脉。
	盆腔复杂手术,为减少出血或控制困难性出血,可结扎IIA。
备注	IIA可结扎,而EIA不可结扎。

注:LSTN,腰骶干神经;EIA/V,髂外动脉/静脉;UBA,脐动脉;SVA,superior vesical artery,膀胱上动脉;OBA,obturator artery,闭孔动脉。

1.5.15　髂内静脉（internal iliac vein，IIV）

解剖	起于坐骨大孔上部(平IGL下缘后方)。
	沿同名动脉后内侧上行。
	止于CIV(骶髂关节之前)。
特点	IIV壁支属支中,除ILV可汇入CIV末端或IIV,其余属支均汇入IIV。
	IIV属支起于盆腔脏器,先于形成静脉丛,再集成静脉干,最后汇入IIV。
临床意义	IIV及其属支位置较深,清扫OBLN时,可暴露脏支的部分血管。
	EIV和IIV分叉处是PCLAE手术最容易损伤的部位。
	通过CIV分叉处的前方和外侧方解剖该区域。
	分叉损伤后,从血管后方PMM内侧进行止血处理,避免损伤LSTN和OBN。
备注	EIV和IIV分叉处极易被损伤,引发难以控制的出血,被誉为"虎口拔牙",清扫LN时一定要轻柔操作,避免把分叉撕开。

注:IGL,腹股沟韧带;CIV,髂总静脉;ILV,髂腰静脉;OBLN,obturator lymph node,闭孔淋巴结;EIV,髂外静脉;LSTN,腰骶干神经;OBN,闭孔神经。

1.5.16　脐动脉（umbilical artery，UBA）

解剖	起于IIA前干的分支或延续。
	止于侧脐韧带或闭锁脐韧带。
特点	是胎儿时期的动脉干,出生后其远端闭锁,近端与IIA起始段相连。
	发出2～3支SVA,分布于膀胱中、上部。
临床意义	是LAE手术的标志性血管之一。
	是PCLAE手术的内侧界标志。
	一侧UBA被切断,同侧部分膀胱壁因缺血而发紫,但无需特殊处理,对侧可以代偿供血。

注:IIA,髂内动脉;SVA,膀胱上动脉;LAE,淋巴结清扫术;PCLAE,盆腹腔淋巴结清扫术。

1.5.17　子宫动脉（uterine artery，UA）

解剖	起于IIA前干的分支。
	沿盆侧壁下行,进入BL底部,在子宫外侧约2 cm处,横跨输尿管(桥下流水),近子宫侧壁,分出上行支和下行支。
	上支止于子宫体、输卵管、卵巢,下支止于宫颈和阴道。
临床意义	RH手术,以UA为标识,解剖出其前方的PVS和后方的PRS,要求从UA起始端切断,并将其自输卵管上方游离。
	经典CC的PCLAE手术,UA旁LN不需要单独清扫。
	保留生育的RT手术,UA旁LN需单独切除,病理快检,若有LN转移,则转经典手术。
备注	保留生育的RT手术,可切断UA上行支,有利于输尿管隧道的解剖和游离。

注:IIA,髂内动脉;BL,阔韧带;RH,根治性子宫切除术;PVS,膀胱侧间隙;PRS,直肠侧间隙;CC,宫颈癌。

1.5.18　子宫浅静脉（superficial uterine vein，SUV）

解剖	起于子宫。
	止于IIV。
临床意义	SUV在多数情况下较细,与UA伴行,跨过输尿管的腹侧进入子宫。
	DUV较粗,在输尿管的下方。
	游离输尿管时,需把SUV和UA一起游离。
备注	SUV较细,手术中常被忽略(手术中不易被识别)。

注:IIV,髂内静脉;UA,子宫动脉;DUV,子宫深静脉。

1.5.19　子宫深静脉（deep uterine vein，DUV）

解剖	起于子宫、阴道、膀胱。
	在OBV水平回流至IIV。

续表

特点	子宫旁最粗大的静脉,有1～3条不等。
临床意义	RH手术时,最容易出血切不易凝闭的血管。
	经典Piver-Ⅲ型手术或Q-M/C型手术,均需处理DUV。
	切断DUV是Piver-Ⅲ型手术或Q-M/C型根治性手术的解剖标志。
备注	保留PCAN手术需游离DUV。

注:OBV,obturator vein,髂内静脉;PCAN,pelvic cavity autonomic nerve,盆腔自主神经。

1.5.20 髂腰动脉/静脉（iliolumbar artery/vein，ILA/ILV）

解剖	起于IIA后干。
	向后外方斜行,行走在LSTN、骶髂关节表面。
	止于髂骨、髂腰肌、腰方肌。
特点	ILA和ILV同行。
	ILV汇流方式:单支/双支汇入CIV(或EIV,或IIV)、单支与ALV共干汇入CIV或EIV。
临床意义	CIV后面LN切除时,可从PMM、EIA和EIV之间进入此区域,暴露ILA、ILV、IIV、OBN、LSTN。
	ILA或ILV损伤,电凝止血容易损伤LSTN。
备注	明确解剖结构,避免损伤到血管后盲目电凝止血。

注:LSTN,腰骶干神经;CIV,髂总静脉;EIA/V,髂外动脉/静脉;ALV,腰升静脉;PMM,腰大肌;OBN,闭孔神经。

1.5.21 闭孔动脉（obturator artery，OBA）

解剖	起于UBA稍下方。
	沿盆壁侧前行,经盆内筋膜与壁腹膜之间,达盆壁前中1/3交界处,穿闭膜管出骨盆。
	止于大腿内侧和髋关节。

特点	多数为1支,少数为2支,一般为IIA前干分支。
	OBA走行于OBN下方,也有少数行走在OBN上方。
	OBA、OBV和OBN组成闭孔神经血管束。
临床意义	OBA壁薄,肉眼很难区分是ART还是VEI。
	真正的OBLN排列在OBA和OBV周围,清扫时切除OBA或OBV周围的LN。
	解剖不清,容易造成出血,电凝止血易致OBN热损伤。
备注	如果OBA或OBV影响到LN切除时或LN肿大明显时,可切断OBA或OBV(不必刻意保留)。
	注意区分OBLN和POBLN。

注:UBA,脐动脉;IIA,髂内动脉;OBA/V,闭孔动脉/静脉;OBN,闭孔神经;OBLN,闭孔淋巴结;POBLN,periperal obturator lymph node,闭孔周围淋巴结。

1.5.22　闭孔静脉(obturator vein,OBV)

解剖	起于内收肌。
	在长收肌和短收肌之间向上行走,穿过闭孔管,至闭孔上方,沿骨盆侧壁上行。
	止于IIV。
特点	通常只有1支。
	OBV位置较深,多在OBN和OBA的下方,贴盆壁而行。
临床意义	OBA和OBV周围的LN才是真正的OBLN。
	OBN下静脉交织成网状,而且OBV较为粗大,且呈网状交通支,损伤后不易止血,素有"狼窝"之称。
	一般双极电凝止血,特别凶猛的出血需进行血管缝合止血。
备注	注意辨别ROBLN、UOBLN和OBLN。

注:IIA,髂内动脉;ROBLN,regional obturator lymph node,区域闭孔淋巴结;UOBLN,upper obturator lymph node,闭孔上方淋巴结。

1.5.23　副闭孔动脉/静脉（accessory obturator artery/vein，AOBA/AOBV）

解剖	AOBV起于骨盆壁（从闭孔出来）。
	AOBV止于EIV。
	所有直接或间接起自EIA或FMA者，均为AOBA。
	50%的AOBA经股环外侧至闭膜管出骨盆，少数经股环内侧或股环中间出骨盆。
特点	AOBV（别称：无名静脉、旋髂后静脉）是EIV相对固定的属支。
	自闭孔窝向内侧跨越耻骨梳，汇入EIV。
	多数AOBV无相应动脉伴行。
临床意义	AOBV有各种变异，多数汇入EIV末端，少数汇入EIV中段（甚至上段），造成EIV中段有属支的错觉。
	AOBV损伤时，双极电凝即可。
备注	OBLN清扫时，注意识别AOBA或AOBV，避免损伤造成闭孔窝出血。

注：EIA/V，髂外动脉/静脉；FMA，股动脉；OBLN，闭孔淋巴结。

1.5.24　旋髂深静脉（deep iliac circumflex vein，DICV）

解剖	上属支起于髂前上棘附近的髂腰肌表面。
	下属支起于IGL深面的髂腰肌止点附近的表面。
	上下属支在IGL中外1/3交点处稍上方汇合成DICV。
	止于EIV。
特点	DICV很少有缺失（多为1条，2条常见，3条少见），DICV汇入EIV。
	是术中较易损伤的血管之一。
临床意义	DICV是PCLAE手术的下界标志，其表面LN为EIA下段LN（也称DIGLN）。
	术中切断RL根部时需稍微上提RL，以免损伤下方的EIV或DICV。
备注	损伤DICV时，电凝止血即可，但损伤根部近EIV壁，多需缝合止血。

注：IGL，腹股沟韧带；EIV，髂外静脉；PCLAE，腹盆腔淋巴结清扫术；DIGLN，deep inguinal lymph node，腹股沟深淋巴结；RL，圆韧带。

1.5.25 腹壁下动脉/静脉（inferior epigastric artery/vein，IEGA/IEGV）

解剖	起于前腹壁。
	止于EIV（平IGL下方,FMV入盆处）。
特点	EIV近IGL处有3条静脉汇入。
	是术中较易损伤的血管之一。
临床意义	腹腔穿刺时避免损伤IEGV。
	IEGV损伤,术后会有少量出血,持续数小时或数天,可伴HB下降。
备注	PCLN清扫至EIA下段时,需避免损伤IEGV。

注:EIA/V,髂外动脉/静脉;IGL,腹股沟韧带;FMV,femoral vein,股静脉;PCLN,pelvic cavity lymph node,盆腔淋巴结。

1.5.26 直肠中动脉（middle rectal artery，MRA）

解剖	穿越梨状肌小孔,位于坐骨棘后方。
	内侧与阴部神经、直肠上神经和臀下血管伴行。
	外侧是坐骨神经、臀下神经、闭孔内肌神经和股方神经。
临床意义	MRA是IIA前干的分支,在CRH手术中,不需要解剖出MRA。
	NSRH手术时,它和DUV在同一个层面,在分离DUV时,同时暴露MRA。
备注	暴露盆腔内脏神经时,以DUV为寻找标识。

注:IIA,髂内动脉;CRH,经典根治性子宫切除术;NSRH,保留神经的根治性子宫切除术;DUV,子宫深静脉。

1.5.27 膀胱上静脉（superior vesicle vein，SVV）

解剖	从膀胱向DUV回流。
	SVV即膀胱浅静脉,往往不止1条。
特点	是与CRH和NSRH手术均密切相关的静脉。

续表

临床意义	NSRH手术在切断DUV后,向子宫侧牵拉,随后需处理与之相连的SVV、MVV、IVV,其中SVV在近阴道侧。
	SVV是明确汇流到DUV的,而MVV和IVV不汇入DUV。
	游离SVV,是为了不损伤膀胱支神经(电凝SVV时)。
备注	是NSRH手术关键的步骤之一。

注:MVV,middle vesical vein,膀胱中静脉;IVV,inferior vesical vein,膀胱下静脉;DUV,子宫深静脉。

1.5.28　膀胱中静脉 (middle vesical vein，MVV)

解剖	由膀胱向IIV或臀下静脉或阴道内静脉回流。
特点	位置较深。
临床意义	Piver-Ⅲ型RH或Q-M/C型RH手术时,不涉及MVV。
	Piver-Ⅳ型RH或Q-M/D型RH手术时,才会切到MVV。
	宫旁(或阴道旁)切得过深,有难以控制的出血时,提示损伤MVV。
	MVV损伤,多采用缝合止血。
备注	NSRH手术不需要处理MVV。

注:IIV,髂内静脉;RH,根治性子宫切除术;NSRH,保留神经的根治性子宫切除术。

1.5.29　膀胱下静脉 (inferior vesical vein，IVV)

解剖	由膀胱向直肠中静脉回流。
特点	即膀胱深静脉,该静脉比MVV位置还要深。
临床意义	Piver-Ⅲ型RH或Q-M/C型RH手术,不涉及IVV。
	后盆腔廓清术不需要处理此血管。
	NSRH手术不涉及IVV。
备注	NSRH手术不需要处理IVV。

注:MVV,膀胱中静脉;NSRH,保留神经的根治性子宫切除术。

1.5.30　阴道动脉（vaginal artery，VA）

解剖	IIA前干分支。
	分布于阴道中下段前后壁、膀胱颈及膀胱顶。
临床意义	UA阴道支营养阴道上段。
	VA营养阴道中段。
	IPA和痔中动脉营养阴道下段。
备注	VA与UA阴道支和IPA分支相吻合。

注：IPA，internal pudendal artery，阴部内动脉。

1.5.31　阴部内动脉（internal pudendal artery，IPA）

解剖	IIA前干终支。
	经坐骨大孔的梨状肌下孔穿出骨盆腔，环绕坐骨棘背面，经坐骨小孔到达坐骨肛门窝。
	IPA可再分为IHA、PNA、LBA、CLA 4个分支。
临床意义	IHA：直肠下段和肛门。
	PNA：会阴浅层。
	LBA：大阴唇和小阴唇。
	CLA：阴蒂及前庭球。
备注	VA与UA阴道支和IPA分支相吻合。

注：IIA，髂内动脉；CLA，clitoral artery，阴蒂动脉；LBA，labial artery，阴唇动脉；PNA，perineal artery，会阴动脉；IHA，inferior hemorrhoidal artery，痔下动脉。

1.6 神经

1.6.1 腰交感干（lumbar sympathetic trunk，LSPT）

解剖	起于胸部交感干。
	连于各腰交感神经结之间，位于腰椎体的前外侧面，PMM起点的内侧和前方。
	止于骶部交感干。
特点	腰神经结一般为3～5个，多数为4个，高度同序数腰椎体。
	左侧腰交感干长17.6 cm，右侧交感干长16 cm。
	腰交感干外侧为GFN。
临床意义	右侧LSPT在IVC、LLN和右侧输尿管的后方，不易被损伤。
	左侧LSPT经常被ADA和左侧LLN覆盖，清扫LN时，可能会伤到LSPT神经节。
	两侧LSPT在LA和LV的前方下行。
	保留第一对LSPT神经结，可以保持生殖功能。
	术中损伤第3、4、5 LSPT时并不会引起过多功能异常。
备注	术中要辨别腰神经结与LLN。

注：PMM，腰大肌；GFN，生殖股神经；IVC，下腔静脉；LLN，lumbar lymph node，腰淋巴结；ADA，腹主动脉；LA/V，lumbar artery/vein，腰动脉/静脉。

1.6.2 生殖股神经（genitofemoral nerve，GFN）

解剖	起于L1和L2腰脊神经。
	沿EIA的外侧缘行走于髂筋膜下，其中GFN穿出IGC。
	止于大阴唇和周围区域神经分支、股三角皮肤的神经分支。

续表

特点	腰神经结一般为3~5个,多数为4个,高度同序数腰椎体。
	左侧 LSPT 长 17.6 cm,右侧 LSPT 长 16 cm。
	LSPT 外侧为 GFN。
临床意义	多数损伤后出现腹股沟区的烧灼痛,大腿内侧皮肤感觉障碍。
	少数损伤后出现行走和大腿过度伸展时疼痛加剧。
	GFN 损伤多在数个月后逐渐恢复。
备注	GFN 在 RH 手术中应该尽量保留,但也不必刻意保留。

注:EIA,髂外动脉;IGC,腹股沟管;LSPT,腰交感骶干。

1.6.3 闭孔神经（obturator nerve，OBN）

解剖	起于 L2、L3 和 L4 腰脊神经。
	从 PMM 外侧缘穿出,紧贴盆壁内面前行,与 OBA 和 OBV 伴行穿闭膜管出盆腔。
	止于闭孔外肌、长(或短或大)收肌、股薄肌、耻骨肌,大腿内侧皮肤,髋关节和膝关节。
特点	变异情况:起于 L2 和 L4 腰脊神经,在骨盆入口平面远离 OBN,沿 PMM 内侧走行,并穿过股环。
临床意义	是 OBLAE 手术必须暴露的神经,粗大,可以作为解剖标志。
	沿 PPB 表面暴露出 OBN,PPB 走近后 OBN 就出来了(骨尽神出)。
	沿 PMM 和 EIA 之间向闭孔窝处分离,可较容易暴露 OBN 近心端。
	OBN 易损伤部位有两处:一是 OBN 出骨盆处,二是 EIV 和 IIV 分叉处。
	OBN 损伤时,大腿内侧下 1/3 皮肤感觉缺失,或下肢内收肌麻痹萎缩,患肢不能主动搭在健侧,但正常行走影响不大。
备注	神经外科常切断 OBN,用于修补其他神经。
	OBN 损伤后尽量修补,但若无法修复也不必担心。

注:OBA/V,闭孔动脉/静脉;OBN,闭孔神经;OBLAE,obturator lymphadenectomy,闭孔淋巴结清扫术;PPB,pecten pubis,耻骨梳;EIV,髂外静脉;IIV,髂内静脉。

1.6.4　副闭孔神经（accessory obturator nerve，AOBN）

解剖	起于L3和L4前支（偶有出现），也有起于L5前支者。
	沿PMM内侧缘下行，跨过耻骨上支，在耻骨肌深面分为3支。
	止于耻骨肌、髋关节，另一支与OBN前支连接。
特点	临床上AOBN出现概率为3%～4%。
临床意义	OBN损伤时，若有AOBN存在，可减轻OBN损伤的症状或代偿一部分OBN功能。
	AOBN出现概率较低。
备注	OBLAE手术中，尽量避免损伤OBN。

注：PMM，腰大肌；OBN，闭孔神经；OBLAE，闭孔淋巴结清扫术。

1.6.5　腰骶干神经（lumbosacral trunk nerve，LSTN）

解剖	起于L4前支小部分和L5前支全部。
	位于PMM后内侧，贴近骶翼，经CIA和CIV后方，达OBN内侧，二者以ILA间隔；下行入小骨盆后，与S1和S2前支连接，构成骶丛上干。
	LSTN越盆缘时，经过骶翼的前方。
特点	变异情况：起于L2和L4腰脊神经，在骨盆入口平面远离OBN，沿PMM内侧走行，并穿过股环。
临床意义	OBN、ILA、ILV和LSTN的关系：ILA和ILV走行于OBN和LSTN之间。
	ILA和ILV出血，电凝止血时，保护浅表的OBN，而易忽略深处的LSTN。
	LSTN损伤会出现下肢行走障碍，如跛行、足趾不能背屈、小腿肌肉萎缩。
备注	辨析闭孔解剖结构，避免损伤LSTN。

注：PMM，腰大肌；CIA/V，髂总动脉/静脉；OBN，闭孔神经；ILA/V, iliolumbar artery/vein 髂腰动脉/静脉。

1.6.6　腹主动脉丛（abdominal aortic plexus，AAP）神经

解剖	腹腔丛的直接延续，再接受腹腔神经节分支、第1和第2腰内脏神经纤维。
	向下与SHP相连，并发出分支组成肠系膜下丛。

续表

特点	属于SPN,由粗细不等的神经编织成网状排列在ADA前。
临床意义	3～4级LN切除时,需要清扫ADA左侧、前方和右侧LN。
	AAP和LN交织在一起,容易受损。
	AAP是网状结构,要小心处理,在避免出血的情况下,是可以保留部分神经丛的。
备注	AAP在腹腔镜下非常容易辨认。

注:SHP,superior hypogastric plexus,下腹上丛;SPN,sympathetic nerve,交感神经;ADA,腹主动脉。

1.6.7　上腹下丛（superior hypogastric plexus，SHP）神经

解剖	AAP经第5腰椎前面下降而来,呈神经板状(80%呈丛状,20%呈枝干状)。
	分布于AAP分叉处或AAP末端、左CIV、骶正中血管、L5椎体和SPM的前方,两侧CIA和SPM之间的三角内,常常偏向左侧。
	该丛神经发出左右腹下神经,在第3腰椎高度,与同侧的盆内脏神经和骶SPN的节后纤维共同组成左右腹下丛。
特点	即上腹下丛、腹下丛、骶前神经丛或骶前神经(位于骶前)。
临床意义	主要由SPN组成,是AAP的直接延续。
	AAP和SHP提起(ADA分叉处),呈"伞状"结构。
	RSLN清扫时,容易损伤SHP。
	切断SHP,可部分治疗子宫腺肌病引起的疼痛。
备注	SHP在腹腔镜下非常容易辨认。

注:AAP,腹主动脉丛神经;CIA/V,髂总动脉/静脉;SPM,sacral promontory,骶骨岬;SPN,交感神经;RSLN,regional sacral lymph node,骶前区域淋巴结。

1.6.8　腹下神经（hypogastric nerve，HGN）

解剖	SHP在尾端向下分为左右HGN。
	每侧HGN在腹膜外CNT中下降进入盆腔,在IIA的内侧、直肠壶腹两侧,位于盆腔输尿管内侧1～2 cm。
	HGN的分支和盆腔内脏神经共同组成下腹下丛。

续表

特点	HGN 管理储尿功能。
临床意义	HGN 是骶前神经丛(上腹下丛)的一部分,主要由 SPN 组成。
	行走在输尿管内侧,紧贴直肠系膜下行。
	打开 OPRS,可看到 HGN 在 USL 外侧,行走在输尿管下方,到达 UA 水平与盆腔内脏神经汇合,形成下腹下神经丛(盆丛)。
	解剖输尿管时,避免损伤 HGN。
	切断 USL 时,首先推开外侧的 HGN。
备注	腹下神经在腹腔镜下非常容易辨认。

注:SHP,上腹下丛;IIA,髂内动脉;OPRS,okabyashi's pararectal space,冈林间隙;USL,宫骶韧带。

1.6.9 盆腔内脏神经（pelvic splanchnic nerve，PSN）

解剖	S1~S4 骶神经前支发出至盆腔内脏,与交感神经 IHP 的分支结合,在内脏壁内可见一些很小的神经节。
	起始段位于 IIA 和 IIV 外侧,中末段走行于 IIA 和 IIV 内侧,大部分止于 IHP 神经节。
特点	是膀胱、直肠、性器官的主要感觉通路,若损伤会导致严重的膀胱功能障碍、直肠功能障碍、性功能障碍。
临床意义	属于 PNS。
	PSN 在 DUV 下方。
	Piver-Ⅲ型和 Q-M/C1 型,要求切断 DUV,均会损伤 PSN。
	PCAN 保留术 Q-M/C1 型手术难点是保留 PSN。
备注	Q-M 保留神经分为4型:Ⅰ型完整保留 PAN;Ⅱ型切除 HGN,保留双侧 PSN;Ⅲ型切除 HGN,保留一侧 PSN;Ⅳ型完全切除 PSN。

注:IHP,inferior hypogastric plexus,下腹下丛;PNS,parasympathetic nerve,副交感神经;DUV,子宫深静脉;PCAN,pelvic cavity autonomic nerve,盆腔自主神经。

1.6.10 下腹下丛（inferior hypogastric plexus，IHP）

解剖	在腹膜外CNT内，长约2.5 cm，为大而致密的自主神经丛。
	位于直肠、子宫颈和阴道穹隆的外侧，膀胱的后方，延伸入BL。
	外侧是IIA和IIV及其分支、肛提肌和闭孔内肌，后方是骶尾神经丛，上方是SVA和UBA。
特点	IHP即盆丛（HGN与PSN汇合而成），是发出膀胱支、阴道支、子宫支、直肠支、前列腺支的统称。
临床意义	PCAN保留术，需保留PSN及通向膀胱的分支。
	PCAN保留术，不保留IHP的子宫支、阴道支、输尿管支。
备注	PCAN保留术，保留的只是部分神经网络。

注：BL，阔韧带；IIA/V，髂内动脉/静脉；SVA，膀胱上动脉；UBA，脐动脉；HGN，腹下神经；PSN，盆腔内脏神经；PCAN，盆腔自主神经。

1.6.11 盆丛膀胱支（vesical plexus nerve，VPN）

解剖	是IHP分支之一，位于膀胱两侧。
	起始于IHP的前部，并有第3和第4骶节的PNS纤维经盆内神经至此丛内。
	VPN/α支：支配输尿管；VPN/β支：伴行SVV支配膀胱；VPN/γ支：伴行IVV支配膀胱。
特点	VPN呈"爪"型分布，由2～5支神经组成。
临床意义	临床中只需要解剖第1支神经，即可完成RH手术所要求的VPN保留术。
	VPN分布在SVV的下方，单独解剖出SVV，切断并与DUV一起向宫颈牵拉，就可以见到保留的VPN。
备注	神经是以神经束和网络的形式存在，部分神经被切除不影响神经束和网络的作用。

注：IHP，下腹下丛；PNS，副交感神经；SVV，膀胱上静脉；IVV，膀胱下静脉；DUV，子宫深静脉。

1.6.12　盆丛子宫阴道支（uterina-vaginal plexus nerve，UVPN）

解剖	是IHP分支之一。
	起始于IHP的上部,在发出子宫支和阴道支之前,其位于子宫颈旁小神经节的子宫峡部水平。
特点	子宫支走行于DUV的后方,支配子宫和同侧输卵管的中段,其与卵巢丛吻合。
	子宫峡部支,在子宫峡部后方近侧缘处进入子宫峡部。
	阴道支是盆丛神经的分支,主要分布在阴道穹隆和阴道上1/3。
临床意义	CRH手术不需要做保留阴道支。
	NSRH手术不需要做保留阴道支。
备注	阴道支比较细小,在盆丛神经的几个分支中最不容易辨认。

注:IHP,下腹下丛;DUV,子宫深静脉;CRH,经典根治性子宫切除术;NSRH,保留神经的广泛子宫切除术。

1.6.13　盆丛子宫支（uterine plexus nerve，UPN）

解剖	是IHP分支之一。
	起于IHP的上部,在发出子宫支和阴道支之前,其位于子宫颈旁小神经节的子宫峡部水平。
	子宫支走行于UA的后方,支配子宫和同侧输卵管的中段,其与卵巢丛吻合。
特点	HGN和PSN汇合后形成一个神经板,并发出VPN和UPN(十字交叉)。
临床意义	保留PCAN的手术,就是辨认PCAN及其分支,切断子宫支,保留膀胱支。
	保留PCAN的手术,就是把"十字交叉"变为"T形交叉"。
备注	保留PCAN,CDL神经索状部得以保留;而不保留PCAN,则CDL完全被切除。

注:IHP,下腹下丛;HGN,腹下神经;PSN,盆腔内脏神经;VPN,盆丛膀胱支;PCAN,盆腔自主神经。

1.7　淋巴系统

1.7.1　腹主动脉旁淋巴结（para-aortic lymph node，PALN）

解剖	沿ADA和IVC分布。
	外侧（左侧）PALN+前侧PALN：收纳左卵巢、左输卵管、子宫底左侧半、左肾、左肾上腺、左输尿管的集合LPV，接受左CILN及下PALN输出的LPV。
	后PALN：接受左CILN及外PALN输出的LPV；后PALN输出LPV形成左腰淋巴干。
	ADA和IVC之间的PALN：收纳右卵巢、右输卵管、子宫右半、右肾上腺、肾的集合LPV，接受CILN、前IVC-LN、前PALN输出的LPV。
	IVC前和IVC外侧（右侧）PALN：收纳右卵巢、右输卵管、子宫右侧半、右肾上腺及肾的集合LPV，接受右CILN输出的LPV。前IVC-LN输出的LPV注入ADA和IVC之间的PALN及外侧IVC-LN。外侧IVC-LN输出的LPV注入后IVC-LN或直接注入右腰淋巴干。
	IVC后PALN：接受右CINL及IVC外侧LN输出的LPV，而后输出LPV形成右腰淋巴干。
特点	IVC宽大而壁薄，经常有小血管直接汇入。
临床意义	OC：清扫RV水平以下PALN。
	EC：病理是特殊类型（浆液性癌、癌肉瘤、透明细胞癌）、低分化癌（G3），侵犯深肌层，清扫PALN时，至少到IMA水平，最好到RV水平。
	CC：一些特殊情况下，需切除PALN（IMA水平）。
	PALN经常是PSLN，需清扫相应区域PALN。
	PALN清扫，需保留腰丛和下腹上丛，避免发生膀胱储尿功能障碍。
备注	IVC周围的LN是腹膜后LN清扫中风险最大、难度最高的区域。
	PALN清扫时，操作要轻柔。
	PALN清扫需谙熟"提而不撕，拔而不断"的理念。

注：ADA，腹主动脉；IVC，下腔静脉；CILN，common iliac lymph node，髂总淋巴结；OC，卵巢癌；EC，子宫内膜癌；RV，肾静脉；IMA，肠系膜下动脉；CC，宫颈癌；PSLN，presentinel lymph node，前哨淋巴结。

1.7.2 髂总淋巴结（common iliac lymph node，CILN）

解剖	位于 CIA 和 CIV 的周围。
	分内侧 CILN、外侧 CILN 和下 PALN，接受 EILN、IILN 和 SLN 输出的 LPV，收纳来自下肢、会阴、外生殖器及盆内脏器的 LYM。
	右侧 CILN 输出的 LPV 多注入 ADA 和 IVC 间 PALN，部分注入 IVC 前 PALN、IVC 外侧 PALN。
	左侧 CILN 输出的 LPV 多注入外侧 PALN，部分注入前 PALN 和 ADA-IVC-PALN。
特点	右侧 CIV 表面有 1～2 条血管穿行至 LN 内，需先凝闭，再切除。
	左侧 CILN 位于左侧 CIA 后方，由于乙状结肠的遮挡，需要在左侧 CIA 下方静脉外侧切除。
临床意义	内侧 CILN 位于 CIA 前内侧，每侧有 1～2 个 LN。
	外侧 EILN 沿 EIA 外侧排列，每侧有 1～3 个 LN。
	深 CILN 位于 CIA 和 CIV 的后方。
	SLN：第 5 腰椎体和 SPM 前面（腹主动脉分叉下方），1 个。
	髂间 LN：EIA 和 IIA 起始部的夹角内，1～3 个。
备注	CILN 切除时，切忌不能忽略左右 CIA 内侧 LN 的切除。

注：CIA/V，髂总动脉/静脉；PALN，腹主动脉旁淋巴结；EILN，髂外淋巴结；IILN，髂内淋巴结；SPM，sacral promontory，骶岬；SLN，sacral lymph node，骶淋巴结。

1.7.3 髂外淋巴结（external iliac lymph node，EILN）

解剖	沿 EIA 和 EIV 排列，输出 LPV，一部分注入 CILN，一部分注入髂间 LN。
	分外侧 EILN、中间 EILN、内侧 EILN 和后 EILN。
	接受 LGLN 输出的 LPV。
	收纳来自下肢、会阴部、肛门、外生殖器、宫颈、宫体下部、阴道上部、膀胱等处的 LYM。
特点	EILN 是比较容易切除的一组 LN。
	EILN 可能是常见的 PSLN。

临床意义	明确 ROBLN 和 OBLN 的概念。
	OBN 上方、UBA 内侧 LN 属于 EILN,是内侧 EILN,有 2~5 个。
	EIV 内侧紧贴 PPB 表面的 LN,不是 DIGLN 或 Cloquet LN(进入盆腔的第 1 枚 PCLN),属于 EILN。
	切除 EILN 时注意 EIV 的小静脉属支,过度撕拉会造成无法预料的出血。
	头低脚高位使静脉壁塌陷,注意辨别静脉壁和 CNT。
	LN 肿大与静脉紧密连接时,从周边多个地方找间隙,转移肿大的 LN 很少会真正侵犯静脉。
备注	对待小血管,要形成"拔而不断"的温柔操作理念。
	静脉损伤时需冷静,首先压住出血点,明辨出血位置,再压迫止血或缝合止血,切忌盲目电凝。

注:IILN,髂内淋巴结;IGLN,腹股沟淋巴结;PSLN,前哨淋巴结;ROBLN,闭孔区域淋巴结;UBA,脐动脉;PPB,耻骨梳;PCLN,盆腔淋巴结;LYM,lymph,淋巴液。

1.7.4 髂内淋巴结(internal iliac lymph node,IILN)

解剖	沿 IIA 主干及其脏支和壁支分布。
	OBLN,1~3 个,沿 OBA 分布,收纳膀胱、宫颈、阴道上部及阴蒂的 LPV,注入髂间 LPV 和 EILN。
	臀上 LN,1~3 个,沿臀上动脉分布,接受宫颈和阴道中部的 LN,注入 IILN,主群注入 CILN 或 SLN。
	臀下 LN,1~4 个,沿臀下动脉及阴道内动脉起始部排列,注入 IILN 或直接注入 CILA。
	SLN,1~4 个,沿骶正中动脉和骶外侧动脉排列,接受宫颈、阴道中部、会阴部、臀部浅层、股后部、直肠黏膜的部分 LPV 注入,输出 LPV 注入 SPLN 及 CILN。
	子宫旁 LN,位于宫颈两侧,UA 与输卵管交叉处,接受子宫颈、子宫体下部 LPV,注入髂间 LN。
特点	OBLN、PULN 可以切除。

续表

	臀上、臀下LN无法切除。
	SLN(IIA内侧的LN)的分布与骶正中动脉有关,LN细长,一直到UA起始处。
临床意义	RH手术不能彻底清扫IILN。
	标准的RH手术,PULN不需要单独切除。
	保留生育功能的RT手术需切除PULN,如RT手术中发现PULN转移,则停止RT手术,转做标准RH手术。
备注	对待小血管,要形成"拔而不断"的温柔操作理念。
	静脉损伤的处理:先压住出血点,观察位置和大小,不要盲目电凝止血,多通过缝合止血。

注:IIA,髂内动脉;OBLN,闭孔淋巴结;CILN,髂总淋巴结;EILN,髂外淋巴结;IILN,髂内淋巴结;SLN,骶淋巴结;SPLN,sacral promontory lymph node,骶岬淋巴结;PULN,parauterine lymph node,宫旁淋巴结。

1.7.5　腹股沟深淋巴结（deep inguinal lymph node，DIGLN）

解剖	位于EIA和EIV最下端的内外两侧,即EIV下段LN。
	收集宫体部LYM(经子宫圆韧带)+腹股沟浅部LYM。
	输出LPV,注入EILN及OBLN。
特点	DIGLN在临床上一直存在争议。
	严格区分外阴癌IGLN清扫中的DIGLN或FCLN。
临床意义	DICV上方的LN。
	向上提起LN,暴露间隙,避免损伤DICV。
	DIGLN略显肿大,非常容易辨认,而真正出现转移者比较少见。
备注	临床中不乏见到该LN转移。

注:EIA/V,髂外动脉/静脉;EILN,髂外淋巴结;IILN,髂内淋巴结;FCLN,femoral cavity lymph node,股管淋巴结;DICV,旋髂深静脉;LYM,淋巴液。

1.7.6　闭孔淋巴结（obturator lymph node，OBLN）

解剖	位于闭孔膜的内口处，并靠近OBN，与OBA和OBV毗邻紧密。
	OBLN较小，1～3个，多沿OBA和OBV上段分布，其次位于闭膜管内口处。
	收集子宫旁及DIGLN的LPV，其输出LPV注入IILN。
特点	属于IILN前干分支的周围LN。
	是CC最常见的TLN。
	是最常见的PSLN。
临床意义	一般的OBLN容易清扫，但转移肿大的OBLN较难清扫。
	首先暴露OBN全程、EIV和EIA分叉、闭孔周围动静脉+IIV分支+静脉丛。
	OBLN清扫：一级是OBN上方LN，二级是OBN下方LN，三级是LSTN。
	OBN下血管分布复杂，变异较大，LN清扫容易出现血管和神经损伤。
备注	OBLN清扫出血时，切忌盲目电凝，进而损伤OBN和LSTN。
	必要情况下，可提前凝断OBA和OBV。

注：OBA/V，闭孔动脉/静脉；DIGLN，腹股沟深淋巴结；IILN，髂内淋巴结；TLN，转移淋巴结；PSLN，前哨淋巴结；EIA/V，髂外动脉/静脉；LSTN，腰骶干神经。

1.7.7　骶淋巴结（sacral lymph node，SLN）

解剖	沿骶正中血管和骶外侧血管排列，一般为1～4枚。
	引流盆后壁、直肠、子宫等处的LYM。
	其输出LPV注入IILN或CILN。
特点	SLN是RSLN中的一组LN。
	SLN和PALN相连。
临床意义	虽然宫颈癌SLN转移率并不高，但应该常规清扫。
	宫颈癌USL受侵或SLN肿大，更应该清扫该三角区域的所有LN。

注：IILN，髂内淋巴结；CILN，髂总淋巴结；RSLN，骶前区域淋巴结；PALN，腹主动脉旁淋巴结；USL，宫骶韧带；LYM，淋巴液；LPV，淋巴管。

1.7.8　骶前区域淋巴结（region sacral lymph node，RSLN）

解剖	两侧CIA内侧、左侧CIV及骶正中静脉，SPM表面的区域。
	包括SLN、左侧CILN、右侧CILN（内侧组）、SPLN。
特点	是最常见的PSLN。
临床意义	CC：RH手术需彻底切除RSLN。
	EC和OC：需重视RSLN清扫。
	骶正中动脉从ADA分叉处稍上方后壁发出，止于尾骨体。
	骶前静脉丛的存在，使RSLN的清扫变得异常困难。
备注	区分SLN和SPLN。

注：CIA/V/LN，髂总动脉/静脉/淋巴结；SPM，骶骨岬；SLN，骶淋巴结；SPLN，骶岬淋巴结；CC，宫颈癌；EC，子宫内膜癌；OC，卵巢癌；ADA，腹主动脉。

第2章　宫颈肿瘤

2.1　宫颈鳞状上皮内病变

2.1.1　概念

概述	SIL是与CC密切相关的病变。
	发病年龄:25～35岁。
分类	分为LSIL和HSIL。
	高级别宫颈腺上皮内瘤变(high-grade cervical glandular intraepithelial neoplasia,HG-CGIN)。
病理	大部分LSIL可自然消退。
	HSIL具有癌变潜能,可发展为CC。
	SIL是正常宫颈和CC的中间过程。
预防	筛查SIL,治疗HSIL。
其他	HG-CGIN比较少见。

注:SIL,squamous intraepithelial lesion,鳞状上皮内病变;CC,cervical cancer,宫颈癌;LSIL,low grade SIL,低级别鳞状上皮内病变;HSIL,high grade SIL,高级别鳞状上皮内病变。

2.1.2　发病相关因素

概述	主要病因是 HPV 感染。
	其他病因:性生活<16岁、多个性伴侣、STDs、OC、ISP、吸烟、经济状况低下。
HPV	14种 HPV(高危型)与 SIL 和 CC 相关。
	HPV(高危型)可编码 E6 和 E7 蛋白,可使 P53 和 RB 失活或降解。
	接近 90% 的 SIL 感染 HPV(高危型)。
	99% 的 CC 患者感染 HPV(高危型)。
	70% 的 CC 与 HPV16 和 HPV18 相关。
	HPV 预防性疫苗接种可以实现 CC 的一级预防。
性行为	初次性生活<16岁、性伴侣≥2个。
	性伴侣患有阴茎癌、前列腺癌。
	性伴侣与 CC 患者有性关系。
分娩	早年分娩、多产、密产。
备注	吸烟会放大 HPV 感染效应。
	避孕套可预防 HPV 感染。

注:HPV,human papilloma virus,人乳头瘤状病毒;STDs,sexually transmitted diseases,性传播疾病;OC,oral contraception,口服避孕药;ISP,immunosuppressant,免疫抑制剂。

2.1.3　子宫颈组织学特点

2.1.3.1　鳞状上皮

概述	基底带、中间带、浅表带(由深至浅)。
	基底带=基底细胞+旁基底细胞。
基底细胞	储备细胞,无明显增殖表现。
	在某些因素刺激下,可以增生成不典型鳞状细胞,或分化为成熟鳞状细胞。
旁基底细胞	为增殖活跃的细胞,偶见核分裂象。
其他	中间带与浅表带为完全不增殖的分化细胞,细胞渐趋死亡、脱落。

2.1.3.2　柱状上皮

概述	分化良好的细胞。
性状	储备细胞。
特征	具有分化或增殖能力。

2.1.3.3　转化区

原始SCJ	青春期前:鳞状上皮在宫颈外口与柱状上皮相邻部分。
生理SCJ	青春期后(E↑):宫颈柱状上皮外移至宫颈阴道部,使原始SCJ外移。
	原始SCJ(外移的柱状上皮)的内侧向宫颈口方向逐渐被鳞状上皮替代(阴道酸性环境+致病菌),形成新的SCJ,即生理SCJ。
柱状上皮异位	原始SCJ的内侧,由于柱状细胞菲薄且呈单层,其下间质透出红色,外观呈细颗粒状的红色区。
	肉眼观察似糜烂,实际上并非糜烂(既往称宫颈糜烂)。
TFZ	原始SCJ和生理SCJ之间的区域。
NBC	TFZ形成过程中,新生的宫颈腺上皮将腺管口堵塞,腺体分泌物潴留于腺管内。
	是辨认TFZ的一个标志。
其他	绝经后(E↓):宫颈萎缩,原始SCJ退回宫颈管。

注:SCJ,squamosal column junction,鳞柱交接部;E,estrogen,雌激素;NBC,naboth cyst,宫颈腺囊肿;TFZ,transformation zone,转化区。

2.1.3.4　SIL形成

概述	柱状上皮(转化区)被鳞状上皮取代。
	机制:鳞状上皮化生和鳞状上皮化。
SM	宫颈阴道部的柱状上皮下的未分化储备细胞增殖,并逐渐转化为鳞状上皮,继之柱状上皮脱落,被复层鳞状上皮取代。
SE	宫颈阴道部鳞状上皮直接长入柱状上皮与其基底膜之间,直至柱状上皮完全脱落而被鳞状上皮替代。

续表

病理机制	成熟的鳞状上皮化生(转化区):对致癌物质的刺激相对不敏感。
	未成熟的鳞状上皮化生:代谢活跃。
	HPV可使转化区细胞异常增生和分化,促使SIL形成。

注:SM,squamous metaplasia,鳞状上皮化生;SE,squamous epithelazation,鳞状上皮化;SIL,鳞状上皮内病变。

2.1.4 SIL病理学诊断和分级

	LSIL	HSIL
极性	轻度紊乱	紊乱
核分裂	少	
异型性	轻度	
核分裂象	少	增多
核浆比例		增加
范围	局限于上皮下1/3层	扩展到上皮下2/3层甚至全层
p16	p16(-)或p16(+)上皮内散在点状(+)	p16(+)>2/3上皮内弥漫性连续

注:LSIL相当于CINⅠ,HSIL相当于CINⅢ和大部分CINⅡ,CINⅡ用免疫组化p16分流,p16(+)按HSIL处理,p16(-)按LSIL处理。

2.1.5 临床表现

概述	SIL临床表现不明显或无临床表现。
症状	无特殊症状。
	阴道排液增多(偶有),伴或不伴臭味。
	接触性出血。
体征	宫颈可光滑。
	或仅见局部红斑、白色上皮。
	或子宫颈糜烂样表现。
	未见明显病灶。
备注	SIL预防主要依赖CC三阶梯筛查。

注:SIL,鳞状上皮内病变;CC,宫颈癌。

2.1.6 诊断

2.1.6.1 概述

概述	TCT检查和HPV检查,是SIL和早期CC的基本筛查方法。
细胞学检查	巴氏涂片法。
	TCT。
HPV检查	传统检测方法:形态学+免疫学。
	PCR检测HPV-DNA。
	HPV-DNA(斑点印记、核酸印记原位杂交、杂交捕获法)。
	TMA(转录介导的扩增)。
	病理组织学检测结合原位杂交技术(Cervista HPV、HC-2、Aptima HPV、Cobas HPV)。
阴道镜检查	HPV+TCT异常时,建议行阴道镜检查。
病理检查	宫颈转化区活检。
	ECC。

注:HPV,人乳头瘤状病毒;TCT,liquid based thin layer cell test,液基细胞涂片法;ECC,endocervical curettage,宫颈管搔刮术。

2.1.6.2 宫颈癌筛查策略

概述	权威推荐机构:WHO、ASCCP、EUROGIN。
	主要策略:TCT+HPV、TCT、HPV。
筛查要点	开始筛查:≥21岁(有性生活)。
	TCT(-)+HPV(-):3~5年后复查。
	TCT(-)+HPV(+):1年后复查。
	≥ASC-US + HPV(+),或≥LSIL,或HPV(+)转阴道镜检查。
	>65岁,有完善的阴性筛查结果(≥20年),无高级别病变史,可终止筛查。
	任何年龄,无子宫病变者(良性病变)、无高级别病变史,可终止筛查。

续表

| 备注 | HPV、TCT、阴道镜和组织病理学筛查即三阶梯筛查。 |
| | 宫颈癌三阶梯筛查构成宫颈癌的二级预防。 |

注：WHO，World Health Organization，世界卫生组织；ASCCP，American Society for Colposcopy and Cervical Pathology，美国阴道镜和子宫颈病理学会；EUROGIN，European Research Organization for Genital Infection and Neoplasia，欧洲生殖器感染和肿瘤研究组织。

2.1.7 细胞学检测

2.1.7.1 筛查指征

总则	病理性筛查(结果性筛查)。
	对 SIL(HSIL+LSIL)、CC临床治疗具有指导性意义。
指征	性生活>3年。
	或>21岁，定期复查。
临床应用	>21岁有性生活的女性，定期行细胞学检测。
	结合HPV筛查结果定期复查。
备注	既是CC筛查的基本方法，也是诊断步骤。

注：SIL，鳞状上皮内病变；LSIL，低级别鳞状上皮内病变；HSIL高级别鳞状上皮内病变；CC，宫颈癌。

2.1.7.2 巴氏分类法

巴氏Ⅰ级	病理诊断：正常。
	正常宫颈细胞涂片。
巴氏Ⅱ级	病理诊断：炎症。
	一般属良性改变或炎症，临床分为ⅡA和ⅡB。
	ⅡB是指个别细胞核异质明显，但又不支持恶性；其余为ⅡA。
巴氏Ⅲ级	病理诊断：可怀疑有癌(对不典型细胞，性质尚难肯定)。
	核异质(核大深染，核形不规则或双核)。

巴氏Ⅳ级	病理诊断:高度可怀疑为癌。
	细胞有恶性特征,但在涂片中恶性细胞较少。
巴氏Ⅴ级	病理诊断:癌。
	具有典型的多量癌细胞。
备注	Ⅰ、Ⅱ、Ⅲ、Ⅳ、Ⅴ级之间区别并无严格客观标准,主观因素较多。
	巴氏分级法逐渐被TBS分类法取代。

2.1.7.3 TBS特征

概述	ICS确定TBS分类法诊断作为报告宫颈/阴道细胞病变的方法。
	细胞学诊断与组织病理学的一致。
特征	涂片制作质量作为细胞学诊断报告的一部分。
	描述性诊断,要求对病变细胞做必要的病理学描述。
	细胞病理学诊断并提出治疗建议。
报告内容	未见上皮内病变细胞和恶性细胞。
	上皮细胞异常
备注	TBS与临床诊断密切结合。
	TBS分类法逐渐取代巴氏分级法。

注:ICS,International Cancer Society,国际癌症协会。

2.1.7.4 TBS病原体

滴虫	呈梨形、卵圆形或圆形,ϕ 为15～30 μm。
	鞭毛一般见不到。
假丝酵母菌	假菌丝、孢子、上皮细胞被菌丝穿捆。
	假丝酵母菌分类:白色、光滑、近平滑、热带四种。
细菌	正常阴道主要菌群:乳酸杆菌。
	BV:菌群反转,球杆菌明显增多。
	放线菌(多见于IUD)。

续表

单纯疱疹病毒	主要是Ⅱ型疱疹病毒。
	被感染细胞核增大(单核或多核),核膜增厚,呈毛玻璃样改变。
	核内可见嗜酸性包涵体。
衣原体	细胞学对衣原体诊断的敏感性和可重复性有争议。
	特异性的检查:ELISA和PCR。

注:BV,bacterial vaginosis,细菌性阴道病;IUD,intrauterine device,宫内节育器。

2.1.7.5 TBS非瘤样发现

反应性细胞改变	炎症性细胞改变(包括典型的修复)。
	RT细胞改变。
	无菌性炎症细胞改变(IUD)。
腺细胞	子宫切除术后。
萎缩	常见于儿童、绝经期和产后。
	备注:有或无炎症。
其他	>40岁:可见到子宫内膜细胞。
	未见上皮细胞不正常。

注:RT,radiotherapy,放疗;IUD,宫内节育器。

2.1.7.6 TBS上皮细胞异常

概述	TBS上皮细胞异常是SIL和早期CC筛查的基本的方法。
	特征:特异性高,敏感性低。
筛查指征	性生活>3年,或>21岁,开始定期复查。
鳞状细胞异常	ASC:ASC-US和ASC-H。
	LSIL:CIN Ⅰ。
	HSIL:CIN Ⅱ、CIN Ⅲ、原位癌。
	鳞状细胞癌(角化型鳞癌、非角化型鳞癌、小细胞型鳞癌)。

腺上皮异常	AGC:宫颈管源 AGC、子宫源 AGC。
	AIS。
	腺癌(判断来源:宫颈管、子宫内膜或子宫外)。
其他	宫颈和宫体的不常见原发性肿瘤。
	转移癌。

注:ASC,atypical squamous cells,不典型鳞状细胞;ASC-US,ASC-undetermined significance,未明确诊断意义的不典型鳞状细胞;ASC-H,ASC-cannot exclude HIS,不能排除高级别鳞状上皮内病变不典型鳞状细胞;AGC,atypical glandular epithelial cells,不典型腺上皮细胞;AIS,adenocarcinoma insitu,腺原位癌。

2.1.8　HPV

2.1.8.1　HPV 的生理特性

概述	可致 SIL 和 CC。
	高危型 HPV 的持续感染是促使 CC 发生的最主要因素。
生理特性	具有高度的宿主特异性。
	主要感染人体特异性皮肤、黏膜的复层鳞状上皮。
感染途径	性接触是主要的传播途径,但接触传播和母婴传播不排外。
	性活跃期(18~28 岁)HPV 感染率高。
感染特征	HPV 感染期一般较短,常在感染 8~10 个月自行消失。
	少部分(10%~15%)>35 岁妇女呈持续性感染。
	持续感染 HPV 的妇女罹患 CC 风险增高。

注:HPV,人乳头瘤状病毒;SIL,宫颈鳞状上皮内病变;CC,宫颈癌。

2.1.8.2　HPV 临床特征

高危型	HPV16、HPV18,致癌率为70%
	HPV52、HPV58、HPV45、HPV31、HPV33,致癌率为20%。
	HPV66、HPV68、HPV35、HPV39、HPV51、HPV56、HPV59,致癌率为9%。
	HPV16宫颈鳞癌中感染率约为56%。
	HPV18宫颈腺癌中感染率约为56%。
	HPV52和HPV58在中国和东亚妇女中被检出率较高。
	上皮内病变:外阴、阴道、宫颈。
低危型	HPV6、HPV11,跖疣率为90%。
	HPV44、HPV42、HPV43,跖疣率为9%。
	与LSIL、泌尿生殖系统疣、复发性呼吸道息肉相关。
临床特征	高危型HPV持续性感染是CC发病的必需条件。
	99.7%的CC有高危型HPV感染。
	HSIL中约97%有高危型HPV感染。
	LSIL中约61.4%有高危型HPV感染。
	HPV感染至CC:10～15年。
备注	HPV-DNA滴度与CC病变程度成正比。

2.1.8.3　HPV 筛查指征

总则	HPV筛查病因学筛查。
	对预防和早期发现CC及宫颈PCL有非常重要的意义。
指征	可与TCT联合应用于>25岁者的CC筛查。
	ASC-US(21～25岁)分流:HPV(+)→阴道镜;HPV(−)→TCT复查(12个月后)。
	可作为>25岁者CC初筛,阳性者用TCT分流,阴性者常规随访。
临床应用	HPV+TCT可减少TCT假阴性。
	单独用于CC初筛,HPV(+)需进一步用TCT进行分流(HPV16和HPV18除外)。
	TCT初筛ASC-US分流。
	疗效判断和随访(HPV持续阳性,提示有残余病灶或复发)。

续表

备注	年轻女性 HPV 感染率较高,但一般多为一过性感染。
	<25 岁者,一般不初筛 HPV。

注:PCL,precancerous lesion,癌前病变;TCT,液基细胞学检查;HPV,人乳头瘤状病毒。

2.1.8.4　HPV 疫苗的分类

二价疫苗	是具有抗 HPV16、抗 HPV18 两种抗体的疫苗。
	具备抗 CC 的作用。
四价疫苗	是具有抗 HPV16、抗 HPV18、抗 HPV6 和抗 HPV11 四种抗体的疫苗。
	具有兼顾抗 CC 和抗 CA 的作用。
九价疫苗	具有抗 HPV16、抗 HPV18、抗 HPV45、抗 HPV31、抗 HPV33、抗 HPV52、抗 HPV58、抗 HPV6 和抗 HPV11 九种抗体的疫苗。
	具有兼顾抗 CC 和抗 CA 的作用。
备注	无论二价、四价,还是九价疫苗,都只能部分性预防 CC。
	还有 7 种高危型 HPV 病毒(HPV35、39、51、56、59、66、68)的疫苗,尚未研发。

注:CC,宫颈癌;CA,condyloma acuminatum,尖锐湿疣。

2.1.8.5　HPV 疫苗国产和进口的区别

来源不同	国产疫苗来源于大肠杆菌。
	进口疫苗来源于杆状病毒、昆虫细胞、重组酵母菌。
佐剂不同	辅助疫苗抗体抗 HPV 的催化剂不同。
	传统疫苗生产工艺在铝佐剂的基础上采用了不同的创新佐剂。
上市不同	国产疫苗只有二价,国产四价疫苗还处于临床验证阶段,暂时还没有上市。
	进口疫苗二价、四价和九价均已上市。
价格不同	国产二价疫苗一般比进口疫苗便宜 1/3~1/2。
效果不同	国产疫苗和进口疫苗来自不同的微生物,在发挥功效上因受不同催化剂的催化,其功能必然有差异。
	目前国内专家一般认为两者无明显差异。
	至于二者到底孰优孰劣,《妇产科学(第 9 版)》尚未给出明确的结果。
备注	无论国产疫苗,还是进口疫苗,只要上市,都受到了国家药监局的认证和监督。

2.1.8.6　HPV 疫苗接种方案

概述	无论是二价、四价,还是九价;无论是进口、还是国产,均需接种3次才能完成,且依顺序进行。
二价疫苗	即"0-1-6"方案。
	第1次接种后,需间隔1个月,方可接种第2次;而第2次接种后,需间隔5个月,方可接种第3次。
四价疫苗	即"0-2-6"方案。
	第1次接种后,需间隔2个月,方可接种第2次;而第2次接种后,需间隔4个月,方可接种第3次。
九价疫苗	即"0-2-6"方案。
	第1次接种后,需间隔2个月,方可接种第2次;而第2次接种后,需间隔4个月,方可接种第3次。
备注	疫苗接种,需严格遵守生产厂家和当地卫健委的规定。

2.1.8.7　HPV 疫苗接种年龄

概述	HPV疫苗接种年龄,国产的和进口的相同。
接种年龄	二价疫苗:9~45岁。
	四价疫苗:20~45岁。
	九价疫苗:16~26岁。
备注	具体接种年龄,依据生产厂家和当地卫健委的规定执行。

2.1.8.8　HPV 疫苗接种注意事项

概述	HPV疫苗接种,同普通疫苗接种一样,注意事项包括接种前的相关事项和接种后的相关事项。
接种前	接种前行TCT和HPV筛查。
	接种前3个月内避免使用免疫球蛋白或血液制品。
	接种前告知既往疫苗接种史、过敏史。
	尽量避免经期、孕期、哺乳期接种。
	患有急性严重发热疾病时,应推迟接种。
	15 d内接种了其他疫苗者,应推迟接种。

接种后	接种后可出现一些不良反应,诸如:接种部位发红、发肿、瘙痒、过敏、全身不适等。
	接种后需留观0.5 h,以防不良反应发生,便于及时处理。
	接种后接种部位4 h内不能接触水。
	接种后戒烟、戒酒,不做剧烈运动>1 w。
	接种后仍需按时做妇检。
备注	CC疫苗接种不能代替HPV+TCT筛查
	HPV疫苗接种后仍需定期进行HPV+TCT筛查检查。

注:CC,宫颈癌;HPV,人乳头瘤状病毒;TCT,液基细胞学检查。

2.1.9 阴道镜

2.1.9.1 概述

概述	体外双目放大镜(放大5～40倍)。
	直接观察病变部位的血管形态和上皮结构。
	发现可疑病变,并定点活检。
观察部位	宫颈、阴道。
	外阴、会阴、肛周皮肤。
适应证	TCT筛查:ASC-US/ASC-H伴高危型HPV(+)、LSIL、HSIL或AGC。
	HPV16(+)或HPV18(+),或其他高危型HPV(+)>1年。
	宫颈锥切术前确定切除范围。
	可疑外阴皮肤病变、可疑阴道上皮病变、阴道恶性肿瘤。
备注	疗效评估和复查(宫颈、阴道、外阴)。

注:ASC,不典型鳞状细胞;ASC-US,未明确诊断意义的不典型鳞状细胞;ASC-H,不能排除高级别鳞状上皮内病变不典型鳞状细胞;LSIL,低级别鳞状上皮内病变;HSIL,高级别鳞状上皮内病变;AGC,不典型腺上皮细胞。

2.1.9.2　检查方法

准备工作	排除生殖器炎症(急性或亚急性)或PID。
	24 h内禁止性生活、阴道冲洗或上药、宫颈刷刮片或妇检。
	膀胱截石位。
	窥器暴露宫颈,肉眼观察宫颈形态。
	打开光源,对准宫颈,调整焦距(距阴道口15~20 cm,距宫颈20~25 cm),直至获取清晰的物像。
醋酸试验	3%~5%$C_2H_4O_2$棉球浸润宫颈表面1 min。
	异常宫颈组织(细胞核质比增加)出现暂时性白色(醋白色),而正常宫颈组织呈粉红色。
	醋白色出现和消失的时间与病变类型相关,一般情况下,病变级别越高,醋白色出现得越快,持续的时间越长。
碘试验	复方I_2溶液棉球浸湿宫颈1 min。
	宫颈成熟鳞状上皮富含糖原呈棕褐色。
	柱状上皮、未成熟化生上皮、角化上皮及不典型增生上皮不含糖原,涂碘后往往不着色。
取材	醋白反应区、碘不着色区、可疑部位活检。

注:PID,pelvic inflammatory disease,盆腔炎性疾病;$C_2H_4O_2$,醋酸;I_2,碘。

2.1.9.3　一般评价

正常阴道镜所见	原始鳞状上皮成熟或萎缩、柱状上皮异位、鳞状上皮化生(子宫颈腺囊肿、腺体开口)、妊娠期蜕膜。
检查充分或不充分	不充分需注明原因,如子宫颈炎症、出血、瘢痕等。
SCJ可见性	分为完全可见、部分可见或不可见。
Ⅰ型TFZ	全部位于子宫颈外口以外,SCJ完全可见。
Ⅱ型TFZ	SCJ部分延伸入子宫颈管,但通过辅助手段(入子宫颈扩张器等)可完全暴露转化区。
Ⅲ型TFZ	SCJ部分可见或完全不可见。
备注	IFCPC(2011年)标准。

注:SCJ,磷柱交接部;TFZ,转化区;IFCPC,International Federation of Cervical Pathology and Colposcopy,国际宫颈病理和阴道镜联盟。

2.1.9.4　异常阴道镜

一般描述	即病变描述:病变部位与转化区的关系,病变钟点描述、病变坐标轴象限描述、病变面积百分比描述。
Ⅰ级病变	即次要病变:薄醋白上皮(薄层)、边界不规则图样、细小镶嵌、细小点状血管。
Ⅱ级病变	即主要病变:醋酸白上皮(厚层)、边界锐利、粗大镶嵌、粗大血管、袖口状腺体开口、病变内部粗白分界、嵴样隆起、快速醋酸白反应等。
非特异性病变	白斑(角化或角化过度)、糜烂、碘试验染色或不染色。
特异性病变	脆性血管、表面不规则、外生型病变、坏死、溃疡、肿瘤和(或)新生肿物等。
杂类	先天性转化区、湿疣、息肉、炎症、狭窄、先天异常、子宫颈治疗后改变、子宫颈内异症。

2.1.10　病理检查

2.1.10.1　宫颈活检

概述	宫颈活检是宫颈PCL和CC诊断的必需步骤。
适应证	阴道镜诊断为宫颈HSIL者或可疑癌者。
	阴道镜诊断为宫颈LSIL,但细胞学≥ASC-H/AGC者,或阴道镜检查不充分者,或检查者经验不足者。
	肉眼检查可疑癌。
方法	截石位,暴露宫颈,去除宫颈表面分泌物,局部消毒。
	选择病变最严重区,单点或多点取材,钳取上皮全层和部分间质。
	ECC指征:病变延伸入宫颈管;≥AGC;Ⅲ型转化区。
	子宫颈局部填塞纱布压迫止血,24 h后取出。
注意事项	生殖器炎症(急性或亚急性)或PID治疗后再做活检。
	月经前期不做活检。
	妊娠期必要时可做活检。

注:PCL,癌前病变;CC,宫颈癌;ECC,宫颈管搔刮术;PID,盆腔炎性疾病。

2.1.10.2　诊断性宫颈锥切

概述	宫颈锥切是宫颈活检诊断不足或有怀疑时,实施的补充诊断手段。
	不是CC和PCL的必需步骤。
适应证	宫颈活检≤LSIL,为排除HSIL,如细胞学检查≥HSIL,HPV16或HPV18(+)。
	宫颈活检为HSIL,而临床为可疑浸润癌,为明确病变累及程度及决定手术范围。
	宫颈活检诊断为CIS。
禁忌证	急性、亚急性生殖器炎症或PID。
	有血液病等出血倾向。
手术方法	膀胱截石位:麻醉、消毒、铺巾,导尿排空膀胱,钳夹并向外牵引宫颈,碘试验不着色区外0.5 cm手术。
	用手术刀在宫颈表面(包括宫颈上皮和少许皮下组织)做深约0.2 cm的环形切口,按30°～50°向内做宫颈锥形切除(切除深度可达1～2.5 cm),或用LEEP刀切除。
	标本12点处做标志,4%CH₂O固定送病检。
	无菌纱布压迫止血,缝扎止血,药物止血,LEEP刀止血。
	拟子宫切除者(48 h内):宫颈前后唇对合封闭切开创面。
	无子宫切除术者(或不能短期内切除子宫者,或无需进一步手术者):宫颈成形缝合术或荷包缝合术,术毕探查宫颈管。
注意事项	避免使用电刀或激光刀(破坏边缘组织影响诊断)。
	月经干净后3～7 d手术。
	术后抗生素预防感染。
	术后6 w复查。
	2个月内禁止性生活和盆浴。

注:PCL,precancerous lesion,癌前病变;CIS,carcinoma in situ,原位癌;PID,盆腔炎性疾病;LEEP,loop electrosurgical excision procedure,宫颈环形电切术;CH₂O,甲醛。

2.1.11　治疗

	LSIL	HSIL
原则	60%:自然消退。 ≤LSIL:观察随访。	手术治疗。
治疗方式	病变有进展或病变持续存在≥2年:手术治疗。	阴道镜检查充分者:宫颈锥切术或消融治疗。
	HSIL(阴道镜检查充分者):冷冻和激光治疗。	阴道镜检查不充分者:宫颈锥切术(LEEP、冷刀锥切术)。
	阴道镜检查不充分或不能排除HSIL或ECC(+)者:宫颈锥切术。	宫颈锥切确诊、年龄较大、无生育要求、合并有其他手术指征的妇科良性疾病的HSIL:THE。
备注	宫颈锥切术是诊断性治疗,不仅有治疗作用,还有诊断作用。	

注:LSIL,低级别鳞状上皮病变;HSIL,高级别鳞状上皮内病变;LEEP,宫颈环形电切术;ECC,宫颈管搔刮术;THE,子宫全切术。

2.1.12　妊娠合并子宫颈鳞状上皮内病变

生理	妊娠期间SCJ外移,宫颈呈糜烂状。
	妊娠期TFZ基底细胞可有不典型增生改变。
	妊娠期免疫功能可能低下易感染HPV。
诊断	妊娠期TFZ基底细胞可有核增大、深染等表现。
	TCT检查易误诊。
	注:产后6 w可恢复正常。
流行病学	大部分妊娠期病变为LSIL,仅约14%的为HSIL。
处理	妊娠期SIL仅做观察,产后复查后再处理。

注:SCJ,鳞柱交接部;TFZ,转化区;LSIL,低级别鳞状上皮病变;HSIL,高级别鳞状上皮内病变。

2.2 宫颈癌

2.2.1 概述

概念	SIL继续发展,突破基底膜,浸润间质。
病因	同"SIL"。
分类	鳞癌:75%～80%。
	腺癌:20%～25%。
流行病学	宫颈癌是最常见的妇科恶性肿瘤。
	好发年龄:50～55岁。

2.2.2 病理

2.2.2.1 鳞癌

外生型	向外生长呈乳头状或菜花状,最常见,常累及阴道。
内生型	癌灶向宫颈深部组织浸润,宫颈肥大呈桶状,常累及宫旁组织。
溃疡型	上述两型感染坏死,脱落后形成溃疡或空洞,似火山口。
颈管型	癌灶常发生于宫颈管内,常侵入宫颈管和子宫峡供血层及转移至PCLN。
微小浸润型	在HSIL基础上镜检发现小滴状、锯齿状癌细胞团突破基底膜,浸润间质,诊断标准见临床分期。
浸润型	癌灶浸润间质范围超出微小浸润癌,多呈网状或团块状浸润间质。

注:HSIL,高级别鳞状上皮内病变;PCLN,盆腔淋巴结。

2.2.2.2 腺癌

外生型	自宫颈管向宫颈外口突出生长。
内生型	来自宫颈管,浸润管壁。
宫旁型	常可侵犯宫旁组织。

续表

桶状型	病灶性宫颈管生长时,外观可正常,但宫颈管膨大,状如桶状。
普通型	最常见的组织学亚型,占宫颈腺癌的90%。
	虽然来自宫颈管黏液细胞,但细胞内见不到黏液。
	镜下见腺体结构复杂,呈筛状和乳头状,腺上皮增生呈复层,核异型明显,核分裂象多见,呈中-高分化。
黏液型	该亚型的特征是细胞内可见明确的黏液。
	分为胃型、肠型、印戒细胞型和非特指型。
	高分化的胃型腺癌(微偏腺癌)虽然分化非常好,但预后最差。

2.2.2.3　其他

少见类型, 如腺鳞癌、腺样基底细胞癌、绒毛状管状腺癌、内膜样癌等。

2.2.3　转移途径

概述	早期CC一般较少发生转移。
	转移类型:直接蔓延、TLN、血行转移。
直接蔓延	最常见。
	向下累及阴道壁。
	向两侧累及CDL及宫颈旁、阴道旁组织直至骨盆壁。
	癌灶压迫或侵及输尿管时,可引起输尿管阻塞及肾积水。
淋巴转移	一级淋巴包括宫旁、OBLN、IILN、EILN、CILN、SLN。
	二级淋巴包括IGLN、PALN。
血行转移	极少见,晚期可转移至肺、肝和骨骼。

注:TLN,淋巴结转移;CDL,主韧带;OBLN,闭孔淋巴结;IILN,髂内淋巴结;EILN,髂外淋巴结;CILN,髂总淋巴结;SLN,骶前淋巴结;DIGLN,腹股沟深淋巴结;PALN,腹主动脉旁淋巴结。

2.2.4 宫颈癌临床分期

2.2.4.1 手术-病理（临床）分期（FIGO分期，2018年）

Ⅰ期	肿瘤局限于子宫颈(扩展至宫体将被忽略)。
ⅠA	镜下浸润癌(所有肉眼可见的病灶,包括表浅浸润,均为ⅠB期),间质浸润<5 mm,宽≤7 mm。
ⅠA1	间质浸润≤3 mm,宽≤7 mm。
ⅠA2	间质浸润>3 mm且<5 mm,宽≤7 mm。
ⅠB	临床癌灶局限于宫颈,或镜下病灶>ⅠA。
ⅠB1	临床病灶≤4 cm。
ⅠB2	临床病灶>4 cm。
Ⅱ期	肿瘤超越子宫,但未达骨盆壁或未达阴道下1/3。
ⅡA	肿瘤侵犯阴道上2/3,无明显宫旁浸润。
ⅡA1	临床病灶≤4 cm。
ⅡA2	临床病灶>4 cm。
ⅡB	有明显宫旁浸润,但未达到盆壁。
Ⅲ期	肿瘤已扩展到骨盆壁,在进行直肠诊断时,肿瘤和盆壁之间无间隙。肿瘤累及阴道1/3,由肿瘤引起的肾盂积水或肾无功能的所有病理,除非已知道由其他原因所引起。
ⅢA	肿瘤累及阴道1/3,但没有扩展到骨盆壁。
ⅢB	肿瘤扩展到骨盆壁,或引起肾盂积水或肾无功能。
Ⅳ期	肿瘤超出真骨盆范围,或侵犯膀胱和(或)直肠黏膜。
ⅣA	肿瘤侵犯临近的盆腔器官。
ⅣB	远处转移。

2.2.4.2 T分期（TNM分期/AJCC分期）

Tx	原位肿瘤无法评估。
T1	原位癌。
T1a	肿瘤局限于宫颈(不考虑扩散至宫体)。

续表

T1a1	仅在显微镜腺下可见浸润癌,最大浸润深度≤5 mm。
T1a2	间质浸润深度≤3 mm。
T1b	3 mm<间质浸润深度≤5 mm。
T1b1	间质浸润深度>5 mm,病变局限于宫颈。
T1b2	间质浸润深度>5 mm,肿瘤最大直径≤2 cm。
T1b3	2 cm<肿瘤最大直径≤4 cm。
T2	肿瘤侵犯至子宫外,但未达到阴道下 1/3 或盆壁。
T2a	侵犯阴道上 2/3,无宫旁浸润。
T2a1	浸润癌最大直径≤4 cm。
T2a2	浸润癌最大直径>4 cm。
T2b	宫旁浸润,未达盆壁。
T3	肿瘤累及阴道下 1/3,和(或)扩散到盆壁,和(或)导致肾积水或肾无功能,和(或)累及盆腔,和(或)腹主动脉旁淋巴结,不论肿瘤的大小和范围。
T3a	肿瘤累及阴道下 1/3,未扩散到盆壁。
T3b	肿瘤扩散到盆壁,和(或)导致肾积水或肾无功能。
T4	活检证实侵犯膀胱或直肠黏膜或肿瘤扩散到邻近器官。

2.2.4.3　N分期（TNM分期/AJCC分期）

Nx	区域淋巴结无法评估。
N0	无区域淋巴结转移。
N0(i+)	区域淋巴结内肿瘤病灶<0.2 mm,或单个淋巴结内的单个肿瘤细胞,或≤200个成簇细胞。
N1	PCLN。
N1mi	PCLN,0.2 mm<最大直径≤2 mm。
N1a	PCLN,最大直径>2 mm。
N2	PALN。
N2mi	PALN,0.2 mm<最大直径≤2 mm。
N2a	PALN,最大直径>2 mm。

注:PCLN,盆腔淋巴结;PALN,腹主动脉旁淋巴结。

2.2.4.4　M分期（TNM分期/AJCC分期）

M0	无远处转移。
cM1	远处转移（包括IGLN转移，腹腔内病灶，肝、肺或骨转移等）。
pM1	病理确诊远处转移（包括IGLN转移，腹腔内病灶，肝、肺或骨转移等）。

注：IGLN，腹股沟淋巴结。

2.2.4.5　预后分期分组（AJCC分期）

分期	T	N	M
I	T1	N0	M0
I A	T1a	N0	M0
I A1	T1a1	N0	M0
I A2	T1a2	N0	M0
I B	T1b	N0	M0
I B1	T1b1	N0	M0
I B2	T1b2	N0	M0
I B3	T1b3	N0	M0
II	T2	N0	M0
II A	T2a	N0	M0
II B	T2b	N0	M0
III	T3	N0	M0
III A	T3a	N0	M0
III B	T3b	N0	M0
III C1	Tx,T0,T1~T3	N1	M0
III C2	Tx,T0,T1~T3	N2	M0
IV A	T4	任何N	M0
IV B	任何T	任何N	M1

2.2.5　临床表现

2.2.5.1　症状

阴道流血	接触性出血。
	不规则阴道出血,或经期延长、经量增多。
	出血量根据病灶大小、侵及间质内血管情况而不同,若侵蚀大血管可引起大出血。
	老年患者常为不规则阴道出血。
	外生型癌出血较早,量多;内生型癌出血较晚。
阴道排液	白色或血性、稀薄如水样或米泔状、有腥臭味。
	晚期患者因癌组织坏死伴感染,可有大量米泔样或脓性恶臭白带。
泌尿系统	尿频、尿急、便秘、下肢肿痛。
	癌肿压迫或累积输尿管时,可引起输尿管梗阻、肾盂积水、尿毒症等。
其他	贫血、恶病质。

2.2.5.2　体征

宫颈	微小浸润型可无明显症状,宫颈光滑或糜烂样改变。
	外生型可见息肉状、菜花状赘生物,常伴感染,质脆,易出血。
	内生型表现为宫颈肥大、质硬、宫颈管膨大。
	晚期组织坏死脱落,形成溃疡或空洞伴恶臭。
阴道	阴道壁受累可见赘生物或阴道壁变硬。
宫旁	宫旁组织受累,宫旁增厚、结节状、质硬或形成冰冻骨盆。
备注	早期 CC 常无明显症状和体征。
	宫颈管型常因外观正常而容易漏诊或误诊。

注:CC,宫颈癌。

2.2.6　诊断

概述	三阶梯预防中第二阶梯用于诊断。
筛查	HPV+TCT+阴道镜+活检。
	确诊须依靠组织学病理检查。
	检查方法同SIL,宫颈有明显病变者,可直接在癌灶上取材。
诊断性锥切或环切	宫颈活检为HSIL但不能排除浸润癌者,或活检为可疑微小浸润癌,需要测量肿瘤范围或排除进展期浸润癌者。
	切除组织应连续进行病理切片24～36张来检查。
辅助检查	胸部X线或CT平扫。
	静脉肾盂造影、膀胱镜、直肠镜、B超。
	盆腔或腹腔增强CT或MRI、PET-CT。

2.2.7　鉴别诊断

概述	与有类似临床症状或体征的各种子宫颈病变鉴别。
	主要依据病理组织活检鉴别诊断。
良性病变	宫颈柱状上皮异位、宫颈息肉、宫颈子宫内膜异位症、宫颈结核性溃疡。
良性肿瘤	宫颈管肌瘤、宫颈乳头状瘤。
转移性癌	宫颈转移性癌。

2.2.8　治疗

2.2.8.1　治疗概述

综合因素	临床病理分期。
	年龄、生育要求、全身情况。
	医疗技术水平、设备条件。
	个体化+综合性治疗方案。

续表

危险因素	高危因素:切缘(+)、TLN、宫颈浸润。
	中危因素:肿块大小、深层浸润、LVSI。
治疗方案	早期癌(ⅠA1~ⅡA2期):ST为主。
	晚期癌(ⅡB~ⅣB期):RT为主。
	CHT(NACT)、TGT、IMT为辅。

注:TLN,淋巴结转移;LVSI,lymphovascular space invasion,脉管间隙浸润;ST,surgical treat-ment,手术治疗;RT,放疗;CHT,化疗;NACT,neoadjuvant chmotherapy,新辅助化疗;TGT,targeted therapy,靶向治疗;IMT,immunotherapy,免疫治疗。

2.2.8.2　手术治疗

原则	年轻患者可保留卵巢及阴道功能,适用于早期癌(ⅠA~ⅡA)。
	未绝经者、<45岁鳞癌者:可保留卵巢。
ⅠA1期	无LVSI时行THE(子宫全切术)。
	有LVSI时按照ⅠA2期处理。
ⅠA2期	mEH(改良广泛子宫切除术)。
	PCLAE,或考虑PSLN绘图活检。
ⅠB1期和ⅡA1期	EHE(广泛子宫切除术)。
	PCLAE,或考虑PSLN绘图活检,必要时PALN取样。
部分ⅠB2期和ⅡA2期	EHE。
	PCLAE,选择性PALN取样。
	首先给予CCRT,然后行THE。
	首先给予NACT,然后行EHE+PLAE和选择性PALN取样。
备注	详见EHE(7.2章节)和PPLAE(7.3章节)。

注:LVSI,脉管间浸润;PCLAE,盆腔淋巴结切除术;PSLN,前哨淋巴结;PALN,腹主动脉旁淋巴结;CCRT,cocurrent chemoradiotherapy,同期放化疗;NACT,新辅助化疗;PPLAE,post peritoneal lymphadenectomy,腹膜后淋巴结切除术。

2.2.8.3　保留生育功能手术治疗

原则	适用于要求保留生育功能的年轻患者。
	经腹或腹腔镜手术,肿瘤φ可扩展至2～4 cm。
ⅠA1期无淋巴脉管浸润者	可行子宫锥形切除术(至少3 mm阴性切缘)。
ⅠA1期有淋巴脉管浸润者	可行子宫颈锥形切除术。
	加PCLAE。
	或考虑PSLN绘图活检。
ⅠA2期	可行子宫颈锥形切除术。
	加PCLAE。
	或考虑PSLN绘图活检。
	和ⅠB1期处理相同。
ⅠB期直径<2 cm	RT。
	PCLAE。
	或考虑PCLAE绘图活检。
备注	详见EHE(7.4章节)。

注:PCLAE,盆腔淋巴结切除术;PSLN,前哨淋巴结;RT,根治性宫颈切除术。

2.2.8.4　放射治疗

概述	放疗在早期CC中处第二位,在晚期CC中处第一位。
RRT	部分ⅠB2期、ⅡA2期和ⅡB～ⅣA期患者。
	全身情况不适合手术的ⅠA1～ⅠB1/ⅡA1期患者。
ART	手术后病理检查发现有中、高危因素的患者。
	高危因素:切缘(+)、TLN、宫颈浸润。
	中危因素:肿块大小、深层浸润、LVSI。
PRT	晚期患者,局部减瘤放疗,有转移性病灶。
ERT	3D-CRT。
	IMRT,针对子宫、宫旁、TLN。

BCT	铱-192(^{192}Ir)高剂量率及组织间插值放疗。
	针对宫颈、阴道及部分宫旁组织。
备注	合理结合:外照射+腔内放疗。
	放射剂量分布更适合病变部位的肿瘤生物学特点。
	提高局部控制率。
	详见RT(CC)部分(9.1章节)。

注:RRT,radical radiotherapy,根治性放疗;ART,adjuvant radiotherapy,辅助性放疗;PRT,palliative radiotherapy,姑息性放疗;ERT,external radiotherapy,体外放疗,BCT,brachytherapy,近距离放疗;3D-CRT,three-dimensional conformal radiotherapy,三维适形放疗;IMRT,intensity modulated radiation therapy,强调放疗。

2.2.8.5　全身治疗

概述	包括CHT、TGT和IMT。
	注意CHT和TGT以及IMT的联合治疗效应。
化疗	晚期癌、复发癌、转移癌的RCCRT。
	手术前后的辅助治疗。
	方法:静脉联合CHT,或动脉局部灌注CHT。
靶向治疗	主要是AVA,常与其他化疗药联合应用。
	方案:如DDP/TAX/AVA、TPT/TAX/AVA方案等。
免疫治疗	PD-1/PD-L1抑制剂等也在临床试用中。
备注	详见宫颈癌化疗部分(8.1章节)。

注:CHT,化疗;TGT,靶向治疗;IMT,免疫治疗;RCCRT,radical cocurrent chemoradiotherapy,根治性同期放化疗;AVA,bevacizumab,贝伐珠单抗;DDP,cisplatin,顺铂;TAX,taxol,紫杉醇;TPT,topotecan,拓扑替康。

2.2.9　预后

预后与临床期级别、病理类型、治疗方案等密切相关,有淋巴结转移者预后差。

2.2.10 随访

总则	治疗结束后即拟定随访方案。
时间	<2年:每3~6个月复查1次。
	3~5年:每6个月复查1次。
	>6年:每年复查1次。
内容	妇检、阴道脱落细胞检查。
	BRT、SCCA。
	胸部X线摄片、B超、CT或MRI。

注:BRT,blood routine,血常规;SCCA,squamous cell carcinoma antigen,宫颈鳞状细胞癌抗原。

2.2.11 预防

总则	CC是可以预防的肿瘤。
一级预防	推广HPV疫苗接种。
	HPV疫苗接种,包括二价、四价和九价疫苗的接种。
二级预防	普及和规范CC筛查,早期发现SIL。
	狭义:HPV筛查、TCT筛查、HPV+TCT联合筛查、阴道镜检查、宫颈病理活检、宫颈管搔刮。
	广义:宫颈锥切、宫颈环切等诊断性治疗。
三级预防	及时治疗高级别病变,阻断宫颈浸润癌的发生。
	对已经确诊的CC进行治疗。
备注	知识宣教,提高预防性疫苗的注射率和筛查率。
	养成健康的生活习惯。

2.2.12　宫颈癌合并妊娠

2.2.12.1　概述

流行病学	较少见。
诊断	妊娠期出现阴道出血(排除产科因素)。
	TCT+HPV+阴道镜,必要时行宫颈活检。
	宫颈锥切。
治疗原则	采用个体化治疗方案。
	取决于临床病理分期、孕周和本人及家属意愿。
	不要求继续妊娠者,治疗原则和方案同非妊娠期CC。
	要求继续妊娠者,按照CC合并妊娠制订个体化方案。
备注	宫颈锥切可引起出血、流产、早产。
	只有在细胞学和组织学提示可能是浸润癌时方可进行诊断性锥切。

2.2.12.2　继续妊娠的治疗方案

Ⅰ A1期	妊娠<20 w,锥切确诊,可给予DT。
	一般不影响预后。
	锥切切缘(+)可延迟到产后治疗。
Ⅰ A2期	妊娠<20 w,立即终止妊娠并接受治疗。
	妊娠20～28 w,可根据患者及其家属意愿,采取DT或终止妊娠(DT不影响Ⅰ A2期的预后)。
Ⅰ B1期	妊娠20～28 w,可根据患者及其家属意愿,采取DT或终止妊娠(DT不影响Ⅰ B1期的预后)。
≥Ⅰ B2期	DT,建议首选采用NACT来延缓疾病进展。
备注	所有期别:妊娠>28 w各期CC可延迟至胎儿成熟后再接受治疗。
	在DT期间,应密切观察病情,如肿瘤有进展,则立即终止妊娠。
	除Ⅰ A1期外,DT应在妊娠<34 w终止妊娠。
	一般采用宫体剖宫产。

注:DT,delayed treatment,延迟治疗;NACT,新辅助化疗。

第3章 子宫肿瘤

3.1 子宫肌瘤

3.1.1 概述

概念	子宫肌瘤是女性生殖系统最常见的良性肿瘤,由SM及CNT组成。
流行病学	多见于30~50岁。
	>30岁,UMO罹患率为20%。
病因	肌瘤组织局部对E高度敏感。
	P刺激肌瘤生长。
	25%~50%UMO存在细胞遗传学异常。
	异常克隆。
分类	按肌瘤生长部位:分为宫体MO(90%)和宫颈MO(10%)。
	MO与子宫肌壁的关系:分为肌壁间MO(60%~70%)、浆膜下MO(20%)、黏膜下MO(10%~15%)。
	多发性UMO:各种类型的MO可发生在同一子宫。

注:SM,smooth muscle,平滑肌;CNT,connective tissue,结缔组织;UMO,uterine myoma,子宫肌瘤;MO,myoma,肌瘤。

3.1.2 病理

概述	临床病理从巨检和镜检两方面进行论述。
	巨检从临床浸润角度进行论述;镜检从临床性状角度进行论述。
巨检	表面光滑、球形实质包块,质地较硬,周围有假包膜,肌瘤与假包膜之间有疏松的网状间隙,故易剥出。
	肌瘤长大或多个融合时,呈不规则形状。
	切面灰白色,可见旋涡状或编制状结构,颜色和硬度与FCT多少相关。
镜检	主要有梭形SMC和不等量FCT构成。
	SMC大小均匀,排列成旋涡状或棚状,核为杆状。
	特殊的组织类型,如富细胞性、奇异性、核分裂活跃性、上皮样SMC瘤、静脉内和播散性腹膜SMC瘤,这些特殊类型的SMC瘤的性质及恶性潜能尚有待确定。

注:SMC,smooth muscle cell,平滑肌细胞;FCT,fibrous connective tissue,纤维结缔组织。

3.1.3 肌瘤变性

概念	肌瘤变性是指肌瘤失去原有的典型结构。
玻璃变	特征:最常见。
	巨检:肌瘤剖面旋涡状结构消失,由均匀透明状物质取代(即透明变)。
	镜检:病变区SMC消失,为均匀透明无结构区。
囊性变	特征:玻璃变的继续和发展,SMC变性坏死发生囊性变。
	巨检:肌瘤内出现大小不等的囊腔,其间有CNT间隔,数个囊腔可融合成大囊腔,腔内含清亮无色液体;也可凝固成胶冻状。
	镜检:囊腔为玻璃样变的肌瘤组织结构,内壁无上皮覆盖。
红色变	特征:是肌瘤一种特殊类型的坏死(多见于妊娠期和产褥期)。
	机制:与肌瘤小血管退行性变引起血栓及溶血、血红蛋白渗入SMC有关。
	巨检:肌瘤剖面暗红色,如半熟牛肉,质软,旋涡状结构消失。
	镜检:组织高度水肿,假包膜内大静脉及瘤体内小静脉血栓形成,广泛出血伴溶血,SMC↓,细胞核常溶解消失,并有较大脂肪沉积。

续表

肉瘤样变	特征:较少见,仅为0.4%~0.8%,多见于绝经后肌瘤伴疼痛和出血者。
	巨检:肌瘤恶变后,组织变软且脆,切面灰黄,似生鱼肉,与周围组织界限不清。
	镜检:SMC增生活跃,排列紊乱,旋涡状结构消失,细胞有异型性,核分裂象易见,并可出现肿瘤细胞凝固性坏死。
	备注:绝经后肌瘤增大应警惕有恶变可能。
钙化	特征:多见于蒂部细小、供血不足的浆膜下肌瘤,以及绝经后肌瘤。
	机制:脂肪变性后进一步分解甘油三酯,再与钙盐结合,沉积在肌瘤内。
	X线:清楚地看见钙化影。
	镜检:钙化区为层状沉积,呈圆形,有深蓝色微细颗粒。

注:SMC,平滑肌细胞;CNT,结缔组织。

3.1.4 诊断

概述	症状+体征+超声。
月经紊乱	经量增多、经期延长(最常见)。
	肌壁间MO(较大的)和黏膜下MO。
	病理生理:子宫内膜面积增加并影响子宫收缩,肌瘤挤压附近静脉,导致宫腔静脉充血扩张。
	黏膜下MO伴坏死感染时,可有不规则阴道出血或血样脓性排液。
	长期经量增多,可继发贫血,出现乏力、心悸等症状。
白带增多	肌壁间MO使宫腔面积增大,内膜腺体分泌增多,导致白带增多。
	黏膜下MO一旦感染,可有大量脓性白带。
	溃烂、坏死、出血时,有血性、脓血性、伴有恶臭的阴道流液。
压迫症状	尿频(前壁下段MO压迫膀胱)。
	排尿困难、尿潴留(宫颈MO压迫膀胱)。
	便秘(后壁MO压迫直肠)。
	输尿管扩张甚至肾盂积水(宫颈巨大MO或阔韧带MO压迫输尿管)。
下腹包块	MO大于3个月妊娠子宫大小时,可从腹部触及。
	较大的黏膜下MO可脱出阴道。

其他	下腹坠胀、腰酸背痛。
	急性下腹痛,伴呕吐、发热(肌瘤红色变)。
	急性腹痛(浆膜下MO蒂扭转,黏膜下MO由宫腔向外排出时)。
	不孕或流产(黏膜下MO和肌壁MO引起宫腔形态改变)。

注:MO,肌瘤。

3.1.5 鉴别诊断

子宫	妊娠子宫。
	ADM、EMT囊肿。
	子宫恶性肿瘤(USO、EC)。
	子宫畸形。
宫颈	CC。
卵巢	卵巢肿瘤。
其他	盆腔炎性包块。

注:ADM,adenomyosis,子宫腺肌病;EMT,endometriosis,子宫内膜异位症;USO,uterine sarcoma,子宫肉瘤;EC,endometrial carcinoma,子宫内膜癌;CC,宫颈癌。

3.1.6 治疗

3.1.6.1 概述

原则	个体化综合治疗。
	决定因素:年龄、症状、类型、大小、数目、生育要求等。
观察	无症状肌瘤:一般不需要治疗,特别是近绝经期。
	绝经后肌瘤:多可萎缩和症状消失,每3~6个月随访1次。

续表

药物治疗	GnRH-α+MFS。
手术治疗	肌瘤切除术+THE+STHE。
	UAE+HIFU+子宫内膜切除术。

注:MFS,mifepristone,米非司酮;THE,子宫切除术;STHE,子宫次全切除术;UAE,uterine artery embolization,子宫动脉栓塞术;HIFU,high intesity focused ultrasound,高能聚焦超声。

3.1.6.2 GnRH-α药物治疗

机制	抑制FSH和LH,降低E分泌。
功效	缓解症状并抑制肌瘤生长使其萎缩。
	停药后又逐渐增大。
副作用	绝经综合征、骨质疏松。
应用指征	缩小肌瘤以利于妊娠。
	术前用药控制症状,纠正贫血。
	术前用药缩小肌瘤,降低手术难度,或使经阴道或腹腔镜手术成为可能。
	对近绝经妇女,提前过渡到自然绝经,避免手术。
备注	一般应用长效制剂(LPR或GPR),ih,q28d。

注:FSH,卵巢雌激素;LH,黄体生成素;E,雌激素;LPR,liprerelin,亮丙瑞林;GPR,goserelin,戈舍瑞林。

3.1.6.3 米非司酮治疗

机制	米非司酮是类固醇类抗孕激素制剂。
	具有抗P和抗糖皮质激素的作用。
用法	10 mg/d或12.5 mg/d。
	术前用药或提前绝经使用。
备注	不宜长期使用,因其拮抗P后,子宫内膜长期受E刺激,增加子宫内膜发生病变的风险。

注:P,孕激素;GCs,glucocorticoids,糖皮质激素;po,口服;E,雌激素。

3.1.6.4 手术治疗

指征	因肌瘤导致月经过多,致继发贫血。
	严重腹痛、性交痛或慢性腹痛、由蒂肌瘤扭转引起急性腹痛。
	肌瘤体积大压迫膀胱、直肠等引起相应症状。
	因肌瘤造成不孕或反复流产。
	疑有肉瘤变。
肌瘤剔除	希望保留生育功能的患者,术后有残留或复发可能。
HE	不要求保留生育功能或疑有恶变者,可行HE。
	术前应行宫颈细胞学检查,排除SIL和EC。
	发生于围绝经期的UMO要注意排除合并EC。
	注:详见THE(7.6章节)。
UAE	栓塞UA上行支,减少子宫血供,使MO缺血性坏死。
	可致卵巢功能减退,增加妊娠并发症。
	有生育要求者一般不建议使用。
HIFU	物理能量使MO组织坏死,逐渐吸收或疤痕化。
	MO可复发、残留。
	治疗前排除恶性病变。
EMA	宫腔镜切除子宫内膜。

注:HE,hysterectomy,子宫切除术;EC,子宫内膜癌;UMO,子宫肌瘤;THE,子宫全切术; UAE,子宫动脉栓塞术;HIFU,高能聚焦超声;EMA,endometrial ablation,子宫内膜切除术。

3.2 子宫内膜癌

3.2.1 概述

概念	子宫内膜癌是发生于子宫内膜的一组上皮性恶性肿瘤。
	子宫内膜腺体的腺癌最常见。
流行病学	其占女性全身恶性肿瘤的7%,占女性恶性肿瘤的20%～30%。
	平均发病年龄为60岁,其中75%是>50岁妇女。
	大多数EC为散发型。
	5%与遗传有关,其中最密切的是林奇综合征(遗传性非息肉结直肠癌综合征)。
病因	E长期作用(无P拮抗),子宫内膜增生,继而癌变。
	PTEN、*P53*、*HER2*等基因异常。
	遗传。
	伴发疾病:HBP、DM、ADP、不孕不育、无排卵性疾病、绝经延迟、卵巢肿瘤(功能性)、长期服用E或TAM。

注:HBP,high blood pressure,高血压;DM,diabetes,糖尿病;ADP,adiposis,肥胖;TAM,tamoxifen,他莫昔芬。

3.2.2 病因

3.2.2.1 雌激素依赖和非依赖分型

	Ⅰ型(E依赖型)	Ⅱ型(非E依赖型)
病因	花无P拮抗的E长期作用下,子宫内膜增生、不典型增生、继而癌变。	发病与E无明确关系,癌灶周围可以是萎缩的子宫内膜。
病理类型	子宫内膜样癌,肿瘤分化好。	子宫内膜浆液性癌、透明细胞癌、癌肉瘤等,肿瘤恶性程度高,分化差。
发病年龄	年轻妇女。	老年妇女。

	Ⅰ型（E依赖型）	Ⅱ型（非E依赖型）
ER	阳性率高。	多呈阴性或低表达。
预后	好。	不良。
分子事件	*PTEN*基因失活、微卫星不稳定。	*P53*基因突变、*HER2*基因过度表达。

注：Ⅰ型常伴有 ADP、HBP、DM、不孕不育、无排卵性疾病、绝经延迟、功能性卵巢肿瘤（功能性）、长期服用 E 或 TAX。

3.2.2.2 分子特征分型

机制	基因组序列分析。
分子特征	POLE突变型。
	微卫星不稳定型（MSI）。
	低拷贝型（CN-low）。
	高拷贝型（CN-high）。
备注	分子特征分型对子宫内膜癌预后有较高的预测价值。
	POLE突变型预后最好，高拷贝型（CN-high）预后最差。

注：MSI，microsatellite instability，微卫星不稳定型；CN-low，低拷贝型；CN-high，高拷贝型。

3.2.3 病理分类

3.2.3.1 生物学分类

弥散型	EC大部分和全部被组织侵犯，并突向宫腔。
	常伴有出血、坏死。
	癌灶也侵入肌层或宫颈，若阻塞宫颈管可引起宫腔积脓。
局灶型	多见于宫腔底部或宫角部，癌灶小，呈息肉或菜花状，易浸润肌层。
备注	不同组织学类型，EC肉眼观察无明显区别。

注：EC，子宫内膜癌。

3.2.3.2 组织学分类

内膜样癌	IR:80%～90%。
	内膜腺体高度异常增生,上皮复层,并形成筛孔状结构,癌细胞异型性明显,核大、不规则、深染,核分裂活跃。
	分化差的内膜样癌腺体少,腺结构消失,成实性癌块。
	根据细胞分化程度或实性成分所占比例,分G1、G2、G3三级;低分化肿瘤恶性程度高。
浆液性癌	IR:1%～9%。
	癌细胞异型性明显,多为不规则复层排列,呈乳头状、腺样及实性巢片生长,1/3伴沙粒体。
	恶性程度高,易有深层肌浸润和腹腔播散,以及LN远处转移。
	预后差。
黏液性癌	IR:5%。
	>50%的肿瘤由胞质内充满黏液的细胞组成,大多腺体结构分化良好,生物学行为与内膜样癌相似。
	预后较好。
透明细胞癌	IR:<5%。
	多呈实性片状、腺管样或乳头状排列,细胞质丰富、透亮,核呈异型性,或由靴钉状细胞组成。
	恶性程度高,易早期转移。
癌肉瘤	较少见。
	是由恶性上皮和恶性间叶成分混合组成的子宫恶性肿瘤,也称恶性米勒管混合瘤,现认为其上皮来源于恶性肿瘤向间叶转化。
	常见于绝经后妇女。

注:IR,incidence rate,发生率;G1,grade one,高分化;G2,grade two,中分化;G3,grade three,低分化。

3.2.4 转移途径

直接蔓延	沿子宫内膜蔓延生长,向上可沿子宫角波及输卵管,向下可累及宫颈管及阴道。
	癌瘤向肌壁浸润,穿透子宫肌层,累及浆膜、种植腹膜、直肠子宫凹陷。
淋巴转移	宫底部→OSL→PALN;宫角及前壁→RL→IGLN。
	子宫下段及累及宫颈管→宫旁、OBLN、IILN、EILN、CILN。
	子宫后壁→USL→RLN。
	约10%逆行引流累及阴道前壁。
血行转移	晚期经血行转移至全身各器官,常见各肺、肝、骨。
备注	多数EC生长缓慢,局限于内膜或在宫腔内时间较长。
	特殊病理类型(浆液性癌、透明细胞癌、癌肉瘤)和高级(G3)可发展很快,短期内出现转移。

注:OSL,骨盆漏斗韧带;PALN,腹主动脉旁淋巴结;RL,圆韧带;IGLN,腹股沟淋巴结;OBLN,闭孔淋巴结;IILN,髂内淋巴结;EILN,髂外淋巴结;CILN,髂总淋巴结;USL,宫骶韧带;RLN,直肠淋巴结。

3.2.5 子宫内膜癌分期

3.2.5.1 手术–病理（临床）分期（FIGO 分期, 2009）

Ⅰ期	肿瘤局限于子宫。
ⅠA	肿瘤浸润深度<1/2肌层。
ⅠB	肿瘤浸润深度≥1/2肌层。
Ⅱ期	肿瘤侵犯宫颈间质,但无宫体外蔓延。
Ⅲ期	肿瘤局部和(或)区域扩散。
ⅢA	肿瘤累积浆膜和(或)附件。
ⅢB	阴道和(或)宫旁受累。
ⅢC	PCLN 和(或)PCLN 转移。

续表

ⅢC1	PCLN。
ⅢC2	PALN(+)伴(或不伴)PCLN(+)。
Ⅳ期	肿瘤侵及膀胱和(或)直肠黏膜,和(或)远处转移。
ⅣA	肿瘤侵及膀胱和(或)直肠黏膜。
ⅣB	远处转移。

注:PCLN,盆腔淋巴结;PALN,腹主动脉淋巴结;IGLN,腹股沟淋巴结。

3.2.5.2　T分期（TNM分期/AJCC分期）

Tx	原位肿瘤无法评估。
T0	无研发肿瘤证据。
Tis	原位癌。
T1	肿瘤局限于宫体,包括宫颈腺体受累。
T1a	肿瘤局限于子宫内膜或侵犯小于子宫肌层的1/2。
T1b	肿瘤侵犯子宫肌层的1/2或以上。
T2	肿瘤侵犯宫颈间质CNT,单位浸润超出子宫,不包括宫颈腺体受累。
T3	肿瘤侵犯浆膜、附件、阴道、宫旁。
T3a	肿瘤侵犯浆膜和(或)附件(直接浸润或转移)。
T3b	阴道受侵(直接浸润或转移)或宫旁受侵。
T4	肿瘤侵犯膀胱黏膜和(或)直肠黏膜(泡沫水肿不属于T4)。

3.2.5.3　N分期（TNM分期/AJCC分期）

Nx	区域LN无法评估。
N0	无区域LN转移。
N0(i+)	区域LN见孤立性肿瘤细胞群,≤0.2 mm。
N1	PCLN转移。
N1mi	PCLN转移,0.2 mm<最大径≤2 mm。
N1a	PCLN转移,最大径>2 mm。

N2	PALN转移,伴或不伴PCLN转移。
N2mi	PALN转移,0.2 mm<最大径≤2 mm,伴或不伴PCLN转移。
N2a	PALN转移,最大径>2 mm,伴或不伴PCLN转移。

注:PCLN,盆腔淋巴结;PALN,腹主动脉淋巴结。

3.2.5.4 M分期（TNM分期/AJCC分期）

M0	无远处转移。
M1	远处转移(包括IGLN转移,腹腔内病灶,肝、肺或骨转移等),但不包括转移至PCLN或PALN、阴道、子宫浆膜或附件。

注:PCLN,盆腔淋巴结;PALN,腹主动脉淋巴结;IGLN,腹股沟淋巴结。

3.2.5.5 组织学分级

G	组织学分级
Gx	分级无法评估。
G1	分化好。
G2	分化中等。
G3	分化差或未分化。

3.2.5.6 预后分期分组（AJCC分期）

FIGO分期	T分期	N分期	M分期
Ⅰ	T1	N0	M0
ⅠA	T1a	N0	M0
ⅠB	T1b	N0	M0
Ⅱ	T2	N0	M0
Ⅲ	T3	N0	M0
ⅢA	T3a	N0	M0
ⅢB	T3b	N0	M0

续表

FIGO 分期	T 分期	N 分期	M 分期
ⅢC1	T1～T3	N1/N1mi/N1a	M0
ⅢC2	T1～T3	N2/N2mi/N2a	M0
ⅣA	T4	任何 N	M0
ⅣB	任何 T	任何 N	M1

3.2.6　病理检查

3.2.6.1　子宫内膜活检

概述	子宫内膜活检可以了解子宫内膜病变和卵巢功能状况。
	可以判断子宫发育程度,有无宫颈管及宫腔粘连。
适应证	确定 AUB 的原因。
	影像学检查有宫腔占位性病变。
	检查不孕症的病因。
	宫颈脱落细胞提示有子宫内膜来源的不典型腺细胞。
禁忌证	急性、亚急性生殖器炎症或 PID,体温＞37.5 ℃。
	急性严重全身性疾病。
	可疑妊娠。
手术时机	了解卵巢功能者:月经来潮前1～2 d或来潮前6 h取。
	闭经者:可随时取(排除妊娠)。
	子宫内膜异常增生者:月经来潮前1～2 d或来潮前6 h取。
	子宫内膜不规则脱落者:月经前5～7 d取。
	原发不孕症者:月经来潮前1～2 d取。
	子宫内膜结核者:月经前1 w或月经来潮6 h内取(术前3 d和术后4 d肌注链霉素或口服异烟肼)。
	EC 随时取。

手术方法	麻醉、消毒、导尿。
	钳夹并向外牵引宫颈,探针探查子宫位置及宫腔深度。
	优选宫腔镜下定点活检(占位性病变)。
	若无条件可用专用活检钳活检。
	精准了解子宫内膜功能状态,小刮勺刮取宫腔前后壁各取一条内膜。
	收取组织,4%CH₂O溶液固定。
备注	检查申请单要注明末次月经时间。

注:AUB,abnormal uterine bleeding,异常子宫出血;PID,pelvic inflammatory disease,盆腔炎性疾病;EC,子宫内膜癌;CH₂O,甲醛。

3.2.6.2 诊刮或分段诊刮

概述	诊刮:诊断宫腔疾病最常采用的方法。
	分段诊刮:怀疑同时有宫颈管病变时,需要对宫颈管及宫腔分别诊刮。
	目的:刮取内膜和内膜病灶行组织检查,作出病理学诊断。
适应证	诊刮:①AUB或阴道排液需证实或排除EC、CC(宫颈管)、流产、子宫内膜炎等。②判断月经失调类型。③了解不孕症有无排卵及子宫内膜病变。④怀疑子宫内膜结核者。⑤宫腔有组织残留、反复或多量AUB者,明确诊断,并迅速止血。
	分段诊刮:①AUB可疑EC者。②区分CC(宫颈管)和EC。
禁忌证	急性、亚急性生殖器炎症或PID;体温>37.5 ℃。
手术	一般不需要麻醉,对宫颈内口较紧者,酌情给予镇痛剂、局麻或静脉麻醉。
	诊刮同子宫内膜活检。
	分段诊刮时,首先不探查宫腔,以免将宫颈管组织带入宫腔混淆诊断。
	首先用小刮勺自宫颈内口至宫颈外口顺序刮宫颈管一周,然后将刮勺进入宫腔刮取子宫内膜组织。
	宫颈管内膜组织和子宫内膜组织分别瓶装、固定、送检。

续表

注意事项	不孕症和AUB者应在月经前或月经来潮6 h内刮宫,判断有无排卵或黄体功能不良。
	分段诊刮时,若肉眼观察刮出物为可疑癌,无需彻底刮宫;若肉眼观察无明显癌组织,则应全面刮宫,以防漏诊。
	怀疑是子宫内膜结核者,应注意刮取两侧宫角。
	哺乳期、绝经后、子宫内膜恶性肿瘤者,慎防出血、穿孔和感染。
备注	刮宫后禁性生活及盆浴≥2 w,以防感染。

注:AUB,异常子宫出血;PID,盆腔炎性疾病;EC,子宫内膜癌;CC,宫颈癌;CH₂O,甲醛。

3.2.7　治疗

3.2.7.1　概述

原则	适宜的个性化的方案。
	根据肿瘤累及范围及组织学类型。
	结合患者年龄及全身情况。
方案	早期:ST为主,术后根据高危因素选择辅助治疗。
	晚期:ST+RT+CHT+HT。
高危因素	影响EC预后。
	非子宫内膜样腺癌、高级别腺癌、宫颈间质受侵、子宫外转移、肌层浸润>1/2、肿瘤ϕ>2 cm、TLN、LVSI。
备注	影像学评估病灶局限于子宫内膜的高分化的年轻子宫内膜样癌患者,可考虑采用P治疗为主的保留生育功能治疗。

注:ST,手术治疗;RT,放疗;CHT,化疗;HT,激素治疗;EC,子宫内膜癌;LVSI,lymphovascular space invasion,脉管浸润;TLN,transferred lymph node,淋巴结转移;P,孕激素。

3.2.7.2　手术治疗

概述	EC的首选方法。
手术目的	FIGO分期,确定病变范围及预后相关因素。
	切除病变子宫及其他可能存在的转移病灶。

续表

手术分期	留取腹腔积液或盆腔冲洗液,行细胞学检查。
	全面探查盆腹腔,对可疑病变取样送病理检查。
	THE 及 DAE。
	PCLAE 和 PALAE。
	切除标本常规病检,癌组织行 ER 和 PR 检查,作为术后辅助治疗的依据。
	术中常规解剖子宫标本,必要时冰冻病检,确定肌层侵犯程度。
手术方式	病灶局限于子宫体者:THE+DAE,但对年轻、无高危因素者,可保留卵巢。
	伴有高危因素者:PCLAE+PALAE,也可考虑行 PSLN 绘图活检。
	病变侵犯宫颈间质者:mEHE+DAE+PCLAE+PALAE。
	病变超出子宫者:肿瘤减灭术,尽可能以切除所有肉眼可见病灶为目的。
备注	手术治疗参阅 EHE(7.2 章节)和 PPALE(7.3 章节)。

注:EC,子宫内膜癌;ER,雌激素受体;PR,孕激素受体;FIGO,国际妇产科联盟;THE,子宫全切术;DAE,双侧附件切除术;PCLAE,盆腔淋巴结切除术;PALAE,腹主动脉淋巴结切除术;PSLN,前哨淋巴结;mEHE,改良广泛子宫切除术。

3.2.7.3　放射治疗

概述	放射治疗是治疗 EC 有效的方法之一。
	BCT:后装治疗机,放射源多为铱-192、钴-60 或铯-137。
	ERT:3D-CRT+IMRT,直线加速器或钴-60 治疗机。
单纯放疗	仅用于有手术禁忌证的患者或无法手术的晚期患者。
	BCT 总剂量按低剂量率计算为 40~50 Gy,ERT 总剂量为 40~50 Gy。
	Ⅰ期、高分化者:BCT,其他采用 BCT 联合 ERT。
放疗联合手术	Ⅱ期、Ⅲ期 C、Ⅰ期(深肌层浸润、G3)患者,术后应 ART,可降低局部复发,改善无瘤生存期。
	Ⅲ期、Ⅳ期,手术、RT 和 CHT 的联合应用,可提高疗效。
备注	放疗详见 EC 部分(9.2 章节)。

注:EC,子宫内膜癌;ERT,external radiation therapy,外照射放疗;BCT,brachytherapy,近距离放疗;3D-CRT,three dimensional conformal radiotherapy,三维适形放疗;IMRT,intensity modulated radiation,强调放疗;ART,辅助放疗;RT,放疗;CHT,化疗。

3.2.7.4 化疗

概述	全身治疗。
	子宫浆液性癌术后应常规给予CHT,方案同卵巢上皮腺癌。
指征	晚期或复发性EC。
	术后有复发高危因素患者的治疗。
目的	减少盆腔外的远处转移。
方案	药物:DDP、ADM、TAX。
	方法:单独、联合应用,也可与P联合。
备注	化疗详见CHT(EC)部分(8.2章节)。

注:CHT,化疗;DDP,cisplatin,顺铂;ADM,adriamycin,阿霉素;TAX,taxol,紫杉醇。

3.2.7.5 孕激素治疗

指征	保留生育功能的早期患者。
	晚期或复发EC患者的综合治疗方法之一。
方案	以高效、大剂量、长期应用为宜,应用>12 w方可评定疗效。
	PR(+)有效率可达80%。
	药物:MPA,250~500 mg/d,po;MA,160~320 mg/d,po;CAP,500 mg,im,biw。
副作用	水钠潴留、药物性肝炎。
	停药后可恢复。
备注	有血栓性疾病史者慎用。

注:EC,子宫内膜癌;PR,孕激素受体;MPA,metroxyprogesterone acetate,醋酸甲羟孕酮;MA,megestrol acetate,甲地孕酮;CAP,caproic acid progesterone,己酸孕酮。

3.2.8 预后

概述	预后呈个体化。
	相关因素:恶性程度、病变范围、全身状况、治疗方案。

影响因素	肿瘤的恶性程度和病变范围。
	FIGO 分期、TLN、LVSI、组织类型、肿瘤分级、肌层浸润、子宫外转移。
全身状况	ADP、HDP、DM、心脑血管疾病等并发症、年龄。
治疗方案	ST、CHT、RT、HT、IGT。
	个性化治疗。
	综合治疗。

注:LVSI,脉管间隙浸润;ADP,肥胖;HDP,高血压;DM,糖尿病;ST,手术治疗;CHT,化疗;RT,放疗;HT,激素治疗;IGT,靶向治疗。

3.2.9　随访

总则	治疗后定期随访。
内容	病史、妇检。
	细胞学(阴道)、X 线片(胸部)、B 超(盆腹腔)、CA125。
	CT 及 MRI(必要时)。
时间	术后 <2~3 年:每 3 个月随访 1 次。
	术后 >3 年:每 6 个月随访 1 次。
	术后 >5 年:每年 1 次。
备注	75%~95% 复发在术后 2~3 年内。

3.2.10　预防

诊治妇科疾病	月经紊乱(绝经后妇女阴道流血和绝经过渡期妇女)。
HRT管控	正确掌握 E 反应和 HRT 的指征和方法。
	掌握禁忌证和慎用证。
随访监测高危人群	ADP、长期口服 E 和 TAX、不育、绝经延迟。

续表

特病特管	加强对HNPCC的监测。
	>30～35岁,每年体检,包括妇检、超声、内膜病。
	预防性THE+DAE(完成生育后)。

注:E,雌激素;HRT,hormone replacement therapy,激素替代治疗;ADP,肥胖;TAX,他莫昔芬;HNPCC,hereditary non-polyposis coloretal cancer,遗传性非息肉病性大肠癌;THE,子宫全切术;DAE,double adnexectomy,双附件切除术。

3.3 子宫肉瘤

3.3.1 概述

来源	USO来源于子宫SMC、肌层内CNT和内膜间质。
	继发于UMO。
流行病学	USO少见,恶性程度高。
	占子宫恶性肿瘤的2%～4%,占女性生殖道恶性肿瘤的1%。
	多见于40～60岁。
分类	分为单一间叶来源和上皮间叶来源(混合性)。
转移	血行播散、直接蔓延、LN转移。

注:USO,uterine sarcoma,子宫肉瘤;SMC,平滑肌;CNT,结缔组织;UMO,子宫肌瘤。

3.3.2 组织发生及病理

3.3.2.1 子宫平滑肌肉瘤 (leiomyosarcoma, LMS)

	原发性LMS	继发性LMS
来源	子宫SMC或肌壁间血管壁的SMC。	原已存在的UMO恶变。

	原发性LMS	继发性LMS
比率	最常见。	很少见。
生长	弥漫性生长,与子宫壁之间无明显界限,无包膜。	MO恶变常始自肌瘤中心,向周围扩展,侵及包膜。
预后	继发性LMS比原发性好。	
转移	血行转移,如肺转移。	
巨检	体积较大,切面为均一的黄色或红色结构,呈鱼肉样或豆渣样。	
镜检	LMS呈梭形,细胞大小不一致,形态各异,排列紊乱,有凝固性坏死。	

注:SMC,平滑肌;MO,肌瘤。

3.3.2.2　子宫内膜间质肉瘤（endometrial stromal sarcoma，ESS）

	低级别ESS	高级别ESS	未分化ESS
生长	息肉状、结节状,突向宫腔或侵入肌层,边界欠清。	多发性息肉状赘生物,侵入宫腔。	息肉状肿物,侵入宫腔,伴出血坏死。
镜检	子宫内膜间质侵入肌层肌,细胞形态大小一致,无明显不典型和多形性,无坏死或坏死不明显。核分裂象<10个/10HPF。	细胞大小不均匀,呈渗透样浸润性生长,细胞大,核异型明显。核分裂象>10个/10HPF。	细胞分化程度差,大小不一致,核异型明显,核分裂活跃。
转移	有向宫旁组织转移倾向,较少发生LN及肺转移。	易向子宫外转移。	多伴LVSI。
预后	初始治疗后5年复发。	预后差。	恶性程度高,预后差。

注:LVSI,脉管间隙浸润。

3.3.2.3　腺肉瘤

概念	腺肉瘤=良性腺上皮成分+肉瘤样间叶成分。
流行病学	多见于绝经后,也可见于青春期和育龄期女性。
病理特征	息肉样生长,突入宫腔,较少侵犯肌层。
	切面呈灰红色,伴出血坏死,可见小囊腔。

续表

组织特征	可见被间质挤压呈裂隙状的腺上皮成分。
	周围间叶细胞排列密集。
	细胞轻度异型,核分裂不活跃(2～4个/10HPF)。

3.3.3 诊断

症状	早期症状不明显(无特异性)。
	阴道不规则出血。
	腹痛(生长迅速或瘤内出血、坏死、子宫肌壁破裂)。
	腹部包块(生长迅速)。
	压迫症状:膀胱刺激征和直肠刺激征。
	晚期出现全身消瘦、贫血、低热、恶病质,或出现肺脑转移。
体征	子宫增大,外形不规则。
	宫颈口可有息肉或肌瘤样肿块,呈紫红色,极易出血,继发感染后有坏死和脓性分泌物。
	晚期肉瘤累及骨盆侧壁,子宫固定不活动,可转移至肠管及腹腔,但腹腔积液少。
诊断	临床表现与UMO和其他恶性肿瘤相似,术前诊断较困难。
	诊断方式有彩色多普勒超声、盆腔MRI、诊断性刮宫等。
备注	确诊需行组织学检查。

注:UMO,子宫肌瘤。

3.3.4 子宫肉瘤分期

3.3.4.1 子宫平滑肌肉瘤和子宫内膜间质肉瘤手术－病理/临床分期 (FIGO分期,2009)

Ⅰ期	肿瘤局限于子宫体。
Ⅰ A	肿瘤≤5 cm。
Ⅰ B	肿瘤>5 cm。

Ⅱ期	肿瘤侵及盆腔。
ⅡA	附件受累。
ⅡB	子宫外盆腔内组织受累。
Ⅲ期	肿瘤侵及腹腔组织(不包括子宫肿瘤突入腹腔)。
ⅢA	1个病灶。
ⅢB	1个以上病灶。
ⅢC	PCLN和(或)PALN转移。
Ⅳ期	膀胱/直肠或有远处转移。
ⅣA	肿瘤侵及膀胱和(或)直肠。
ⅣB	远处转移。

注:PCLN,盆腔淋巴结;PALN,腹主动脉旁淋巴结。

3.3.4.2 腺肉瘤手术-病理分期(FIGO分期,2009)

Ⅰ期	肿瘤局限于子宫体。
ⅠA	肿瘤局限于子宫内膜或宫颈内膜,无肌层浸润。
ⅠB	肌层浸润≤1/2。
ⅠC	肌层浸润＞1/2。
Ⅱ期	肿瘤侵及盆腔。
ⅡA	附件受累。
ⅡB	子宫外盆腔内组织受累。
Ⅲ期	肿瘤侵及腹腔组织(不包括子宫肿瘤突入腹腔)。
ⅢA	1个病灶。
ⅢB	1个以上病灶。
ⅢC	PCLN和(或)PALN转移。
Ⅳ期	膀胱/直肠或有远处转移。
ⅣA	肿瘤侵及膀胱和(或)直肠。
ⅣB	远处转移。

注:PCLN,盆腔淋巴结;PALN,腹主动脉旁淋巴结。

3.3.4.3　T分期（TNM分期/AJCC分期）

Tx	原位肿瘤无法评估。
T0	无原发肿瘤证据。
T1	肿瘤局限于子宫。
Tla	肿瘤 ϕ_{max}≤5 cm。
Tlb	肿瘤 ϕ_{max}>5 cm。
T2	肿瘤扩展至子宫外,但未超出盆壁。
T2a	肿瘤侵及附件。
T2b	肿瘤侵及盆腔其他组织。
T3	肿瘤浸润腹部组织。
T3a	单灶性浸润。
T3b	多灶性浸润。
T4	肿瘤浸润膀胱或直肠。

3.3.4.4　N分期（TNM分期/AJCC分期）

Nx	区域LN无法评估。
N0	无区域LN转移。
N0(i+)	区域LN见孤立性肿瘤细胞群0.2 mm。
N1	区域LN转移。

3.3.4.5　M分期（TNM分期/AJCC分期）

M0	无远处转移。
M1	远处转移(包括附件、盆腔和腹腔组织)。

3.3.4.6 预后分期分组（AJCC分期）

FIGO分期	T分期	N分期	M分期
Ⅰ	T1	N0	M0
ⅠA	T1a	N0	M0
ⅠB	T1b	N0	M0
Ⅱ	T2	N0	M0
ⅡA	T2a	N0	M0
ⅡB	T2b	N0	M0
ⅢA	T3a	N0	M0
ⅢB	T3b	N0	M0
ⅢC	T1～T3	N1	M0
ⅣA	T4	任何N	M0
ⅣB	任何T	任何N	M1

3.3.5 治疗

原则	手术为主。
Ⅰ期+Ⅱ期	THE+DAE。
	强调子宫应完整切除并取出。
	术前怀疑有肉瘤者,禁用子宫粉碎器。
	是否行LAE尚有争议。
	根据期别和病理类型,术后CHT和RT可能会提高疗效。
Ⅲ期+Ⅳ期	手术(EHE+PPLAE)+RT+CHT。
	详见7.2和7.3章节、8.2章节和8.3章节、9.2和9.3章节。
备注	低级别子宫内膜间质肉瘤PR多为高表达,大剂量P治疗有一定效果。

注:THE,子宫全切术;DAE,双侧附件切除术;LAE,淋巴结切除术;EHE,广泛子宫切除术;PPLAE,post peritoneum lymphadenectomy,腹膜后淋巴结切除术;RT,放疗;CHT,化疗;PR,孕激素受体;P,孕激素。

3.3.6 预后

概述	复发率高,预后差。
	5年SR:20%～30%。
影响因素	病理类型、恶性程度、肿瘤分期、有无转移、治疗方法。
转归	继发性LMS和低级别ESS预后相对较好。
	高级别子宫内膜间质肉瘤和未分化子宫肉瘤预后差。

注:SR,survival rate,生存率;LMS,leiomyosarcoma,平滑肌肉瘤;ESS,endometrial stromalsaroma,子宫内膜间质肉瘤。

第4章 卵巢肿瘤、输卵管肿瘤及原发性腹膜癌

4.1 卵巢肿瘤概论

4.1.1 组织学分类

	OET	OGCT	OSCST	OMT
占比	50%～70%。	20%～40%。	5%～8%。	5%～10%。
来源	卵巢上皮。	生殖细胞。	原始性腺中性索及间叶组织。	其他器官组织。
分类	浆液性、黏液性、子宫内膜样、透明细胞、移行细胞、浆黏液性肿瘤。	畸胎瘤、无性细胞瘤、卵黄囊瘤、胚胎性癌、非妊娠性绒癌、混合型生殖细胞肿瘤。	纯型间质肿瘤、纯型性索肿瘤、混合型生殖细胞肿瘤。	继发胃肠道、生殖道、乳腺。

注：OET, ovarian epithelial tumor, 卵巢上皮性肿瘤；OGCT, ovarian germ cell tumor, 卵巢生殖细胞瘤；OSCST, ovarian sex cord stromal tumor, 性索-间质肿瘤；OMT, ovarian metastatic tumor, 卵巢转移性肿瘤。

4.1.2 转移途径

概述	直接蔓延、腹腔种植、TLN、血行转移。
直接蔓延和腹腔种植	盆腹腔广泛转移灶，包括横膈、大网膜、腹腔脏器表面、壁腹膜等，以及PPLN转移。
	即使原发部位存在局限性肿瘤，也可发生广泛性转移，其中上皮性癌最为典型。

续表

淋巴转移	沿卵巢血管经卵巢淋巴管向上至PALN。
	沿卵巢门淋巴管达IILN、EILN,经CILN至PALN。
	沿RL进入EILN及IGLN。
血行转移	较少见,晚期可转移到肺、胸膜、肝实质。
备注	横膈是转移好发部位,尤其是右膈下淋巴丛密集,最易被侵犯。

注:TLN,淋巴结转移;IILN,髂内淋巴结;EILN,髂外淋巴结;CILN,髂总淋巴结;PALN,腹主动脉旁淋巴结;RL,圆韧带;IGLN,腹股沟淋巴结;PPLN,腹膜后淋巴结。

4.1.3 卵巢癌、输卵管癌、原发性腹膜癌分期

4.1.3.1 手术–病理分期（FIGO, 2014年）

Ⅰ期	病变局限于卵巢或输卵管。
ⅠA	肿瘤局限于单侧卵巢(包膜完整)或输卵管,卵巢和输卵管表面无肿瘤;腹腔积液或腹腔冲洗液中未找到癌细胞。
ⅠB	肿瘤局限于双侧卵巢(包膜完整)或输卵管,卵巢和输卵管表面无肿瘤;腹腔积液或腹腔冲洗液中未找到癌细胞。
ⅠC	肿瘤局限于单侧或双侧卵巢或输卵管,并伴有如下任何一项:①包膜破裂;②卵巢表面有肿瘤;③腹腔积液或腹腔冲洗液中有恶性细胞。
ⅠC1	手术导致肿瘤破裂。
ⅠC2	手术前包膜已破裂或卵巢、输卵管表面有肿瘤。
ⅠC3	腹腔积液或腹腔冲洗液中有癌细胞。
Ⅱ期	肿瘤累及单侧或双侧卵巢,并有盆腔内扩散(在骨盆入口平面以下)或原发性腹膜癌。
ⅡA	肿瘤蔓延或种植到子宫和(或)输卵管和(或)卵巢。
ⅡB	肿瘤蔓延至其他盆腔内组织。
Ⅲ期	肿瘤累及单侧或双侧卵巢、输卵管或有原发性腹膜癌,伴有细胞学或组织学证实的盆腔外腹膜转移,或证实存在PPLN转移。

ⅢA	肉眼肿瘤局限于真骨盆,LN(−),但组织学证实腹腔腹膜表面存在镜下转移,或组织学证实肿瘤细胞已扩散至小肠或大网膜。
ⅢA1	仅有PPLN转移(细胞学或组织学证实)。
ⅢA1(i)	TLN ϕ_{max}≤10 mm。
ⅢA1(ii)	TLN ϕ_{max}>10 mm。
ⅢA2	显微镜下盆腔外腹膜受累,伴或不伴PPLN转移。
ⅢB	肉眼盆腔外腹膜转移,病灶 ϕ_{max}≤2 cm,伴或不伴PPLN转移。
ⅢC	肉眼盆腔外腹膜转移,病灶 ϕ_{max}>2 cm,伴或不伴PPLN转移(包括肿瘤蔓延至肝包膜和脾,但未转移到脏器实质)。
Ⅳ期	超出腹膜外的远处转移。
ⅣA	胸腔积液细胞学(+)。
ⅣB	腹膜外器官实质转移(肝实质转移、IGLN转移、EPLN转移)。

注:PPLN,腹膜后淋巴结;IGLN,腹股沟淋巴结;EPLN,腹腔外淋巴结。

4.1.3.2 T分期（TNM分期/AJCC分期）

Tx	原位肿瘤无法评估。
T0	没有原发肿瘤证据。
T1	肿瘤局限于卵巢或输卵管。
T1a	肿瘤局限于单侧卵巢(包膜完整)或输卵管,卵巢和输卵管表面无肿瘤;腹腔积液或腹腔冲洗液中未找到癌细胞。
T1b	肿瘤局限于双侧卵巢(包膜完整)或输卵管,卵巢和输卵管表面无肿瘤;腹腔积液或腹腔冲洗液中未找到癌细胞。
T1c	肿瘤局限于单侧或双侧卵巢或输卵管,并伴有如下任何一项:
T1c1	包膜破裂;
T1c2	卵巢表面有肿瘤;
T1c3	腹腔积液或腹腔冲洗液中有恶性细胞。
T2	肿瘤累及单侧或双侧卵巢,并有盆腔内扩散(在骨盆入口平面以下)或原发性腹膜癌。

续表

T2a	肿瘤蔓延或种植到子宫和(或)输卵管和(或)卵巢。
T2b	肿瘤蔓延至其他盆腔内组织。
T3	肿瘤累及单侧或双侧卵巢、输卵管或有原发性腹膜癌,伴有细胞学或组织学证实的盆腔外腹膜转移,或证实存在 PPLN 转移。
T3a	显微镜下盆腔外腹膜受累,伴或不伴 PPLN 转移。
T3b	肉眼可见盆腔外腹膜转移,病灶 $\phi_{max} \leqslant 2$ cm,伴或不伴 PPLN 转移。
T3c	肉眼可见盆腔外腹膜转移,病灶 $\phi_{max} > 2$ cm,伴或不伴 PPLN 转移(包括肿瘤蔓延至肝包膜和脾,但未转移到脏器实质)。

注:PPLN, post peritoneum lymph node,腹膜后淋巴结;IGLN,腹股沟淋巴结;EPLN, external peritoneum lymph node,腹腔外淋巴结。

4.1.3.3　N 分期（TNM 分期/AJCC 分期）

Nx	区域 LN 无法评估。
N0	无区域 LN 转移。
N0(i+)	局部 LN 中分离出肿瘤细胞≤0.2 mm。
N1	仅有 PPLN(+)(细胞学或组织学确认)。
N1a	转移灶 $\phi_{max} \leqslant 10$ mm(注意是肿瘤直径而非 LN 直径)。
N1b	转移灶 $\phi_{max} > 10$ mm。

注:PPLN,腹膜后淋巴结。

4.1.3.4　M 分期（TNM 分期/AJCC 分期）

M0	无远处转移。
M1	远处转移包括胸腔积液细胞学(+),肝、脾实质转移,支腹腔外器官转移(IGLN 转移、EPLN 转移),肿瘤穿透肠壁。
M1a	胸腔积液细胞学(+)。
M1b	腹膜外器官实质转移(肝、脾实质转移,IGLN 转移,EPLN 转移),肿瘤穿透肠壁。

注:IGLN,腹股沟淋巴结;EPLN,腹腔外淋巴结。

4.1.3.5　预后分期分组（AJCC 分期）

FIGO 分期	T 分期	N 分期	M 分期
I	T1	N0	M0
I A	T1a	N0	M0
I B	T1b	N0	M0
I C	T1c	N0	M0
II	T2	N0	M0
II A	T2a	N0	M0
II B	T2b	N0	M0
III A1	T1/2	N1	M0
III A2	T3a	N0/N1	M0
III B	T3b	N0/N1	M0
III C	T3c	N0/N1	M0
IV	任何 T	任何 N	M1
IV A	T4	任何 N	M1a
IV B	任何 T	任何 N	M1b

4.1.4　临床表现

4.1.4.1　良性肿瘤

症状	肿瘤较小时,多无症状,常在妇检时偶然发现。
	肿瘤增大时,腹胀或腹部扪及肿块。
	肿瘤长大占满盆腹腔时,可出现尿频、便秘、气急、心悸等压迫症状。
体征	腹部膨隆,叩诊实音,无移动性浊音。
	子宫一侧或双侧触及圆形或类圆形肿块,多为囊性,表面光滑,与子宫无粘连。

4.1.4.2　恶性肿瘤

症状	早期:无症状。
	晚期:腹胀、腹部包块、腹腔积液、消化道症状。
	部分患者:消瘦、贫血、恶病质表现。
	功能性肿瘤:不规则阴道出血或绝经后出血。
体征	腹部:双侧、实性或囊实性、表面凹凸不平,活动差,常伴腹腔积液。
	妇检:直肠凹陷触及质硬结节或肿块。
	其他:上腹部肿块,腹股沟、腋下或锁骨上LN肿大。

4.1.5　并发症

4.1.5.1　蒂扭转

概述	常见的妇科急腹症,约10%的卵巢肿瘤可发生蒂扭转。
	好发于瘤蒂较长,中等大小,活动度良好,重心偏于一侧的肿瘤(畸胎瘤)。
	常在体位突然改变,或妊娠期、产褥期子宫大小位置改变时发生蒂扭转。
扭转组织	OSL、OIL、输卵管。
病理	VEI回流受阻:瘤内充血或血管破裂导致瘤内出血,导致肿瘤迅速增大。
	ART血流受阻:肿瘤可发生坏死、破裂和继发感染。
临床表现	体位改变后突发一侧下腹剧痛,常伴恶心、呕吐甚至休克。
	双合诊可扪及压痛的肿块,以蒂部最为明显。
	有时不全扭转可自然复位,腹痛随之缓解。
治疗	原则:一经确诊,尽快手术

注:OSL,骨盆漏斗韧带;OIL,卵巢固有韧带。

4.1.5.2　破裂

概述	破裂率为3%。
分类	自发性破裂：常因肿瘤浸润性生长穿破囊壁所致。
	外伤性破裂：常因腹部受重击、分娩、性交、盆腔检查、穿刺引起。
症状	症状轻重取决于破裂口的大小，流入腹腔的囊液的量和性质。
	小的囊肿或单纯性浆液性囊腺瘤破裂时，患者仅有轻度腹痛。
	大囊肿或畸胎瘤破裂后，还常有剧烈的腹痛伴恶性呕吐。
	破裂也可导致腹腔内出血、腹膜炎及休克。
体征	腹部压痛、肌紧张、腹水移动性浊音、盆腔原来的肿块消失或缩小。
治疗	一经诊断，立即手术。
	吸尽囊液，并行细胞学检查，彻底清洗盆腔及腹腔。
	切除的标本送病理检查。

4.1.5.3　感染

概述	较少见。
病因	多继发于蒂扭转和破裂。
	也可来自邻近器官感染灶（如阑尾脓肿）的扩散。
症状	可有发热、腹痛、腹部压痛、腹肌紧张、腹部肿块、WBC↑。
治疗	抗感染治疗后，手术切除肿瘤。

4.1.5.4　恶变

肿瘤迅速增长，尤其是双侧性生长，应考虑有恶变可能，应尽早手术。

4.1.6 诊断

4.1.6.1 诊断步骤

来源	肿块是否来源于卵巢。
性质	肿块性质是否为肿瘤。
性状	肿块是良性还是恶性。
组织	可能的组织学类型。
转移	恶性肿瘤的转移范围。

4.1.6.2 影像学

B超	根据肿块的囊性或实性、囊内有无乳头等判断肿块性质,诊断符合率>90%。
	彩色多普勒超声扫描可测定肿块的血流变化,有助于诊断。
MRI	判断肿瘤性质与周围组织器官的关系。
	病灶定位;病灶与相邻结构的关系。
CT	可判断周围侵犯、TLN、远处转移情况。
PET/CT	一般不推荐用于初次诊断。

注:TLN,淋巴结转移。

4.1.6.3 肿瘤标志物

CA125	80%的肿瘤血清CA125↑,但近50%的早期病例并不升高。
	早期诊断(联合诊断)、病情监测、疗效评估。
AFP	对卵巢卵黄囊瘤有特异性诊断价值。
	卵巢未成熟畸胎瘤、混合性无性细胞瘤中含卵黄囊成分者,AFP↑。
HCG	对非妊娠性绒癌有特异性。

E	卵巢颗粒细胞瘤、卵泡膜细胞瘤会产生较高的E。
	浆液性、黏液性囊腺瘤或勃勒纳瘤有时也分泌一定量的E。
HE4	与CA125联合应用来判断盆腔肿块的良恶性。

注：CA125，cancer antigen 125，癌抗原 125；AFP，alpha-fetoprotein，甲胎蛋白；HCG，human chorionic gonadotropin，人绒毛膜促性腺素；E，雌激素；HE4，human epididymis protein 4，人附睾蛋白4。

4.1.6.4 腹腔镜

腹腔镜可直接观察肿块的外观和盆腔及横膈等部位，可疑部位进行多点活检，抽取腹腔积液行细胞学检查。

4.1.6.5 细胞学检查

细胞学检查抽取腹腔积液或腹腔冲洗液和胸腔积液，查找癌细胞。

4.1.7 鉴别诊断

4.1.7.1 良性肿瘤与恶性肿瘤的鉴别诊断

	良性肿瘤	恶性肿瘤
病史	病程长,逐渐增大。	病程短,迅速增大。
部位	多为单侧。	多为双侧。
性状	囊性。	实性或囊实性。
形状	圆形或类圆形。	质硬结节或肿块。
表面	光滑。	凸凹不平。
活动	活动,与子宫无粘连。	活动差。
合并腹水	无移动性浊音。	常有腹腔积液,多为血性,可有癌细胞。
一般情况	良好。	恶变质。
超声	液性暗区,可有间隔光带,边缘清晰。	液性暗区内有杂乱光团、光点,或囊实性,肿块边界不清。

4.1.7.2　良性肿瘤的鉴别诊断

卵巢瘤样病变	滤泡囊肿和黄体囊肿最常见。
	多为单侧,壁薄,$\phi \leqslant 8$ cm。
	观察或口服 OC 2～3 个月,可自行消失,若肿块持续存在,或增大,则是卵巢肿瘤的可能性较大。
输卵管卵巢囊肿	炎性积液,常有 PID 病史。
	两侧附件区有不规则条形囊性包块,边界较清,活动受限。
子宫肌瘤	浆膜下 UMO 或 UMO 囊性变,容易与卵巢肿瘤混淆。
	UMO 常为多发性,与子宫相连;检查时随宫体和宫颈移动。
	B 超可协助诊断。
腹腔积液	常有心、肝、肾病史。
	平卧时腹部两侧突出如蛙腹,叩诊中间鼓音,腹部两侧浊音,移动性浊音(+)。
	巨大卵巢囊肿平卧时腹部中间隆起,叩诊浊音,腹部两侧鼓音,移动性浊音(-)。
	B 超有助于鉴别。

注:OC,oral contraception,口服避孕药;PID,盆腔炎性疾病;UMO,子宫平滑肌瘤。

4.1.7.3　恶性肿瘤的鉴别诊断

子宫内膜异位症	可有粘连性肿块和子宫直肠凹陷,有时与恶性肿瘤相混淆。
	有进行性痛经、月经改变。
	B 超检查,腹腔镜检查有助于诊断。
结核性腹膜炎	合并腹腔积液和盆腔内粘连性包块而易与恶性肿瘤相混淆,但结核性腹膜炎常有肺结核病史。
	多发生于年轻、不孕妇女,伴有月经稀少或闭经、低热、盗汗等全身症状。
	肿块位置较高,叩诊时,鼓音或浊音分界不清。
	影像学检查有助于鉴别。
	必要时剖腹探查或腹腔镜检查取活检确诊。
生殖道以外肿瘤	腹膜后肿瘤、直肠癌、乙状结肠癌。

4.1.8　治疗

原则	一经发现,应行手术。
目的	明确诊断。
	切除肿瘤。
	恶性肿瘤进行手术病理分期。
	解除并发症。
方法	术中应剖检肿瘤,必要时做冰冻切片组织学检查以明确诊断。
	良性肿瘤可在腹腔镜下手术。
	恶性肿瘤一般经腹手术,部分早期患者可在腹腔镜下完成。
备注	恶性肿瘤根据组织类型、细胞分化、FIGO分期、残余病灶,决定是否接受辅助性治疗。
	CHT是主要的辅助治疗。

注:FIGO,国际妇产科联盟;CHT,化疗。

4.1.9　预后

影响因素	肿瘤期别。
	初次手术或残存灶的大小。
	病理类型。
预后	期别越早、残存灶越小,预后越好。
备注	上皮性癌预后最差。

4.1.10　随访

原则	恶性肿瘤易复发,应长期随访和监测。
时间	第1年:3个月/次。
	第2年:4~6个月/次。
	第5年:12个月/次。

续表

内容	病史、体检、肿瘤标志物、影像学。
备注	依据组织学类型选择肿瘤标志物(CA125、AFP、HCG)。
	首选B超,其次选CT、MRI和(或)PET-CT检查。

注:CA125,癌抗原125;AFP,甲胎蛋白;HCG,人绒毛膜促性腺素。

4.1.11 预防

筛查	血清CA125检测联合盆腔超声。
遗传咨询和相关基因检/监测	有卵巢癌、输卵管癌、腹膜癌或乳腺癌家族史的妇女,需进行遗传咨询,接受BRCA基因检测。
	对有BRCA基因突变者,完成生育后给予预防性双附件切除。
	非息肉性结直肠癌、子宫内膜癌或卵巢癌家族史的妇女行Lynch Ⅱ型综合征相关的错配修复基因检测,突变者要被严密监测。
预防性输卵管切除	实施保留卵巢的子宫切除术时,建议可同时切除双侧输卵管,以降低卵巢癌的风险。

注:CA125,癌抗原125;BRCA,breast cancer,乳腺癌基因/抑癌基因;Lynch Ⅱ,林奇综合征Ⅱ。

4.1.12 妊娠合并卵巢肿瘤

概述	妊娠合并卵巢肿瘤较常见,但合并恶性肿瘤较少。
	合并良性肿瘤以成熟畸胎瘤及浆液性囊腺瘤居多,占妊娠合并卵巢肿瘤的90%。
	合并恶性肿瘤者以无性细胞瘤及浆液性癌居多。
临床表现	若无并发症,一般无明显症状。
	早期妊娠可通过妇检发现,中期妊娠以后主要靠超声诊断。
	中期妊娠时易并发肿瘤蒂扭转,晚期妊娠时肿瘤引起胎位异常,分娩时肿瘤位置低者可阻塞产道导致难产,或肿瘤破裂。
治疗	良性肿瘤:早期妊娠者可等待至妊娠12 w后手术,以免引起流产。发现于晚期妊娠者,可等待至妊娠足月行剖宫产同时切除肿瘤。
	恶性肿瘤:尽早手术,处理原则同非妊娠。
备注	妊娠时因盆腔充血,肿瘤迅速增大,并有肿瘤扩散的风险。

4.2　卵巢上皮性肿瘤

4.2.1　概述

流行病学	卵巢上皮性肿瘤是最常见的卵巢肿瘤。
	占原发性卵巢肿瘤的50%～70%,占卵巢恶性肿瘤的85%～90%。
	多见于老年,青春期和婴幼儿期很少见。
发病机制	卵巢上皮性癌组织学起源具有多样性。
	卵巢高级别浆液性癌:输卵管上皮内癌形成后脱落种植于卵巢表面后发生。
	卵巢低级别浆液性癌:可能也有正常输卵管上皮脱落至卵巢表面,内陷形成包涵囊肿后再发生癌变。
分类	组织学和生物学行为特征:分为良性、交界性和恶性。
	交界性肿瘤:上皮增生活跃,无明显间质浸润,生长缓慢、复发迟。
	临床倾向"交界性肿瘤"按"不典型增生肿瘤"处理。
备注	尚无证据显示部分交界性肿瘤有恶性行为。

4.2.2　分型

依据	根据临床病理和分子遗传学特征:分为Ⅰ型和Ⅱ型。
Ⅰ型	临床特征:生长缓慢,临床上多为Ⅰ期,预后较好。
	组织学特征:包括低级别浆液性癌、低级别子宫内膜样癌、黏液性癌及透明细胞癌。
	分子遗传学特征:*KRAS*、*BRAF*、*PIKSCA*、*CTNNB1*、*PTEN*基因突变,高频微卫星不稳定性。
Ⅱ型	临床特征:生长迅速,临床上多为进展期,预后不良。
	组织学类型:主要是高级别浆液性癌、高级别子宫内膜样癌。
	分子遗传学特征:*P53*基因突变。

续表

| 其他 | BRCA1 或 BRCA2 基因的胚系突变:10%～15% OC(高级别浆液性癌突变概率更高)。 |
| | 遗传性 BC-OC 综合征:携带 BRCA1 或 BRCA2 基因胚系突变妇女的 OC 发病风险为39%～46%,而 BC 为65%～74%。 |

注:BRCA,乳腺癌基因/抑癌基因;BC,乳腺癌;OC,卵巢癌。

4.2.3 病理

4.2.3.1 浆液性肿瘤

	SCA	SBLT	SCO
占比	占卵巢良性肿瘤25%。	—	占卵巢癌75%(高级别70%,低级别5%)。
表观	多为单侧、囊性,$\phi>$1 cm,表面光滑。	双侧多见,多为囊性,$\phi>1$ cm(大多)。	多为双侧,体积常较大,囊性、多房、囊实性、实性。
切面	壁薄,囊内充满淡黄色清亮液体。	囊内有局部乳头生长,少许病例可为卵巢表面乳头。	切面灰白、质脆,多有出血坏死。囊内充满质脆乳头。内液清亮、混浊或血性液。
镜检	囊壁为FCT,内衬浆液性单层柱状细胞。腺纤维瘤(肿瘤上皮间质成分占优势)。	逐级分支的乳头,浆液性上皮复层化。细胞核有异型,核分裂少见。微乳头变异:乳头细长无分支。	高级别:实性生长伴裂隙样空腔,也可形成乳头、筛孔;细胞核级别高,核分裂象常>12个/10HPF。低级别:乳头状生长伴间质浸润;细胞核级别低,核分裂象常<5个/10HPF。
预后	—	预后良好。但微乳头变异预后较差。	高级别预后极差,但低级别预后远好于高级别。

注:SCA,serous cystadenoma,浆液性囊腺瘤;SBLT,serous borderline tumor,交界性浆液性肿瘤;SCO,serous carcinoma,浆液性癌;FCT,纤维结缔组织;HPF,high power field,高倍镜视野。

4.2.3.2 黏液性肿瘤

	黏液性囊腺瘤	黏液性交界性肿瘤	黏液性癌
占比	占卵巢良性肿瘤的20%,占黏液性肿瘤的80%。	—	绝大多数为转移癌,占卵巢癌的3%～4%。
表观	多为单侧;体积较大,圆形或卵圆形;表面光滑,灰白色。	几乎均为单侧;瘤体较大,$\phi>10$ cm,表面光滑。	单侧,表面光滑,瘤体巨大(18～22 cm)。
切面	切面常为多房,囊腔内充满胶冻样黏液,囊内很少有乳头生长。	切面呈多房或海绵状,囊壁增厚,可有细小、质软乳头。	多房或实性,可有出血坏死。
镜检	囊壁为FCT,内衬单纯黏液柱状上皮;可见杯状细胞及嗜银细胞。	胃肠型细胞复层排列,细胞有异型,可形成绒毛状或纤细状乳头。	异型黏液上皮排列成腺管状或乳突状,出现融合性或毁损性间质浸润。

注:FCT,纤维结缔组织。

4.2.3.3 子宫内膜样癌

概述	良性肿瘤较少见,交界性肿瘤也很少见。
	占卵巢癌的10%～15%。
病理特征	多单侧,较大,$\phi=15$ cm(平均),囊性或实性,表面光滑。
	切面多见单房,囊壁衬以单层柱状上皮,似正常子宫内膜,间质内可有含铁血黄素的吞噬细胞。
	有乳头生长,囊液多为血性。
组织特征	与子宫内膜癌极相似,多为高分化腺癌,常伴鳞状分化。

4.2.4 卵巢良性肿瘤治疗

原则	依据患者年龄、生育要求及对侧卵巢情况,决定手术范围。
手术方式	年轻、单侧肿瘤行患侧肿瘤剔除或卵巢切除。
	双侧肿瘤应行肿瘤剔除术。
	绝经后可行THE及DAE。

续表

注意事项	术中应剖检肿瘤,必要时做冰冻切片。
	术中尽可能防止肿瘤破裂,避免瘤细胞种植于腹腔。
备注	巨大良性囊性肿瘤可穿刺放液,待肿瘤缩小后取出。
	穿刺前必须保护穿刺周围组织,以防止囊液污染。
	放液速度应缓慢,以免负压骤降发生休克。

注:THE,子宫全切术;DAE,双附件切除术。

4.2.5 卵巢癌治疗

4.2.5.1 手术治疗

概述	初次治疗原则是以 ST 为主,辅以 CHT、RT 等综合治疗。
	ST 是治疗卵巢癌的主要手段,初次手术的彻底性与预后密切相关。
全面分期手术	早期患者。
	经腹手术应有足够大的腹部正中直切口。
	腹腔积液或腹腔冲洗液行细胞学检查。
	全面探查腹膜和腹腔脏器表面,活检和(或)切除任何可疑病灶。
	正常腹膜随机盲检,包括右结肠旁沟、子宫直肠凹陷等部位。
	THE 和 DAE。
	结肠下网膜切除。
	选择性 PCLN 切除和 PALN 取样。
	黏液性肿瘤应行阑尾切除。
保留生育手术	对于年轻、希望保留生育功能的早期患者需考虑其生育问题。
	指征:临床 Ⅰ 期,所有分级者。
	ADE(全面手术分期):ⅠA 和 ⅠC 期患者。
	DAE(全面手术分期):ⅠB 期患者。
	术前应让患者充分知情同意。
减瘤术	晚期卵巢上皮癌(即肿瘤细胞减灭术)。
	手术目的是切除所有原发灶和转移灶,使残余肿瘤病灶达到最小。

减瘤术	必要时切除部分肠管、膀胱、脾脏等脏器。
	满意或理想的肿瘤细胞减灭术:残余$\phi_{max}<1$ cm。
中间型减瘤术	指征:经评估无法达到满意手术的Ⅲ、Ⅳ期患者,在获得明确的组织学诊断后,可先行最多3个疗程的NACT。
	ST后继续CHT。
备注	ST详见EHE(7.2章节)和PPLAE(7.3章节)。

注:THE,子宫全切术;DAE,双附件切除术;PCLN,盆腔淋巴结;PALN,腹主动脉旁淋巴结;ADE,adnexectomy,附件切除;NACT,neoadjuvant chemotherapy,新辅助化疗。

4.2.5.2　化疗

原则	上皮性癌对CHT敏感,即使广泛转移也能取得一定的疗效。
指征	ⅠA和ⅠB期(全面分期手术)、黏液性癌或低级别浆液性癌、子宫内膜样癌不需要化疗。
	其他期别均需CHT。
适应证	初次PSACT,以杀灭残余癌灶、控制复发,以缓解症状、延长生存期。
	NACT使肿瘤缩小,为达到满意的手术创造条件。
	作为不能耐受手术者的主要治疗,但较少应用。
方案	多采用以铂类为基础的CCT,其中铂类联合TAX为"金标准"一线化疗方案。
	老年患者:可用CBP或TAX单药化疗。
	卵巢原发性黏液癌患者也可选择:5-FU+CF+OXA,或CPT+OXA联合化疗。
	方式:一般采用静脉CHT或静脉+腹腔联合CHT。
疗程	早期患者:3～6个疗程。
	晚期患者:6～8个疗程。
	疗程一般间隔为3 w,TAX可采用间隔1 w给药。
备注	参阅宫颈癌化疗部分(8.1章节)。

注:CHT,化疗;NACT,新辅助化疗;PSACT,post surgical adjuvant chemotherapy,术后辅助化疗;CCT,combination chemotherapy,联合化疗;TAX,紫杉醇;CBP,carboplatin,卡铂;5-FU,5-fluorouracil,5-氟尿嘧啶;CF,calcium folinate,四氢叶酸;OXA,oxaliplatin,奥沙利铂;CPT,capecitabine,卡培他滨。

4.2.5.3　靶向治疗和放射治疗

概述	辅助治疗手段。
方案	AVA(血管内皮生长因子抑制剂)。
适应证	初次化疗的联合用药。
	维持治疗。
备注	参阅 CHT(CC)(8.1章节)。

注:AVA,贝伐珠单抗。

4.2.5.4　放射治疗

放射治疗价值有限。对于复发患者可选用姑息性局部放射治疗。

4.2.6　交界性肿瘤治疗

概述	主要采用手术治疗。
	对于无生育要求的患者,手术方法基本参照OC。
ST	临床 I 期患者经仔细探查后可不行PPLN切除术。
	即使有卵巢外肿瘤种植,也可行保留生育功能手术。
CHT	术后一般不选择ACT,只有对卵巢外浸润种植者才考虑CHT。
预后	交界性肿瘤预后较好。

注:ST,手术治疗;OC,卵巢癌;PPLN,腹膜后淋巴结;ACT,adjuvant chemotherapy,辅助性化疗;CHT,化疗。

4.2.7　复发性癌治疗

概述	一经复发,预后很差,选择治疗时应优先考虑患者的生存质量。
	ST作用有限,应仔细、全面评估后实施。
ST	解除并发症。
	切除铂敏感复发、孤立复发灶。

CHT	CHT 是主要的治疗手段,药物的选择应根据一线 CHT 方案、疗效、不良反应及肿瘤复发时间综合考虑。
	一线 CHT 不含铂类者,选择铂类为主的联合 CHT。
	一线 CHT 为铂类药物,CHT 结束至肿瘤复发时间(无铂间隔)>6 个月者,可再选择铂类为主的联合 CHT。
	一线 CHT 为铂类药物,无铂间隔<6 个月或一线 CHT 未达到完全缓解者,应选二线 CHT 药物(GEM、LAXR、TPT、VP-16)。
TGT	PARP 抑制剂用于 *BRCA1/BRCA2* 基因突变的铂敏感复发二线 CHT 的维持治疗。

注:GEM,gemcitabine,吉西他滨;LDXR,liposome doxorubicin,脂质体阿霉素;TPT,拓扑替康;VP-16,etoposide,依托泊苷。

4.3　卵巢生殖细胞肿瘤

4.3.1　概述

概念	卵巢生殖细胞肿瘤是来源于原始生殖细胞的一组肿瘤。
流行病学	占卵巢肿瘤的 20%～40%。
	多发生于年轻妇女和幼女。
	青春期前占 60%～90%,绝经后占 4%。
备注	除畸胎瘤等少数组织类型外,大多数类型为恶性肿瘤。

4.3.2 病理

	MTO	IMTO	DGO	YST
性状	良性肿瘤。	恶性肿瘤。	中度恶性肿瘤。	高度恶性肿瘤。
年龄	20～40岁居多,恶变率为2%～4%(绝经妇女)。	多见于年轻患者(11～19岁)。	好发于青春期和生育期妇女。	常见于儿童及年轻妇女。
占比	卵巢肿瘤为10%～20%、生殖细胞肿瘤为85%～97%、卵巢畸胎瘤为95%。	卵巢畸胎瘤为1%～3%。	卵巢恶性肿瘤为1%～2%。	卵巢恶性肿瘤为1%,较罕见。
表观	中等大小,呈圆/卵圆形,壁光滑,质韧。	多为实性。	单侧居多,圆/椭圆形,中等大,实性如橡皮样。	多为单侧,圆/椭圆形,较大,部分囊性。
切面	多为单房,腔内充满油脂和毛发,有时可见牙齿和骨骼。	可有囊性区域。	表面光滑呈分页状,切面淡棕色。	组织质脆,多有出血坏死区,灰红/黄色,易破裂。
镜检	含外中内三个胚层,囊壁内层为复层鳞状上皮,囊壁常见小丘样隆起向腔内突出(上皮细胞易恶变,形成鳞状细胞癌,称"头节"预后差)。	含2～3个胚层,由分化程度不同的未成熟胚胎组织(原始神经组织)构成。	圆/多角形大细胞,核大,胞质丰富,瘤细胞呈片状或条索状排列,少量纤维组织相隔,间质中LPC浸润。	疏松网状和内皮窦样结构;瘤细胞扁平、柱状或多角形,分泌AFP。
特征	偶见向单一胚层分化,形成高度特异性畸胎瘤(卵巢甲状腺肿:分泌甲状腺激素,出现甲亢症状)。	独有特征:复发及转移率均高,但复发后发生恶性程度逆转。	对RT敏感。	恶性程度高,生长迅速,易早期转移;对化疗十分敏感,手术+CHT,生存期延长。

注:MTO,mature teratoma,成熟畸胎瘤;IMTO,immature teratoma,未成熟畸胎瘤;DGO,dysgerminima,无性细胞瘤;YST,yolk sac tumor,卵黄囊瘤;LPC,淋巴细胞;FBT,纤维组织;AFP,甲胎蛋白;RT,放疗;CHT,化疗。

4.3.3 良性肿瘤治疗

原则	一经确诊,手术切除。
手术方案	单侧肿瘤:卵巢肿瘤剔除术或患侧ADE。
	双侧肿瘤:患者应行双侧肿瘤剔除术。
	绝经后妇女:THE+DAE。
备注	术中病理切片,术后病理确诊。
	严密随访。

注:THE,子宫全切术;DAE,双附件切除术;ADE,附件切除。

4.3.4 恶性肿瘤治疗

原则	一经确证,尽早手术。
手术治疗	对无生育要求者,全面分期手术。
	对年轻、要保留生育功能者,无论期别早晚,均可行保留生育功能手术。
	若为儿童或青春期少女,可不进行全面分期手术。
	对复发者仍主张积极手术。
	详见EHE(7.2章节)和PPLAE(7.3章节)。
化疗	除Ⅰ期无性细胞瘤和Ⅰ期G1的未成熟畸胎瘤外,其他均需CHT。
	BEP方案(VP-16+DDP+BLM)和EP方案(CBP+VP-16)。
	使用BLM前,应行肺功能检查。
	详见宫颈癌CHT部分(8.1章节)。
放疗	无性细胞瘤对RT敏感,但对卵巢功能破坏大,仅次于复发的无性细胞瘤。
	详见CHT(OC)(9.4章节)。

注:EHE,广泛子宫切除术;PPLAE,腹膜后淋巴结切除术;RT,放疗;CHT,化疗;VP-16,依托泊苷;DDP,顺铂;BLM,bleomycin,博来霉素;CBP,卡铂;OC,卵巢癌。

4.4 卵巢性索间质肿瘤

4.4.1 概述

来源	原始性腺中的性索和间质组织。
病理	由性索演化形成的肿瘤为颗粒细胞瘤或支持细胞瘤。
	由间质演化形成的肿瘤为卵泡膜细胞瘤或间质细胞瘤。
	肿瘤可以由单一细胞构成,也可由不同细胞混合构成。
流行病学	占卵巢肿瘤的5%~8%。
备注	常有内分泌功能,又称卵巢功能性肿瘤。

4.4.2 颗粒细胞-间质细胞瘤

	GCT(成人型)	GCT(幼女型)	TCT	FBO
占比	占卵巢肿瘤的1%,占颗粒细胞瘤的95%。	占颗粒细胞瘤的5%。	—	占卵巢肿瘤的2%~5%。
好发年龄	可发生于任何年龄,高峰为45~55岁。	罕见,主要发生在青少年。	—	多见于中年妇女。
表观	多为单侧,圆/椭圆形,呈分叶状,表面光滑,实性或囊性(部分)。	98%为单侧。	多为单侧,圆/卵圆形,呈分叶状,表面被覆光泽薄纤维包膜。	单侧居多,中等大小,实性坚硬,表面光滑或结节状。
切面	组织脆软伴出血坏死。	—	实性、灰白色。	切灰白色。
镜检	瘤细胞呈小多边形,偶呈圆/圆柱形,胞质嗜淡伊红或中性,胞膜界限不清,核圆,核膜清楚。	瘤细胞呈卵泡样结构、结节或弥散状生长,胞质丰富,缺乏核纵沟,核分裂常见,核异型占10%~15%。	瘤细胞短梭形,交错排列呈旋涡状,瘤细胞团被CNT分隔,胞质富含脂质。	瘤细胞呈梭形,排列成编制状。

	GCT(成人型)	GCT(幼女型)	TCT	FBO
预后	低度恶性。预后较好,5年SR>80%,但晚期有复发倾向。	早期预后良好。肿瘤破裂、突破卵巢、腹水(+)、术后复发风险增加。	多为良性,恶性少见。预后比卵巢上皮性癌好。	切除肿瘤后,胸、腹腔积液自行消失。
特征	分泌E;青春期前性早熟;生育期月经紊乱;绝经后不规则阴道出血、子宫内膜增生、EC。	—	常与GCT同时存在,常合并子宫内膜增生、子宫内膜癌。	Meigs:FBO伴有腹腔积液和胸腔积液。

注:GCT,granulosa cell tumor,颗粒细胞瘤;TCT,theca cell tumor,卵泡膜细胞瘤;FBO,fibroma,纤维瘤;CNT,结缔组织;SR,生存率;Meigs,梅格斯综合征。

4.4.3　支持细胞-间质细胞瘤（睾丸母细胞瘤）

概述	罕见,多发于<40岁。
病理特征	表观:单侧居多,通常较小,可局限在卵巢门区或皮质区,实性,表面光滑,有时呈分叶状。
	切面:灰白色伴囊性变,囊内壁光滑,含血性浆液或黏液。
组织特征	可见不同分化程度的支持细胞及间质细胞。
	高分化:良性;中低分化:恶性(10%)。
	具有男性化作用。
	无内分泌功能者(少数):E↑。
预后	5年SR为70%~90%。

注:SLCT,sertoli-leydig cell tumor,支持细胞-间质细胞瘤;E,雌激素;SR,生存率。

4.4.4 良性肿瘤

原则	一经确诊,手术切除(同良性卵巢生殖细胞瘤)。
手术方案	单侧肿瘤:卵巢肿瘤剥除术或患侧ADE。
	双侧肿瘤:患者应行双侧肿瘤剥除术。
	绝经后妇女:THE+DAE。
备注	术中病理切片,术后病理确诊。
	严密随访。

注:THE,子宫全切术;DAE,双附件切除术;ADE,附件切除术。

4.4.5 恶性肿瘤治疗

原则	一经确诊,尽早手术治疗。
手术治疗	参照卵巢上皮癌。
	ⅠA、ⅠC有生育要求者:保留生育功能手术,推荐FIGO分期手术。
	肿瘤局限于卵巢者(肉眼观察):可不考虑进行LAE。
	复发者:也考虑手术。
	Ⅰ期低危者:术后随访,不需要辅助治疗。
	详见EHE(7.2章节)和PPLAE(7.3章节)。
化疗	Ⅰ期高危者(肿瘤破裂、G3、$\phi > 10 \sim 15$ cm):可随访,也可CHT。
	化疗:Ⅱ-Ⅳ期术后。
	方案:以铂类为基础的CHT、BEP或TAX/CBP。
	详见CHT(CC)部分(8.1章节)。
放疗	局限型病灶。
	详见RT(OC)部分(9.4章节)。

注:LAE,淋巴结清扫术;EHE,广泛子宫切除术;PPLAE,腹膜后淋巴结切除术;CHT,化疗;RT,放疗;OC,卵巢癌。

4.5　卵巢转移性肿瘤（卵巢继发性肿瘤）

4.5.1　概述

概念	卵巢转移性肿瘤是由其他器官或组织转移至卵巢形成的肿瘤。
流行病学	占卵巢肿瘤的5%～10%,KKBT最常见。
病理特征	双侧常见,中等大小。一般均保持卵巢原状。
	或肾形,或长圆形,包膜完整,无粘连。
	切面实性,胶质样。
组织特征	瘤细胞为黏液细胞,呈小圆形、多角形或不规则形,核染色质浓,胞浆内含大量黏液,可见印戒细胞。
	典型者表现为细胞核被黏液挤向一侧,而贴近细胞膜呈半圆形(形如印戒,称为印戒细胞癌)。

注:KKBT,krukenberg tumor,库肯勃瘤。

4.5.2　转移途径

概述	最常见的原发部位:胃和肠。
血行转移	卵巢转移常是原发肿瘤全身转移的一部分。
淋巴转移	卵巢淋巴引流入LLN,当原发灶细胞浸润转移至LLN时,可能逆流入卵巢而播散。
种植转移	原发灶肿瘤细胞突破浆膜层并脱落到腹腔种植于卵巢。
备注	各种转移途径并非孤立存在,可能通过多种方式转移至卵巢。
	确切的转移途径尚不明确。

注:LLN,腰淋巴结。

4.5.3 临床表现

概述	临床表现缺乏特异性。
症状	诊断原发肿瘤的同时发现卵巢转移。
	盆腔包块伴腹痛、腹胀和腹腔积液为首发症状,而原发性肿瘤表现并不明显。
	月经紊乱、阴道不规则流血。
	男性化表现。
体征	盆腔包块,活动度好,常为双侧,合并腹腔积液。
备注	可伴贫血、恶病质。

4.5.4 治疗

原则	缓解和控制症状。
手术治疗	转移瘤仅限于盆腔(原发肿瘤已经切除且无其他转移或复发迹象)。
	THE+DAE+盆腔转移灶(尽可能切除)。
	详见EHE(7.2章节)和PPLAE(7.3章节)。
辅助治疗	术后依据原发肿瘤性质给予化疗或放疗。
	详见CHT(CC)部分(8.1章节)和RT(OC)部分(9.4章节)。
预后	绝大多数KKBT治疗效果不佳,预后极差。

注:THE,子宫全切术;DAE,双附件切除术;EHE,广泛子宫切除术;PPLAE,腹膜后淋巴结切除术;KKBT,库肯勃瘤。

第5章 妊娠滋养细胞疾病

5.1 葡萄胎

5.1.1 妊娠滋养细胞肿瘤概述

概念	GTN 是一组来源于胎盘滋养细胞的增生性肿瘤。
组织分型	GTN 包括 CCO、PSTT、ETT。
	HM,包括 CHM、PHM、IHM。
	非肿瘤病变。
	异常绒毛病变(NHM)。
良恶定性	IHM 在组织学分类上属于交界性或不确定行为肿瘤,但临床表现、诊断、处理原则与 CCO 相似,临床上与 CCO 一起合称 GTN。
	病变局限于子宫者,称为无转移性 GTN。
	病变出现在子宫以外者,称为转移性 GTN。
特别归属	PSTT 和 ETT 与临床常缩成的 GTN 在临床表现、发病过程以及处理上存在明显不同,故分别单列。
	非肿瘤病变和异常(NHM)绒毛病变仅为形态学上的改变,临床上通常无需处理。
备注	绝大多数的 GTN 继发妊娠,但尚有极少数来源于卵巢或该院生殖细胞,称为非妊娠性 CCO。

注:GTN,gestational trophoblastic neoplasia,妊娠滋养细胞肿瘤;CCO,chorocarcinoma,绒毛膜癌;PSTT,placental site trophoblastic,胎盘部位滋养细胞肿瘤;ETT,epithelial trophoblastic tumor,上皮样滋养细胞肿瘤;HM,hydatidiform mole,葡萄胎;CHM,complete hydatidiform mole,完全性葡萄胎;PHM,partial hydatidiform mole,部分性葡萄胎;IHM,ivasive hydatidiform mole,侵蚀性葡萄胎;NHM,non neoplasia lesion,非葡萄胎。

5.1.2 完全性葡萄胎（complete hydatidiform moles，CHM）概述

概念	妊娠后胎盘绒毛TPB增生、间质水肿，而形成大小不一的水泡，水泡间借蒂相连成串，形如葡萄而名之，也成水泡状胎块。
	HM分为CHM和PHM。
流行病学	亚洲和拉丁美洲国家发生率较高，约500次妊娠发生1次；而北美和欧洲国家发生率较低，约1000次妊娠发生1次。
	中国平均1000次妊娠发生率为0.78。其中浙江省最高为1.39，山西省最低为0.29。
	同一种族居住在不同地域，IR(HM)发生率不同。
高危因素	营养状况和社会经济因素：缺乏VA、胡萝卜素、动物脂肪。
	年龄：>35岁和>40岁者，发生率分别是正常人的2倍和7.5倍。>50岁者，33.33%的可能会罹患HM。<20岁者，IR(HM)也明显升高。
	既往HM史：既往有过1次和2次HM妊娠者，再次IR分布为1%和15%～20%。
	其他：流产、不孕也是高危因素。
核型	染色体核型为二倍体，均来自父系（线粒体DNA仍为母系）。
	46,XX(90%)，一个细胞核缺如或失活的空卵与一个单倍体精子(23,X)受精，经自身复制为二倍体。
	46,XY(10%)，一个空卵被两个单倍体精子(23,X和23,Y)同时受精。
基因印记	父母双亲来源的两个等位基因具有不同的表达活性，这种差异性表达基因称为印记基因。
	染色体父系来源是TPB过度增生的主要原因，并与基因组印记紊乱相关。
	印迹基因可分为父源性和母源性，父源印记基因只在母源印记基因上表达，母源印记基因只在父源印记基因上表达。
	双亲染色体的共同参与是确保印记基因正常表达的前提，也是胚胎正常发育所必需的。
	CHM缺乏母源染色体，必然导致基因印记紊乱。
备注	近年CHM的发生率有所下降，部分地区接近欧美国家。
	CHM偶尔发生在双胎妊娠中，一胎正常，一胎为CHM。IR：2.2万～10万次妊娠发生1次。

注：TPB，trophoblast，滋养细胞；HM，葡萄胎；CHM，完全性葡萄胎；PHM，部分性葡萄胎；IHM，侵蚀性葡萄胎；NHM，非葡萄胎。

5.1.3 部分葡萄胎（partial hydatidiform mole，PHM）概述

流行病学	PHM发生率和CHM比例基本接近或更高。
	日本发生率为0.78，英国发生率为1.13。
高危因素	不规则月经、口服避孕药。
	与饮食因素和母亲年龄无关。
核型	染色体核型为三倍体(90%)，极少数核型为四倍体(机制尚不清楚)。
	69,XXY最常见，69,XXX/69,XYY少见。一个单倍体卵子和两个单倍体精子(或一个减数分裂缺陷的双倍体精子)受精。
	一套多余的染色体来自父方。多余的父源基因物质也是TPB(PHM)增生的主要原因。
备注	许多三倍体的早期流产其实是PHM。

注：TPB，滋养细胞；PHM，部分性葡萄胎；CHM，完全性葡萄胎。

5.1.4 葡萄胎病理

	完全性葡萄胎	部分性葡萄胎
胎儿组织	缺乏。	存在。
胎膜、胎儿红细胞	缺乏。	存在。
绒毛水肿	弥漫。	局限，大小程度不一。
滋养细胞包涵体	缺乏。	存在。
扇贝样轮廓绒毛	缺乏。	存在。
滋养细胞增生	弥漫，轻～重度。	局限，轻～中度。
滋养细胞异型性	弥漫，明显。	局限，轻度。

5.1.5 临床表现

停经后阴道流血	一般在停经8～12 w开始不规则阴道出血。
	HM组织有时可自行排出,但排出前和排出时常伴有大量出血。
子宫异常增大变软	HM迅速增长及宫腔内积血,导致子宫大于停经月份,质地变软。
	伴有HCG异常升高。
妊娠剧吐	常发生于子宫异常增大和HCG水平异常增加者。
子痫前期征象	可在妊娠24 w前出现高血压、蛋白尿和水肿。
	但子痫罕见。
甲亢	心动过速、皮肤潮湿和震颤,血FT3↑、FT4↑。
	但突眼少见。
腹痛	HM增长迅速和子宫过度扩张,表现为阵发性下腹痛,一般不剧烈,能忍受,常发生于阴道出血之前。
卵巢黄素化囊肿(theca lutein ovarian cyst,TLOC)	大量HCG刺激卵巢卵泡内膜细胞发生黄素化而造成。
	常为双侧,大小不等,数毫米到20 cm以上不等。
	表面光滑,活动度好,切面为多房,囊壁薄,囊液清凉呈琥珀色。
	光镜下囊壁内衬2～3层黄素化卵泡膜细胞。
	一般无症状。
	TLOC常在HM清宫后2～4个月后自行消退。
备注	PHM临床表现为停经后阴道出血(类似不全流产和过期流产),其他症状较少,程度也较CHM轻。

注:HM,葡萄胎;PHM,部分性葡萄胎;CHM,完全性葡萄胎。

5.1.6　葡萄胎自然转归

	CHM	PHM
HCG转归时间	HM排出后,血HCG↓(逐渐),至正常平均需要9 w,最长不超过14 w。若HCG持续异常要考虑GTN。	—
高危因素	①HCG>10万U/L;②子宫明显大于孕周;③ϕ_{TLOC}>6 w;④>40岁;⑤重复葡萄胎。	缺乏临床和病理高危因素。
远处转移	4%。	一般不转移。
局部侵犯	15%。	4%。

注:HM,葡萄胎;GTN,滋养细胞肿瘤;PHM,部分性葡萄胎;CHM,完全性葡萄胎;TLOC,卵巢黄素化囊肿。

5.1.7　葡萄胎诊断

超声	经阴道彩色多普勒超声。
	子宫大于孕周,无妊娠囊或胎心搏动,宫腔内充满不均质密集状或短条声回声,呈"落雪状",水平较大时则呈"蜂窝状"。
	常可测到一侧或双侧卵巢囊肿。
	子宫动脉血流丰富,待子宫肌层内无血流或仅有稀疏的血流信号。
	PHM可在胎盘部位出现由局灶性水泡状胎块引起的超声图像改变,有时可见部分胎儿或羊膜腔,胎儿通常畸形。
HCG	正常妊娠时HCG 8~10 w达到高峰,但葡萄胎在停经8~10 w以后继续上升。
	但也有少数HM,尤其是PHM因绒毛退行性变,HCG↑不明显。
	HCG不是单一分子,除了规则HCG外,还有结构变异体(高糖化HCG、HCG游离β亚单位)。
	正常妊娠时HCG主要为规则HCG,而在GTD时,产生HCG结构变异体。同时测定HCG结构变异体,有助于诊断和鉴别诊断。
DNA倍体	FCM时最常用的倍体分析法。
	CHM的染色体核型为二倍体,而PHM的核型是三倍体。

续表

印迹基因	PHM拥有双亲染色体,表达父源印迹基因、母源印迹基因。
	CHM无母源印迹基因。
	P57^{KIP2}免疫组化可区别CHM和PHM。
其他	X线胸片、RBC、WBC和PLT计数、肝肾功能也可辅助诊断。

注:GTN,妊娠滋养细胞肿瘤;HM,葡萄胎;CHM,完全性葡萄胎;PHM,部分性葡萄胎。

5.1.8 鉴别诊断

流产	HM与流产相似,可能发生误诊,尤其是PHM与流产鉴别较为困难。
	病理绒毛水肿,TPB增生不明显可造成混淆。
	DNA倍体分析、母源性表达印记基因检测、短串联重复序列基因分析鉴别。
疤痕妊娠	剖宫产术后的一种并发症,胚囊着床于子宫切口疤痕处。
	停经后阴道出血,容易与HM混淆。
	超声鉴别。
双胎妊娠	子宫大于相应孕周的正常单胎妊娠,HCG水平略高于正常,与HM相似。
	双胎妊娠无阴道出血。
	超声可确诊。

注:HM,葡萄胎;PHM,部分性葡萄胎;TBP,滋养细胞。

5.1.9 葡萄胎处理

5.1.9.1 清宫

原则	一经诊断,应及时清宫。
	清宫前先处理休克、子痫前期、甲亢、贫血等症状,稳定病情。
方案	停经>16 w,HM清宫应在超声引导下进行。
	一般选用吸刮术,其具有时间短、出血少、不易发生子宫穿孔等特点。
	清宫在手术室内进行,在输液、备血等准备好后,充分扩张宫颈,用大号吸管操作。

方案	为减少出血和预防子宫穿孔,可在充分扩张宫颈管和吸宫后给予OTC治疗。
	若有子宫持续出血或超声提示有妊娠物残留,需进行第二次清宫。
诊断	病检是HM的最终诊断依据。
	每次刮宫的刮出物,必须进行病理检查。
备注	取材应选择近宫壁种植部位、新鲜无坏死组织。

注:HM,葡萄胎;OTC,oxytocin,缩宫素。

5.1.9.2 其他处理

囊肿处理	TLOC在HM清宫后自行消退,一般不需处理。
	若发生蒂扭转,可在超声导引下或腹腔镜下穿刺吸液。
	若发生坏死,给予患侧ADE。
化疗	PCT可降低HM(高危)发生GTN的概率。
	适用于有高危因素和随访困难的CHM。
	PCT在HM排空前或排空时实施,选用单一药物,一般多疗程CHT至HCG(−)。
	PHM不做PCT。
	详见CHT(GTN)部分(8.5章节)。
子宫切除	THE,不能预防HM发生宫外转移。
	绝经前应保留两侧卵巢。
	当子宫小于妊娠14 w大小时,可直接切除子宫。
	手术后仍需定期随访。

注:TLOC,卵巢黄素化囊肿;HM,葡萄胎;ADE,附件切除;PCT,prophylactic chemotherapy,预防性化疗;GTN,滋养细胞肿瘤;PHM,部分性葡萄胎;CHM,完全性葡萄胎;CHT,化疗。

5.1.10 葡萄胎随访

时间	定期测定 HCG。
	清宫后:qw,直至连续3次为阴性。
	连续3次阴性后:q30 d,共6个月。
	连续6个月阴性后:q60 d,共6个月。
	自第一次阴性后随访共计1年。
内容	询问病史:月经状况、有无阴道流血、咳嗽、咯血。
	妇检、B超、X线胸片、CT。
避孕	随访期间应避孕6个月。
	避孕采用避孕套或 OC。
	避免选用 IUD 避孕(避免混淆子宫出血的原因或造成穿孔)。
备注	随访期意外妊娠,若 HCG 正常,无需终止妊娠,但应在妊娠早期做 B 超和测定 HCG,以明确是否是正常妊娠。
	产后也需测定 HCG 至正常。

注:IUD,宫内节育器;OC,口服避孕药;HCG,人绒毛膜促性腺素。

5.2 妊娠滋养细胞肿瘤

5.2.1 概述

来源	60%继发 HM 妊娠,30%继发流产,10%继发于足月妊娠或异位妊娠。
	IHM 全部继发于 HM 妊娠。
	CCO 可继发于 HM 妊娠、流产、足月妊娠或异位妊娠。
恶性程度	IHM<CCO,预后较好。
	CCO 恶性程度极高,发生转移早。化疗药物问世以前,DR>90%。

表观特征	IHM 位于子宫肌层,表现为大小不等的水泡组织,宫腔可以没有原发灶。病灶也可穿透浆膜层或侵入 BL。
	CCO 位于子宫肌层内,可突向宫腔,可穿透浆膜,单个或多个,大小不等,无固定形态,与周围组织分界清晰,质地软而脆,海绵样,暗红色,伴明显出血坏死。
组织特征	IHM 水泡状组织侵入肌层,有绒毛结构及 TPB 增生和异型(绒毛结构可退化,仅见绒毛阴影)。
	CCO 细胞由 TPB 组成,成片高度增生,明显异型,不形成绒毛或水泡状结构,并广泛侵入子宫肌层造成出血坏死。
备注	肿瘤不含间质和自身血管,靠侵蚀母体血管获取营养。

注:HM,葡萄胎;IHM,侵蚀性葡萄胎;CCO,绒毛膜癌;BL,阔韧带;TPB,滋养细胞。

5.2.2　病理

	IHM	CCO
继发	HM 妊娠。	HM 妊娠+NHM 妊娠。
预后	恶性程度<CCO,预后较好。	高度恶性,预后差。
位置	子宫肌层内,可穿透浆膜层或侵入 BL。	子宫肌层内,可突向宫腔,可穿透浆膜。
形态	大小不等的水泡状组织。	单个或多个,大小不等,无固定形态,成片状高度增生组织。
组织	有绒毛结构和异型;由 TBP 组成。	无绒毛状结构,明显异型;由 TPB 组成。

注:IHM,侵蚀性葡萄胎;CCO,绒毛膜癌;HM,葡萄胎;NHM,非葡萄胎;BL,阔韧带;TPB,滋养细胞。

5.2.3　临床表现

5.2.3.1　无转移性滋养细胞肿瘤

概述	大多数继发于 HM 妊娠。
阴道出血	HM 排空、流产或足月产后,持续性的不规则阴道出血,量多少不定。
	一段时间的正常月经后再停经,然后又出现阴道出血。
	长时间的阴道出血可继发贫血。

续表

子宫异常	子宫复旧不全或不均匀增大。
	HM排空后4~6 w,子宫尚未恢复到正常大小,质地软。
	子宫不均匀性增大。
TLOC	HCG持续作用,双侧或一侧TLOC持续存在。
腹痛	一般无腹痛。
	子宫病灶穿破浆膜时,可引起急性腹痛和腹腔内出血。
	黄素化囊肿蒂扭转时,也可引起急性腹痛。
假孕症状	HCG、E和P的作用,乳房增大、乳头和乳晕着色,甚至有初乳分泌,外阴、阴道和宫颈着色,生殖道质地变软。

注:HM,葡萄胎;TLOC,卵巢黄素化囊肿。

5.2.3.2 转移性滋养细胞肿瘤

概述	易继发于非妊娠HM,或病检证实的CCO。
	主要经血行转移,发生早,且广泛。
	有肺、阴道、肝、脑等器官症状。
	局部出血是各转移部位症状的共同特点。
	可同时出现原发灶和继发灶症状,也有原发灶消失而转移灶发展,仅表现为转移灶症状。
肺转移	占80%;可无症状,仅通过X线胸片或肺CT做出诊断。
	典型症状:胸痛、咳嗽、咯血及呼吸困难,可急性发作,可呈慢性持续状态,瘤栓形成,诱发急性肺梗死。
阴道转移	占30%;转移灶位于阴道前壁及穹隆,呈紫蓝色结节,破溃时引起不规则出血。
	一般认为是宫旁静脉逆行性转移。
肝转移	占10%;为不良预后因素之一,多同时伴有肺转移。
	可表现为右上腹部或肝区疼痛、黄疸等,若病灶穿破肝包膜可出现腹腔出血,导致死亡。

脑转移	占10%;预后凶险,为主要致死原因。转移初期无症状。
	脑转移分为3个时期,一般同时伴肺转移或阴道转移。
	瘤栓期:一过性脑缺血症状(猝然跌倒、暂时性失语、失明)。
	脑瘤期:瘤组织增生侵入脑组织形成脑瘤(头痛、喷射性呕吐、偏瘫、抽搐直至昏迷)。
	脑疝期:因脑瘤增大及周围组织出血、水肿,颅内压进一步升高,脑疝形成,压迫中枢,死亡。
其他	盆腔转移,占30%;脾、肾、膀胱、消化道、骨等,症状视转移部位而异。

注:HM,葡萄胎;CCO,绒毛膜癌。

5.2.4　诊断

5.2.4.1　HCG

概述	HCG水平异常是主要的诊断依据。
	影像学证据支持诊断,但不是必需的。
诊断标准	HM清宫后随访,出现任何一项HCG异常,并排除妊娠物残留或再次妊娠。
	HCG测定4次呈高水平状态(±10%),并持续3 w或更长时间,即1、7、14、21 d。
	HCG测定3次呈升高水平(>10%),并至少持续2 w或更多时间,即1、7、14 d。
	HCG水平持续异常达6个月或更长。
备注	当流产、足月产和异位妊娠后,有AUB或腹腔、肺、脑等脏器出血,或有肺部症状和神经系统症状时,应考虑有GTN可能。

注:HM,葡萄胎;GTN,妊娠滋养细胞肿瘤;AUB,异常子宫出血。

5.2.4.2　影像学

超声	是诊断子宫原发性病灶最常用的方法。
	肌层内高回声团块,边界清但无包膜。
	肌层内有不均匀区域或团块,边界不清且无包膜。
	子宫有弥漫性增高回声,内部伴不规则低回声或无回声。

续表

胸片	肺转移典型的X线征象:棉球状或团块状阴影。
CT	CT可发现肺部较小病灶,是诊断肺转移的依据。
	X线胸片(-)者,应常规检查胸部CT。
	X线胸片或胸部CT(+)者,常规检查脑、肝CT。
MRI	用于脑、腹腔、盆腔转移灶的诊断。
其他	RBC、WBC、HB、PLT计数,肝肾功能。

5.2.4.3　病理

侵蚀性葡萄胎	在子宫肌层内或子宫外转移灶组织中,若见到绒毛或退化的绒毛阴影,可诊断为IHM。
	若原发灶和转移灶诊断不一致,只要在任一组织切片中见有绒毛结构,均诊断为IHM。
绒毛线癌	若仅见成片TPB浸润或坏死出血,未见绒毛结构者,诊断为CCO。
备注	组织学证据对于妊娠期GTN的诊断不是必需的,但有组织学证据时应以组织学诊断为准。

注:IHM,侵蚀性葡萄胎;TPB,滋养细胞;CCO,绒毛膜癌;GTN,妊娠滋养细胞肿瘤。

5.2.5　滋养细胞肿瘤解剖学分期

5.2.5.1　手术-病理/临床分期（FIGO分期，2000年）

期别	临床特征
Ⅰ期	病变局限于子宫。
Ⅱ期	病变扩散,但局限于生殖器(附件、阴道、BL)。
Ⅲ期	病变转移至肺,有或无生殖系统病变。
Ⅳ期	所有其他转移。

备注:2000年FIGO,以FIGO评分代替了原亚期;BL,阔韧带。

5.2.5.2　FIGO/WHO预后评分系统（2000年）

评分	0	1	2	4
年龄(岁)	<40	≥40	—	—
前次妊娠	葡萄胎	流产	足月产	—
距前次妊娠时间(月)	<4	4～7	7～12	>12
治疗前血HCG(IU/L)	≤10^3	10^3～10^4	10^4～10^5	>10^5
最大肿瘤直径(包括子宫)	–	3～5	≥5	—
转移部位	肺	脾、肾	胃肠道	肝、脑
转移灶数目	—	1～4	5～8	>8
先前失败化疗	—	—	单药	两种或两种以上药物

注:低危,≤6分;高危,≥7分;极高危,≥12分(一线联合化疗反应差的肝、脑,或广泛转移者)。

5.2.5.3　预后分期分组（AJCC分期）

FIGO分期	T分期	M分期	高危因素
I	T1	M0	未知
	T1a	M0	低危
	T1b	M0	高危
II	T	M0	未知
	T2a	M0	低危
	T2b	M0	高危
III	任何T	M1a	未知
	任何T	M1a	低危
	任何T	M1a	高危
IV	任何T	M1b	未知
	任何T	M1b	低危
	任何T	M1b	高危

5.2.6 治疗

5.2.6.1 概述

原则	以 CHT 为主,ST 和 RT 为辅。
方案制订	明确临床诊断。
	根据病史、体征及各项辅助检查结果,作出正确的临床分期。
	根据预后分期,评定为低危或高危。
	结合骨髓功能,肝肾功能及全身情况,制订合适的方案,实施分层治疗。
	低危:≤6分的Ⅰ期~Ⅲ期;高危:≥7分的Ⅰ~Ⅲ期和Ⅳ期。
化疗	单药 CHT 和联合 CHT。
手术	控制大出血等并发症、切除耐药病灶、减少肿瘤负荷和缩短 CHT 疗程。
放疗	应用较少,主要用于肝、脑转移和肺部耐药病灶。
其他	耐药复发治疗。

5.2.6.2 化疗

概述	化疗是妊娠期滋养细胞肿瘤的主要治疗方法。
化疗方案	单一药物:MTX、Act-D、5-FU、CTX、VCR 等。
	联合化疗:首选 EMA-CO 方案或 5-FU 联合方案。
	详见 CHT(GTN)部分(8.5章节)。
疗效评估	每一疗程结束后,每周测 HCG 一次,并结合妇检和影像检查。
	在每个疗程 CHT 结束至18 d内,血 HCG↓至少1个对数称为有效。
不良反应	骨髓抑制、消化道反应、肝肾功能损害、脱发。
	CHT 前首先检测骨髓及肝肾功能,用药期间严密观察,注意防治。
停药指征	HCG 正常后,低危患者至少巩固 CHT 1w,通常为2~3疗程。
	高危患者继续 CHT 3个疗程,其中第一疗程必须是联合 CHT。

注:MTX,methotrexate,甲氨蝶呤;Act-D,放线菌素-D;5-FU,5-氟尿嘧啶;CTX,cyclophospha-mide,环磷酰胺;VCR,vincristine,长春新碱;CHT,化疗;GTN,妊娠滋养细胞肿瘤。

5.2.6.3　手术治疗

概述	定位：手术治疗是妊娠合并滋养细胞肿瘤的辅助治疗。
	目的：控制大出血等并发症、切除耐药病灶、减少肿瘤负荷和缩短CHT疗程。
子宫切除	适应证：无生育要求的无转移者。
	在初次治疗时可选择THE，并在术中给予单药单疗程ACT，也可多疗程至HCG水平正常。
病灶切除	适应证：有生育要求者。
	HCG水平不高，病灶剜出术。
肺叶切除	适应证：多次CHT未能吸收的孤立的耐药病灶，血HCG水平不高者。
	肺转移灶吸收后形成的纤维化结节可以在HCG转（−）后在X线胸片上较长时间存在，决定手术前应注意鉴别。
备注	详见EHE（7.2章节）和PPLAE（7.3章节）。

注：CHT，化疗；THE，子宫全切术；ACT，辅助化疗；EHE，广泛子宫切除术；PPLAE，腹膜后淋巴结清扫术。

5.2.6.4　耐药复发治疗

概述	几乎全部的无转移和低危转移病灶者均能治愈。
	20%左右的高危转移患者出现耐药和复发，并最终死亡。
化疗方案	治疗前准确评估分期和评分，给予规范CHT方案治疗，减少耐药和复发。
	采用有效二线化疗药物组成的联合CHT方案。
其他	采用综合治疗和探索新的治疗手段。

5.3 胎盘部位滋养细胞肿瘤

5.3.1 概述

概念	胎盘部位滋养细胞肿瘤是源自胎盘种植部位的一种特殊类型的GTN。
来源	继发于足月产、流产和HM,偶尔合并活胎妊娠。
流行病学	临床罕见,占GTN的1%～2%。
	绝大多数发生在生育年龄,平均发病年龄为31～35岁。
预后	多数不发生转移,预后良好。
	一旦发生转移,预后不良。

注:GTN,妊娠滋养细胞肿瘤;HM,葡萄胎。

5.3.2 病理

表观特征	肿瘤呈息肉样突向宫腔,侵入子宫肌层,子宫外扩散;切面呈黄褐色/黄色。
组织特征	肿瘤几乎完全由种植部位中间型TPB组成,无绒毛结构,呈单一的片状侵入子宫肌纤维之间,仅有灶性坏死和出血。
免疫组化	部分肿瘤细胞HCG(+)和HPL(+)。

注:TPB,滋养细胞;HPL,human placental lactogen,人胎盘生乳素。

5.3.3 诊断

症状	闭经后不规则阴道流血,或月经过多。
体征	子宫均匀性或不规则性增大。
	少数发生子宫外转移,受累部位包括肺、阴道、脑、肝、肾及盆腔和PALN。
血HCG	多数(-)或轻度升高,其水平与肿瘤负荷不成比例,无法评估预后的价值。
	HCG(游离β亚单位)↑。

血 HPL	一般轻度升高或(−),但免疫组化通常(+)。
超声	类似 UMO 或其他 GTN 的声像图,子宫血流丰富。
备注	确诊靠组织学诊断,通过刮宫标本做出诊断。
	症状、体征不典型,容易误诊。

注:PALN,腹主动脉旁淋巴结;UMO,子宫肌瘤;GTN,妊娠滋养细胞肿瘤。

5.3.4　治疗

方法	首选手术。
	原则:切除一切病灶。
	手术范围:THE 及 DAE。
	详见 EHE(7.2 章节)和 PPLAE(7.3 章节)。
高危因素	肿瘤细胞有丝分裂指数>5 个/10HPF。
	距先前妊娠时间>2 年。
	有子宫外转移。
方案	年轻妇女若病灶局限于子宫,卵巢外观正常可保留卵巢。
	对年轻希望生育、Ⅰ期病灶局限者,可刮宫、宫腔镜或局部病灶切除,并行 CHT。
	高危因素者:术后给以联合 CHT,首选 CHT 方案为 EMA-CO。
	无高危因素者:不主张进行 PACT。
随访	随访同 GTN。
	缺乏肿瘤标志物,随访时临床表现和影像学检查更有价值。

注:THE,子宫全切术;DAE,双附件切除术;EHE,广泛子宫切除术;PPLAE,腹膜后淋巴结切除术;PACT,术后辅助化疗;GTN,妊娠滋养细胞肿瘤。

第6章 外阴肿瘤

6.1 外阴良性肿瘤

6.1.1 概述

概述	外阴良性肿瘤少见。
上皮源性	外阴乳头瘤、汗腺瘤。
中胚叶源性	纤维瘤、脂肪瘤和神经纤维瘤。
其他	淋巴管瘤、血管瘤等罕见。

6.1.2 类型

6.1.2.1 外阴乳头瘤

概述	外阴乳头瘤来源于上皮。
	常见于围绝经期和绝经后妇女。
临床表现	外阴肿物和瘙痒。
	肿物多发于MAL,呈多个或单个乳头状突出皮肤表面。
	可破溃、出血和感染

鉴别诊断	疣状乳头状瘤、外阴湿疣、VC等。
治疗	恶变率:2%～3%,局部肿瘤应切除。
	术中快速病检,有恶变者应扩大手术范围。

注:MAL,majus labuim,大阴唇;VC,vulval cancer,外阴癌。

6.1.2.2 纤维瘤

概述	纤维瘤来源于中胚叶,由成纤维细胞增生而成。
临床表现	常单发,多位于大阴唇。
	起初为皮下硬结,继而可增大,形成光滑、质硬带蒂肿块。
	大小不一,表面可有溃疡和坏死。
	切面致密、灰白色纤维结构。
治疗	沿肿瘤局部切除。
转归	恶变少见。

6.1.2.3 汗腺瘤

概述	汗腺瘤来源于上皮,是一种表皮内的汗腺肿瘤。
	由汗腺上皮增生而成。
	较少见,常发生于青春期,与激素有关,可伴有下眼睑和颧骨部位病灶。
临床表现	呈多发,淡黄色丘疹样隆起,边界清楚,生长缓慢,ϕ为1～2 cm。
治疗	小病灶:LT。
	大病灶:ST。
备注	确诊需活检。

注:LT,laser therapy,激光治疗;ST,surgical therapy,手术治疗。

6.1.2.4　脂肪瘤

概述	脂肪瘤来源于中胚叶。
	来自 MAL 或 MPB 的 APT。
临床表现	生长缓慢。
	位于皮下组织内,质软,呈分叶状,大小不等,也可形成带蒂肿物。
治疗	小脂肪瘤:无需处理。
	大脂肪粒:ST(有不适症状,影响活动或影响性生活者)。

注:MAL,大阴唇;MPB,mons pubis,阴阜;APT,adipose tissue,脂肪组织。

6.1.2.5　平滑肌瘤

概述	平滑肌瘤来源于中胚叶。
	来源于外阴 SM、毛囊立毛肌、血管 SM。
临床表现	多见于生育期妇女。
	常位于 MAL、CLI、MIL,突出于皮肤表面,光滑、质硬、可活动。
治疗	ST。

注:SM,smooth muscle,平滑肌;MAL,大阴唇;CLI,阴蒂;MIL,minus labium,小阴唇;ST,手术治疗。

6.1.3　外阴良性肿瘤切除术

适应证	有蒂或无蒂的外阴良性肿瘤。
禁忌证	局部急性炎症或全身性疾病严重,不能耐受手术者。
术前准备	1:5000 KMnO$_4$ 溶液坐浴,一天一次,共 3～5 d。
	外阴备皮,常规消毒肿瘤及周围皮肤和外阴。
体位	膀胱截石位。

有蒂肿瘤切除	于蒂根部及周围用2%LDC局部浸润麻醉。
	提起肿瘤,在蒂部周围做切口(鱼口状或纺锤状),分离蒂根(≥1 cm),钳夹蒂根部,切除肿瘤。
	7号丝线贯穿缝扎蒂根。
	4号丝线间断缝合皮下组织及皮肤。
无蒂肿瘤切除	做长梭形切口(鱼口状或纺锤状)。
	提起皮肤边缘,沿肿瘤表面用钝性或锐性止血钳和电刀分离皮肤,直至瘤体离体。
	1号丝线间接缝合皮下组织,缝合残腔。
	4号丝线间断缝合皮肤。
特别提示	尽量保留外阴皮肤,切忌切得过多,导致切口张力大,影响愈合,或导致术后疤痕形成。
	注意止血,不留死腔。
术后处理	每日清洗换药。
	抗生素口服治疗3～5 d。
	术后5～7 d拆线。
并发症及预防	血肿形成:彻底止血,不留死腔(缝合注意解剖层次)。
	感染:术前注意消毒;注意无菌操作;注意术后会阴部清洁护理;避免急性炎症期手术。
	术中出血:注意解剖层次;锐性分离注意缝扎止血;钝性分离助力血管断端回缩,造成止血困难。

注:KMnO$_4$,高锰酸钾;LDC,利多卡因。

6.2　外阴鳞状上皮内病变

6.2.1　概述

概念	外阴鳞状上皮内病变是与HPV感染相关的临床和病理改变。
	属于PCL。
流行病学	多见于45岁妇女。
	其他部位的上皮内病变率:50%。
	自行消退:38%。
	癌变率:2%～4%。
病理	VIN、CIS、外阴鲍文病、Queyrat增殖性红斑。
	上皮层内细胞有不同程度的增生伴核异型、核分裂增加,排列紊乱。

注:PCL,precancerous lesion,癌前病变;VIN,squamous vulvar intraepithelial neoplasia,外阴鳞状上皮内癌变;CIS,carcinoma insitu,原位癌。

6.2.2　分类

LSIL	普通型VIN Ⅰ、轻度不典型增生、扁平湿疣、不典型挖空细胞。
	有HPV感染的临床表现和病理表现。
	多见于年轻女性,>30%合并下生殖道其他部位上皮病变(宫颈部位最常见)。
	病变常可自行消退,癌变风险极低。
HSIL	VINⅡ(中度不典型增生)、VINⅢ(重度不典型增生)、CIS、鲍文病、鲍文样不典型增生。
	多见于绝经前女性,绝大多数为HPV16感染所致,癌变风险很高。
	局部完全切除复发率为15%,若边缘受累,复发率为50%。

续表

DVIN	分化型VIN、单纯性CIS。
	与HPV感染无关,可能系*P53*突变所致。
	多见于老年女性,常伴硬化性苔藓、扁平苔藓,有时伴角化型鳞癌。
	常在半年内癌变。
备注	2014年WHO分类。

注:LSIL,低级别鳞状上皮内病变;HSIL,高级别鳞状上皮内病变;DVIN,differentiated type vulvar intraepithelial neoplasia,分化型外阴上皮内瘤变;CIS,原位癌;WHO,世界卫生组织。

6.2.3 诊断

症状	外阴瘙痒、皮肤破损及溃疡。
特征	常见外阴病变为丘疹、斑点、斑块或乳头状疣。
	单个或多个。
	呈灰白、粉红色,少数有略高出皮肤的黑色素沉着。
	严重者弥漫状覆盖整个外阴。
诊断	确诊:病检。
	对可疑病灶多点活检。
备注	3%～5%$C_2H_4O_2$或1%TDB,有助于提高病灶的准确率。

注:$C_2H_4O_2$,醋酸;TDB,toluidine blue,甲苯胺蓝。

6.2.4 治疗

原则	消除病灶、缓解症状、阻断浸润癌发生。
	疾病因素:包括年龄、症状、病变位置和大小、病理类型、病变级别。
	脂肪方式对外阴形态和功能的影响。
	个体化方案。

续表

LSIL	无明显症状:可暂不治疗,定期随访。
	有症状者:局部用药(IMQ软膏、5-Fu软膏、1%SDF)。
	病灶广泛的年轻者:LT激光治疗。
HSIL	病灶局限:局部表浅切除术,切缘>病灶外0.5 cm。
	较大融合型病灶或病变较广泛或多灶性(尤其疑为癌变时):给予外阴皮肤切除术。
	病变累及CLI周围或肛周:LAB(CO_2)。
DVIN	治疗原则:彻底切除病灶(迅速癌变)。
	老年、病灶广泛者:可采用单纯VVE,手术范围包括外阴皮肤及部分皮下组织,不切除会阴筋膜。
	合并外阴癌者:按外阴癌处理。

注:DVIN,分化型外阴上皮内瘤变;IMQ,imiquimod,咪喹莫特;SDF,sidofovir,西多福韦;LT,激光治疗;CLI,clitoris,阴蒂;LAB,laser ablation,激光消融术;VVE,vulvar ectomy,外阴切除术。

6.2.5 随访

流行病学	各类外阴SIL治疗后均有不同程度的复发率。
复发高危因素	高级别病变、切缘(+)、高危HPV持续感染。
方案	定期随访。

注:SIL,鳞状上皮内病变。

6.2.6 外阴活组织检查

适应证	确定了VHD的类型及排除恶变者。
	外阴部赘生物或久治不愈的溃疡。
	外阴特异性感染,如结核、尖锐湿疣等。
禁忌证	外阴急性感染。
	月经期。
	疑恶性MLO。

方法	取材部位以0.5% LDC做局部浸润麻醉。
	蒂部切除赘生物或表面钳取组织。
	病灶较小者:整块切除。
	关键点:取材深度。
	4%CH$_2$O固定送检。
手术技巧和特别提示	活检时间:月经干净。
	活检组织应包括:正常组织和病变组织。
	取材部位:病变严重部位或典型区域。
	病灶范围广者:多点取材。
	阴部病灶若疑有GTN转移或EMT:一次性完整取出。
	阴部病灶有较重炎症或坏死:控制炎症或取材。
	麻醉药物浸润范围:≥1～2 cm(活检点外围:深达皮下)。
	切口较浅(无明显活动性出血):可不缝合。
术后处理	保持外阴清洁干燥。
	术后5 d拆线。
	禁止性生活1个月。
	术中病检,明确诊断,及时治疗。
并发症及预防	出血:彻底止血,缝扎确切。
	切口愈合不良:严格消毒,适当治疗(依据病变类型)。
	感染:避免急性炎症期活检,必要时抗生素治疗。

注:VHD,外阴色素减退性疾病;MLO,黑色素瘤;LDC,利多卡因;CH$_2$O,甲醛;GTN,滋养细胞肿瘤;EMT,子宫内膜异位症。

6.2.7　单纯性外阴切除术

适应证	外阴CIS。
	VHD保守治疗无效,或重度非典型增生者。
	巨大或累计整个外阴的尖锐湿疣,难以用药物或其他方法根治者。
	顽固性慢性外阴炎。
禁忌证	外阴急性炎症期及合并全身慢性疾病(DM、AE)。
	VC、结核。
术前准备	手术日期:月经后5～7 d。
	LRT,除TV、VVC外。
	0.5%I₂棉球擦:拭外阴、阴道;1:5000 KMnO₄溶液:坐浴3 d。
	备皮(术前1 d);灌肠(术前及当日晨)。
麻醉	双阻滞麻醉。
体位	膀胱截石位。
手术范围	MPB(部分)、CLI、MAL、MIL、LPU(部分)的切除。
	外阴CIS切除病灶外围>1 cm。
	综合年龄、生育及性生活要求。
手术步骤	内外2个长椭圆性切口(环状切口),龙胆紫标注切口线。
	外切口:上至CLI根部上方1 cm,下至LPU,两侧MAL外侧(距离病灶外缘0.5～1 cm)。
	内切口:上至CLI系带下方(距尿道口上缘>1 cm),两侧在MIL与前庭外缘之间,下至LPU。
	切除深度:部分皮下脂肪,深度不必达筋膜层。
	于MAL外侧斜向内侧切割皮下APT,再沿内切开黏膜;自外环向内环剥离并洞穿皮下组织,由下向上剥离皮下脂肪。
	结扎CLI背和CLI脚动静脉,结扎两侧PDA和前庭血管。
	1号丝线缝合内外环皮下脂肪。
	4号丝线间断缝合皮肤。
	注意不留死腔,术毕留置导尿管。

术中要点	切除CLI时,注意结扎CLIA;切除MAL时,注意PDA和前庭球静脉丛。
	切除CLI下缘时,可置入金属导尿管做向导。
	外阴创面放置胶皮膜引流条。
术后处理	留置导尿管3~5 d。
	每日擦拭外阴。
	大小便后用NGA棉球消毒外阴。
	术后5~7 d拆线。

注:CIS,原位癌;VHD,vulvar hypopigmentation disease,外阴色素减退性疾病;DM,糖尿病;AE,anaemia,贫血;VC,外阴癌;LRT,leucorrhea routine,白带常规;TV,trichomonal vaginitis,滴虫性阴道炎;VVC,vulvovaginal candidiasis,霉菌性阴道炎;MPB,阴阜;CLI,阴蒂;MAL,大阴唇;MIL,小阴唇;LPU,labial posterior union,阴唇后联合;APT,脂肪组织;PDA,pudendal artery,阴部动脉;NGA,new geramine,新洁尔灭。

6.3 外阴鳞状细胞癌

6.3.1 概述

概述	80%~90%外阴恶性肿瘤是外阴鳞状细胞癌。
	主要发生于绝经后。
	年轻女性发病率有升高趋势。
病因	HPV感染:40%~60%VC与HPV(HPV16>50%)感染有关。
	非HPV感染:如外阴硬化性苔藓、DVIN。
病理	浅表溃疡或硬结节(可伴感染、坏死、出血),周围皮肤可有增厚及色素改变。
	多数VC分化良好(角化珠和细胞间桥)。
	前庭和CLI部位的VC分化差和未分化,常有LPC和周围侵犯。

注:VC,外阴癌;DVIN,分化型外阴上皮内瘤变;CLI,阴蒂。

6.3.2 转移

概述	直接浸润、TLN 较常见。
	晚期可经血行播散。
直接浸润	癌灶逐渐增大,沿皮肤及邻近黏膜浸润。
	晚期局部可累及尿道、阴道、肛门。
	晚期可累及膀胱、直肠等。
淋巴转移	IGLN→DIGLN→EILN+OBLN+IILN→PALN+左锁骨下 LN。
	肿瘤一般向同侧 LN 转移。
	中线部位的癌灶常向两侧转移,并可绕过 IGLN 直接至 DIGLN。
	外阴后部及阴道下段癌可避开 IGLN 而直接转移至 PCLN。
	若癌灶累及尿道、阴道、直肠、膀胱,可直接转移至 PCLN。
血行转移	晚期。
	肺和骨。

注:TLN,转移淋巴结;IGLN,腹股沟淋巴结;DIGLN,腹股沟深淋巴结;EILN,髂外淋巴结;IILN,髂内淋巴结;OBLN,闭孔淋巴结;PALN,腹主动脉淋巴结;PCLN,盆腔淋巴结。

6.3.3 诊断

症状	外阴瘙痒,局部肿块或溃疡。
	合并感染或较晚期癌可出现疼痛、渗液和出血。
体征	癌灶以 MAL 最多见,其次为 MIL、CLI、会阴、尿道口、肛门周围。
	若已转移至 IGLN,可扪及增大、质硬、固定 LN。
病检	确诊:组织学检查。
	尽早病检:外阴赘生物、溃疡和可疑病灶。
	取材:深度足够,包含正常皮肤及皮下组织。
	必要时在阴道镜指引下活检。
备注	B 超、MRI、CT、PET。
	TCT、HPV、HIV 检测。
	膀胱镜和直肠镜。

6.3.4 外阴癌分期

6.3.4.1 手术–病理/临床分期（FIGO 分期，2009 年）

Ⅰ期	肿瘤局限于外阴和(或)会阴,无 LN 转移。
Ⅰ A 期	肿瘤 ϕ_{max}≤2 cm,且间质浸润≤1 cm。
Ⅰ B 期	肿瘤 ϕ_{max}＞2 cm,或间质浸润＞1 cm。
Ⅱ期	肿瘤侵犯下列任何部位:下 1/3 尿道、下 1/3 阴道、肛门,无 LN 转移。
Ⅲ期	肿瘤有或无侵犯下列任何部位:下 1/3 尿道、下 1/3 阴道、肛门,有 IG-FMLN 转移。
Ⅲ A 期	(i)1 个 LN 转移(≥5 mm),或(ii)1~2 个 LN 转移(＜5 mm)。
Ⅲ B 期	(i)≥2 个 LN 转移(≥5 mm),或(ii)≥3 个 LN 转移(＜5 mm)。
Ⅲ C 期	LN(+)伴淋巴囊外扩散。
Ⅳ期	肿瘤侵犯其他区域(上尿道 2/3、上阴道 2/3)或远处转移。
Ⅳ A 期	肿瘤侵犯下列任何部位:(i)上尿道和(或)阴道黏膜、膀胱黏膜、直肠黏膜,或固定在骨盆壁,或(ii)IG-FMLN 出现固定或溃疡形成。
Ⅳ B 期	包括 PCLN 的任何部位远处转移。

注:IG-FMLN,inguinal-femoral lymph node,腹股沟–股淋巴结;PCLN,盆腔淋巴结。

6.3.4.2 T 分期（TNM 分期/AJCC 分期）

Tx	原发肿瘤不能确定。
T0	无原发肿瘤证据。
T1	肿瘤局限于外阴和(或)会阴,无 LN 转移。多个病灶应遵循如下规则:最大的病灶或浸润深度最大的病灶是靶病灶,以强调最大的 pT 分期。
T1a	肿瘤 ϕ_{max}≤2 cm,且间质浸润≤1 mm。
T1b	肿瘤 ϕ_{max}＞2 cm,或间质浸润＞1 mm。
T2	肿瘤侵犯下列任何部位(无论肿瘤大小):下 1/3 尿道、下 1/3 阴道、肛门,无 LN 转移。
T3	肿瘤侵犯其他区域(上尿道 2/3、上阴道 2/3)或远处转移,侵犯膀胱或直肠黏膜,或固定于盆腔表面。

6.3.4.3 N分期（TNM分期/AJCC分期）

N分期	区域LN。
Nx	区域LN无法评估。
N0	无区域LN转移。
N0(i+)	区域LN见孤立性肿瘤细胞群≤0.2 mm。
N1	区域LN转移。
N1a	1或2个区域LN转移，$\phi_{min}<2$ mm。
N1b	1个区域LN转移，$\phi_{min}≥5$ mm。
N2	区域LN转移。
N2a	≥3个LN，$\phi_{min}<5$ mm。
N2b	≥2个LN，$\phi_{min}≥5$ mm。
N2c	LN伴包膜外侵。
N3	区域LN出现固定、溃疡。

6.3.4.4 M分期（TNM分期/AJCC分期）

M0	无远处转移。
M1	扩散至远处器官(包括PCLN)。

6.3.4.5 组织学分级

G	组织学分类
Gx	肿瘤组织分级不能确定。
G1	高分化。
G2	中分化。
G3	低分化。

6.3.4.6 预后分期分组（AJCC分期）

FIGO分期	T分期	N分期	M分期
I	T1	N0	M0
I A	T1a	N0	M0
I B	T1b	N0	M0
II	T2	N0	M0
III	T1～T2	N1～N2c	M0
III A	T1～T2	N1	M0
III B	T1～T2	N2a、N2b	M0
III C	T1～T2	N2c	M0
IV	T1～T3	N3	M1
IV A	T1～T2	N3	M0
IV B	T3	任何N	M0
IV C	任何T	任何N	M1

6.3.5 治疗

6.3.5.1 概述

原则	在不影响预后的前提下,尽量缩小手术范围,最大限度保留外阴结构。
早期肿瘤	ST。
局部晚期肿瘤	ST+RT+CHT。
转移病例	对症支持治疗。

6.3.5.2　手术治疗

早期手术	概念：Ⅰ期和小病灶Ⅱ期。
	先行病灶活检，切缘距肿瘤边缘≥1 cm，深度应达会阴深筋膜（阔筋膜水平面且覆盖耻骨联合的筋膜层），一般为2～3 cm。
	Ⅰ A期：外阴局部扩大切除术。
	Ⅰ B期＋单侧病变（病灶距外阴中线≥2 cm）：LEVE或mEVE及单侧IGLN评估（PSLN绘图活检或单侧IG-FMLAE）。
	Ⅰ B期＋中线部位病变（前部或后部）：LEVE或mEVE及双侧IG-FMLN评估（PSLN绘图活检或双侧IG-FMLAE）。
局部晚期肿瘤	概念：病灶＞4 cm的Ⅱ期和Ⅲ期。
	IGLN和外阴病灶分步处理。
	影像学评估和LN活检，再采取个体化的ST、RT、CHT。
肿瘤转移超出盆腔	局部控制或姑息性ERT和（或）CHT。
	或采用最佳的支持治疗。
备注	详见EVE（7.5章节）和IGFMLAE（7.6章节）。

注：EVE，extensive vulvectomy，广泛外阴切除术；LEVE，local extensive vulvectomy，局部广泛外阴切除术；mEVE，modified extensive vulvectomy，改良广泛外阴切除术；IG-FMLAE，inguinal-femoral lymphadenectomy，腹股沟–股淋巴结清扫术；IG-FMLN，腹股沟–股淋巴结；PSLN，前哨淋巴结。

6.3.5.3　其他治疗

放疗	适应证：术前辅助治疗、术后辅助治疗、TLN区域照射。
	鳞癌对RT较敏感。
	外阴皮肤对放射线耐受性极差，难以达到根治的剂量。
	RT详见外阴肿瘤（9.5章节）。
化疗	适应证：多用于CCRT或晚期癌或复发癌的综合治疗。
	药物：铂类、TAX、5-FU、MMC、GEM等。

续表

化疗	方式:静脉注射或局部动脉灌注。
	详见CHT(外阴肿瘤)部分(8.5章节)。
靶疗	适应证:多用于同步放化疗及晚期癌或复发癌的综合治疗。
	靶向治疗:ELT、KEY。
	详见外阴肿瘤部分(8.8章节)。

注:TLN,转移淋巴结;RT,放疗;CCRT,concurrent chemoradiotherapy,同步放化疗;TAX,紫杉醇;5-FU,5-氟尿嘧啶;MMC,mitomycin,丝裂霉素C;GEM,gemcitabine,吉西他滨;ELT,erlotinib,埃罗替尼;KEY,keyruda,帕姆单抗。

6.3.6 随访及预后

随访	术后定期随访。
预后	病理分期。
备注	与LN转移最为密切。

6.4 外阴黑色素瘤

6.4.1 概述

概述	较少见。
	居外阴原发恶性肿瘤第2位(2%~4%)。
	多见于65~75岁妇女。
症状	外阴瘙痒、出血、色素沉着范围增大。
体征	病灶多位于MIL,其次是CLI周围。

续表

体征	痣样、结节状生长、有色素沉着(多为棕褐色或蓝黑色)。
	可伴溃疡。
诊断	病检。
预后	外阴恶性MLO,恶性程度高,预后差。

注:MIL,小阴唇;CLI,阴蒂;MLO,melanoma,黑色素瘤。

6.4.2 TNM分期（AJCC分期，2016）

6.4.2.1 T分期

Tx	原发性肿瘤厚度无法评估(比如刮削活检诊断者)。
T0	无原发肿瘤证据。
Tis	原位MLO。
T1	厚度≤1.0 mm。
T1a	厚度≤0.8 mm且无溃疡。
T1b	厚度≤0.8 mm且有溃疡,或厚度在0.8～1.0 mm有或无溃疡。
T2	1.0 mm<厚度≤2.0 mm。
T2a	无溃疡。
T2b	有溃疡。
T3	2.0 mm<厚度≤4.0 mm。
T3a	无溃疡。
T3b	有溃疡。
T4	厚度>4.0 mm

注:MLO,黑色素瘤。

6.4.2.2 N分期

Nx	区域LN无法评估(如未进行区域LN活检或之前因为某种原因区域LN已经切除)。
N0	无区域LN转移证据。
N1	1个LN或者无LN转移,但出现以下转移:移行转移、卫星结节和(或)微卫星转移。
N1a	1个临床隐匿LN转移(镜下转移,例如经PSLN活检诊断)。
N1b	1个临床显性LN转移。
N1c	无区域LN转移,但出现以下转移:移行转移、卫星转移和(或)微卫星转移。
N2	2~3个LN转移或1个LN伴有移行转移、卫星结节和(或)微卫星转移。
N2a	2~3个临床隐匿LN转移(镜下转移,例如经PSLN活检诊断)。
N2b	2~3个LN转移中至少有1个临床显性LN转移。
N2c	至少有1个临床显性或隐匿性LN转移伴有移行转移、卫星转移和(或)微卫星转移。
N3	≥4个LN;或2~3个LN伴有移行转移、卫星转移和(或)微卫星转移;边界不清的LN无论是否伴有移行转移、卫星转移和(或)微卫星转移。
N3a	≥4个临床隐匿LN转移(镜下转移,例如经PSLN活检诊断)。
N3b	≥4个LN转移中至少有1个临床显性LN转移或边界不清的LN。
N3c	2~3个临床显性或隐匿性LN转移和(或)边界不清的LN伴有移行转移、卫星转移和(或)微卫星转移。

注:PSLN,前哨淋巴结。

6.4.2.3 M分期

M0	无远处转移。
M1	有远处转移。
M1a	转移至皮肤、软组织(包括肌肉)和(或)非区域LN转移。
M1a(0)	LDH正常。
M1a(1)	LDH升高。
M1b	转移至肺伴或不伴M1a转移。
M1c	非中枢神经系统的其他内脏转移伴或不伴M1a或M1b转移。
M1d	转移至中枢神经系统伴或不伴M1a或M1b或M1c转移。

注:LDH,lactate dehydrogenase,乳酸脱氢酶。

6.4.2.4 预后分期分组

	N0	N1	N2	N3
Tis	0			
T1a	ⅠA	Ⅲ	Ⅲ	Ⅲ
T1b	ⅠB	Ⅲ	Ⅲ	Ⅲ
T2a	ⅠB	Ⅲ	Ⅲ	Ⅲ
T2b	ⅡA	Ⅲ	Ⅲ	Ⅲ
T3a	ⅡA	Ⅲ	Ⅲ	Ⅲ
T3b	ⅡB	Ⅲ	Ⅲ	Ⅲ
T4a	ⅡB	Ⅲ	Ⅲ	Ⅲ
T4b	ⅡC	Ⅲ	Ⅲ	Ⅲ
M1a	Ⅳ	Ⅳ	Ⅳ	Ⅳ
M1b	Ⅳ	Ⅳ	Ⅳ	Ⅳ
M1c	Ⅳ	Ⅳ	Ⅳ	Ⅳ

6.4.3 治疗

手术治疗	真皮层浸润≤1 mm，手术切缘距离边缘1 cm，不必行LN治疗。
	真皮层浸润>1 mm，手术切缘距离边缘≥2～3 cm，并切除IGLN。
	详见EVE(7.5章节)和IG-FMLAE(7.6章节)。
免疫治疗	适应证：术前术后辅助治疗或不能手术的晚期患者。
	α-IFN。
	免疫检测点抑制剂：PD-1/PD-L1抑制剂、*CTLA4*基因工程单克隆抗体。
	详见外阴肿瘤部分。
化疗	化疗一般用于晚期患者的姑息治疗。
	详见外阴肿瘤部分。

注：IGLN，腹股沟淋巴结；EVE，广泛外阴切除术；IG-FMLAE，腹股沟-股淋巴结清扫术；IFN，interferon，干扰素。

6.5 外阴基底细胞癌

6.5.1 概述

概念	外阴基底细胞癌是局限于真皮层内、生长缓慢的肿瘤。
	罕见,发病平均年龄为70岁。
症状	局部瘙痒或无症状。
体征	湿疹或藓样改变伴色素沉着,也可呈结节状肿物。
	多位于MAL,其次位于MIL、CLI和FLP。
诊断	症状不典型,诊断常延误。
	确诊需病检。
	检查全身皮肤有无基底细胞癌。
治疗	病灶EVE。
	手术切缘应距病变边缘≥1 cm,不需IGLAE。

注:MAL,大阴唇;MIL,小阴唇;CLI,阴蒂;FLP,frenulum labium pudendal,阴唇系带;EVE,广泛外阴切除术;IGLAE,腹股沟淋巴结切除术。

6.5.2 治疗

概述	ST。
方法	病灶行EVE。
	手术边缘应距病变边缘≥1 cm。
	不需IGLAE。
备注	CHT+RT+IMT+TGT。

注:EVE,广泛外阴切除术;IGLAE,腹股沟淋巴结切除术。

第7章 手术治疗

7.1 围手术期处理

7.1.1 心肺功能评估

7.1.1.1 呼吸风险评估量表

概念	Ⅳ级手术,尤其大型Ⅳ级手术,术前通常给予呼吸风险评估。
	呼吸风险评估:ARISCAT量表。
危险因素	ARISCAT量表涵盖7个独立的危险因素。
	年龄、SaO_2、急性呼吸道感染(近1个月)、贫血、上腹部或胸部手术、手术时间、急诊手术。
分类	低危型:ARISCAT<26分,PPCs发生率为1.6%;临床处理:无需处理。
	中危型:26分≤ARISCA7≤44分,PPCs发生率13.3%;临床处理:呼吸科或麻醉科会诊,决定手术。
	高危型:ARISCA7>44分,PPCs发生率为42.1%;临床处理:首先消除危险因素,再行手术治疗。
备注	大型腹部手术PPCs发生率约为6%。

注:ARISCAT, Assess Respiratory Risk in Surgical Patient in Catalonia,加泰罗尼亚外科患者呼吸风险评估;PPCs, postoperative pulmonary complications,术后肺部并发症;SaO_2, arterial oxygen saturation,血氧饱和度。

7.1.1.2 术前对PPCs的评估

风险因素		风险评分
年龄	≤50岁	0分
	51～80岁	3分
	>80岁	16分
术前血氧饱和度	≥96%	0分
	91%～95%	8分
	<90%	24分
	近1个月有呼吸道感染	17分
	术前贫血,HB≤100 g/L	11分
手术部位	上腹部	15分
	胸部	24分
手术时间	≤2 h	0分
	2～3 h	16分
	>3 h	23分
	急诊手术	8分
PPCs风险分类(PPCs发生率)	低	<26分(1.6%)
	中	26～44分(13.3%)
	高	>44分(42.1%)

7.1.1.3 术前肺功能评估

概述	主要依据:病史和PE。
	辅助依据(特定的患者):实验室检查。
肺功能测定	包括:FVC、FEV1、MVV。
	肺功能测定需选择性筛查(>60岁、手术时间>3 h、有严重的全身性疾病)。
	不同部位手术,对肺功能的要求不一样。
	一般腹部手术对肺功能的基本要求:耐受麻醉。
胸片	可发现肺炎、肺不张、肺实变、肺气肿等。
	胸片不能代替病史和PE。
动脉血气分析	BGA可提供COPD通气情况、酸碱平衡、SaO_2和HB。
	不能单用BGA评估PPCs风险。
	腹部手术,BGA不作为常规。
备注	术前肺功能评估,需根据病情需要进行。
	全身性疾病:AGN、COPD、HBP、ADP、CHF。

注:FVC,forced vital capacity,用力肺活量;FEV1,forced expiratory volume in one second,第1s用力呼气量;MVV,maximal voluntary ventilation,最大通气量;BGA,blood gas analysis,血气分析;COPD,chronic obstructive pulmonary disease,慢性阻塞性肺疾病;SaO_2,血氧饱和度;PPCs,术后肺部并发症;AGN,angina,心绞痛;ADP,肥胖症;CHF,congestive heart failure,充血性心衰。

7.1.1.4 术前心功能评估

概述	CIS是PSO最常见的并发症。
	CIS可导致病死率高、住院时间长、住院费用上调。
	手术(尤其是Ⅳ级大型手术)前一定要进行系统的心功能评估。
分级	NYHA心功能分级。
	Ⅰ级:日常活动不受限,一般活动不引起心力衰竭症状(乏力、呼吸困难)。
	Ⅱ级:体力活动轻度受限,休息时无自觉症状,一般活动下可出现心力衰竭症状。

分级	Ⅲ级:体力活动明显受限,低于平时一般活动即可引起心力衰竭症状。
	Ⅳ级:不能从事任何体力活动,休息状态下也存在心力衰竭症状,活动后加重。
心脏超声	B超(测定LVEF)诊断心肌病、心瓣膜病和CHD。
	心脏超声检查指征:≥60岁,或HD。
脑钠肽	BNP可诊断HF和评估HF治疗效果。
	AHF:<50岁,BNP>450 ng/L;≥50岁,BNP>900 ng/L;>75岁,BNP>1800 ng/L。GFR<60 mL/min:BNP>1200 ng/L(NT-proBNP>300 ng/L、BNP<100 ng/L可排除AHF)。
	CHF:NT-proBNP>125 ng/L、BNP<35 ng/L可排除CHF。
备注	PSP高危人群:心功能>Ⅲ级,或LVEF↓(一般<50%),NT-proBNP↑。
	手术前重点人群评估项目:ECG、DECG、心肌酶学、肌钙蛋白、冠状动脉。

注:CIS,cardiac insufficiency,心功能不全;PSP,perisurgical period,围手术期;NYHA,New York Heart Association,美国纽约心脏学会;LVEF,leftventricular ejection fraction,左室射血分数;HD,heart disease,心脏病;CHD,先天性心脏病;BNP,brain natriuretic peptide,脑钠肽;HF,心力衰竭;AHF,acute heart failure,急性心力衰竭;CHF,chronic heart failure,慢性心力衰竭。

7.1.1.5 妇科手术与心脏病准入

概述	心功能评定是手术前首要评定的功能状况。
	HD开展妇科手术(尤其是Ⅳ级大型手术)前,需系统地进行心功能评估后方可进行,尤其是具有手术禁忌的高危因素者。
风险分类	低风险:经阴道手术。
	中风险:开腹手术。
	高风险:涉及多器官手术。
处理原则	AHF:AHF治疗≥3个月,可行中高危手术。
	CHF:待心功能稳定(HF症状体征消失、体重维持稳定、BNP↓(明显),停用静脉利尿剂和血管活性药物)可择期手术。
	急诊手术:术前合并有AHF的证据,应尽可能推迟手术,直到心功能稳定。
备注	妇科肿瘤患者围手术期心功能评估需遵循相关疾病的指南,需多学科协作。

注:HD,心脏病;AHF,急性心力衰竭;CHF,慢性心力衰竭。

7.1.1.6 高血压分类

分类	SBP(mmHg)	DBP(mmHg)
NHP	<120	<80
NHV	120～139	80～89
HBP	≥140	≥90
LHBP(1级)	140～159	90～99
MHBP(2级)	160～179	100～109
SHBP(3级)	≥180	≥110
SSHBP	≥140	<90

注:SBP,收缩压;DBP,舒张压;NHP正常血压;NHV,正常高值;LHBP,轻度高血压;MHBP中度高血压;SHBP,重度高血压;SSHBP,单纯收缩期高血压。

7.1.1.7 高血压风险分层

心血管危险因素和疾病史	BP(mmHg)			
	SBP为130～139/DBP为85～89	Ⅰ级 SBP为140～159/DBP为90～99	Ⅱ级 SBP为160～179/DBP为100～109	Ⅲ级 SBP≥180/DBP≥110
无		低危	中危	高危
1～2个其他高危因素	低危	中危	中/高危	很高危
≥3个高危因素,靶器官损害,或CKD3期,或DM(无并发症)	中/高危	高危	高危	很高危
临床并发症,或DM(有并发症)或CKD≥4期。	高/很高危	很高危	很高危	很高危

注:BP,血压;SBP,收缩压;DBP,舒张压;CKD,chronic kidney disease,慢性肾脏疾病;DM,糖尿病。

7.1.1.8 围手术HBP控制目标

概述	HBP(PSP):SBP≥140 mmHg或DBP≥90 mmHg;≥30%BBP。
	HBP危象(PSP):短时间内BP≥180/110 mmHg+急性靶器官损害。
控制目标	<60岁,血压控制在<140/90 mmHg。
	≥60岁,SBP控制在<150 mmHg(DM和CKD)。
	>80岁,SBP维持在140~150 mmHg,或BP控制在<140/90 mmHg(DM和CKD)。
临床权衡选择	无SBP病史,原则上1~2级HBP(<180/110 mmHg):可进行手术。
	术前BP>180/110 mmHg(>3级HBP):缓慢降压后手术,避免紧急降压(数小时内)。
	手术室BP>180/110 mmHg(除抢救生命的急症外):改期手术。
	严重SBP+急症SBP(靶器官损害威胁生命):采取措施,立即改善脏器功能。
	抢救生命:不论血压多高,都应手术治疗。
备注	控制原则:降低心脏后负荷,保证重要脏器灌注,维护心功能。

注:PSP,围手术期;BBP,basal blood pressure,基础血压;DM,糖尿病;CKD,慢性肾脏疾病;SBP,收缩压。

7.1.2 血生化检测

7.1.2.1 肝功能检查

概述	肝功能检查是妇科肿瘤手术患者术前常规评估肝功能的方法。
	轻度:妇科医生处理。
	中度+重度:MDT(消化内科、肝胆外科、麻醉科、ICU)。
损伤分类	轻度:ALT/AST↑。
	中度:ALT/AST↑,BIL↑。
	重度:ALT/AST↑,ALB↓,ChE↓、BIL↑。
临床处理	LF差者(AHPT、CHPT、CLD):手术可促进LFF,避免手术。
	LF正常(CLD不伴感染和肾功能损害者):无需处理。

续表

临床处理	HBeAg(+)/HBcAg(+)：病毒载量、BRT、CRT、CT 或 MRI，明确肝脏疾病进展程度（即使 LF 正常）。
备注	肝硬化患者参考 Child 分级。

注：MDT，multidisciplinary consultation，多学科会诊；ALT，alanine aminotransferase，丙氨酸氨基转移酶；AST，aspartase aminotransferase，天门冬氨酸氨基转移酶；BIL，bilirubin 胆红素；ChE，chlinesterase，胆碱酯酶；ALB，albumin，白蛋白；AHPT，acute hepatitis，急性肝炎；CHPT，chronic hepatitis，慢性肝炎；LF，liver function，肝功能；LFF，liver function failure，肝功能衰竭；CLD，chronic liver disease，慢性肝病；CRT，coagulation routine，凝血常规。

7.1.2.2　肾功能检测

概述	妇科肿瘤手术前要常规进行肾功能评估。
	肾功能异常者，请肾内科和泌尿外科会诊，协助评估。
血流动力	评估 AKI 的危险度，特别是 IVV 状态（IVV 反应肾血流灌注情况）。
	包括：CVP、PCWP、CI、PVR。
慢性肾病分期	Ⅰ级：肾小球滤过率（GFR）≥90 mL/min，合并肾脏损害的其他表现。
	Ⅱ级：60 mL/min＜GFR≤89 mL/min。
	Ⅲ级：30 mL/min＜GFR≤59 mL/min。
	Ⅳ级：15 mL/min＜GFR≤29 mL/min。
	Ⅴ级：GFR＜15 mL/min。
临床处理	轻度肾损伤，经补充纠正血容量不足，纠正酸碱电解质紊乱，避免使用氨基糖苷类药物，改善肾功能后，可耐受一般手术。
	重度肾损伤，术前及时进行无肝素透析，待 HCT＞30%，BUN＜17.8 mmol/L，Cr＜442 μmol/L，血清 K^+＜4.5 mmol/L，方可手术。
备注	急性 RF（轻度）异常 BUN 可无异常，当 GFR＜50%，才出现 BUN↑，因此早期肾功异常检测 BUN↓或 BUN↑无临床意义。

注：AKI，acute kidney injury，急性肾损伤；IVV，intravascular volume，血管内容量；CVP，central venous pressure，中心静脉压；PCWP，pulmonary capillary wedge pressure，肺动脉楔压；CI，cardiac index，心排血指数；PVR，peripheral vascular resistance，外周血管阻力；GFR，glomerular filtration rate，肾小球滤过率；RF，renal function，肾功能。

7.1.2.3　血糖

概述	妇科肿瘤伴发DM时，围手术期不良情况发生率和致死率明显升高。
	糖代谢异常的检查方法：FPG、PPPG、OGTT、HbA1c。
DM诊断	有DM症状同时RBS≥11.1 mmol/L。
	FPG≥7.0 mmol/L。
	2 h PG≥11.1 mmol/L。
控制目标	择期手术无酮症及酸中毒者，FPG<8 mmol/L，2 h PG在8～10 mmol/L，HbA1c<8%（最好<7%）。
	急诊手术无酮症及酸中毒者，FPG<10 mmol/L即可进行手术。
	有酮症或酸中毒者，专科会诊，静滴胰岛素1～2 h，视情况决定后续治疗方案。
备注	HbA1c可反映8～12 w内血糖控制情况。
	降糖药减量指征（避免LPG）：PG（睡前）<4 mmol/L，PG（餐前）<4 mmol/L，PG（餐后2 h）<5.6 mmol/L。

注：DM，糖尿病；RPG，random plasma gulcose，随机血糖；FPG，fating plasma gulcose，空腹血糖；PPPG，postprandial plasma gulcose，餐后血糖；OGTT，oral glucose tolerance test，口服葡萄糖耐量试验；HbA1c，glycosylated hemoglobin A1c，糖化血红蛋白；2 h PG，OGTT 2小时血糖；LPG，low plasma gulcose，低血糖；PG，plasma gulcose，血糖。

7.1.3　血液系统评估

7.1.3.1　贫血

概述	贫血：外周血单位容积RBC↓或HB↓。
	贫血手术并发症多，需纠正后才能手术。
分级	0级（正常）：≥100 g/L；Ⅰ级（轻度）：91～109 g/L；Ⅱ级（中度）：61～90 g/L；Ⅲ级（重度）：31～60 g/L；Ⅳ级（极重度）：<30 g/L。
检测方法	BRT：RBC和HB是判断有无贫血及其严重程度的指标；MCV、MCH和MCHC可判断贫血性质；RTC（参考值范围：0.5%～2.0%）可反映骨髓红系增生和代谢情况，治疗后数量未增长，提示治疗无效。
	SF（参考值范围：10～148 μg/L）：可提示缺铁或铁负荷过多，SF↓提示缺铁。

续表

检测方法	TS(参考值范围:20%~55%):血清 Fe^{2+} 与 TF 结合能力的比值,TS↑代表有 APA、HMA、MGA;TS↓代表有 IDA、HPA 和炎症。
	骨髓铁染色(参考范围:27%~94%):铁染色正常,外 Fe^{2+}(+)或(++);IDA:骨髓外 Fe^{2+} 明细降低,甚至消失,铁粒幼细胞比例降低;用于诊断和治疗评估。
	骨髓穿刺:RBC 系统增生明显,提示有 HPA,其中红细胞颜色变浅、体积变小提示为 IDA;而体积增大、早幼 RBC↑提示有 MGA;RBC 大小不等,形态异常提示有 HMA。
临床处理	一般认为 HB>80 g/L 即可手术。

注:MCV,mean corpuscular volume,平均红细胞体积;MCH,mean corpuscular hemoglobin,平均红细胞血红蛋白;MCHC,mean corpuscular hemoglobin concentration,平均红细胞血红蛋白浓度;RTC,reticulocyte,网织红细胞;SF,serum ferritin,血清铁;TF,transferrin,转铁蛋白;TS,transferrin saturation,转铁蛋白饱和度;HPA,hyperplastic anemia,增生性贫血;MGA,megaloblastic,巨幼细胞贫血;IDA,iron deficiency anemia,缺铁性贫血;HMA,hemolytic anemia,溶血性贫血;APA,aplastic anemia,再生障碍性贫血。

7.1.3.2 血小板（platelet，PLT）

概述	PLT 参与凝血和止血。
	PLT↓者 PSP 风险极大。
	PLT 正常值:(100~300)×10^9/L。
程度分类	轻度 PLT 减少症:PLT≥50×10^9/L,出血风险与常人无明显差异,可进行绝大部分的手术治疗。
	中度 PLT 减少症:30×10^9/L≤PLT≤50×10^9/L,可见皮下出血点,但无明显的活动性出血。手术有禁忌证,急诊手术需权衡利弊。
	重度 PLT 减少症:PLT<30×10^9/L,为手术等有创操作的禁忌证,自发性出血风险较高,甚至可能发生危及生命的出血,需预防性输注 PLT。
质量评估	RPFA:评估抗 PLT 药物治疗的反应。
	TEG:是反映血液凝固变坚的动态变化指标,包括 FB 的形成速度、溶解状态、凝状的坚固性、弹力度等。
临床处理	麻醉:椎管麻醉,要求 PLT≥80×10^9/L。全身麻醉,要求 PLT 为(50~80)×10^9/L。
	急诊手术:PLT<50×10^9/L,除了急诊手术外,先给予升 PLT 治疗,再行手术治疗。
	常规手术:使 PLT 数量达到手术阈值(≥50×10^9/L),手术相对安全。

注:PSP,围手术期;TEG,thromboelastogram,血栓弹力图;RPFA,rapid PLT function analyzer,快速 PLT 功能分析仪;FB,fibrin,纤维蛋白。

7.1.3.3 凝血因子

概述	肿瘤血管的异常增生。
	肿瘤邻近盆腔大血管。
	合并CDF时,出血风险增加。
筛查试验	APTT延长:提示内源性凝血系统障碍,APTT延长>10 s提示凝血因子缺乏、Fg缺乏、抗凝物质增多;APTT缩短:提示DIC高凝期、有血栓性疾病。
	CT延长:提示凝血因子缺乏、凝血酶原缺乏、Fg↓;CT明显延长:提示DIC失代偿期。
	PT延长:提示先天性Ⅰ、Ⅱ、Ⅴ、Ⅶ、Ⅹ因子缺乏,有严重肝病,有V_K缺乏、纤溶亢进等导致的获得性凝血因子缺乏。
	TT延长>3 s:提示存在异常Fg、FDPs↑。
诊断试验	F:C:检测血浆中相应的凝血因子,对比正常人的百分率,对凝血因子进行定量测定。
	Fg:Fg↓提示有纤溶或严重肝实质损害;Fg↑提示有非特异性反应(感染、无菌性炎症、月经、妊娠期、外科手术及放疗)。
	TAT↑:提示有DIC、深静脉血栓、脑梗死和心肌梗死。
	t-PA↑:提示有纤溶亢进。
	PLG活性↓:提示有纤溶活性增高。
	3P(+):提示早中期DIC、血栓性疾病、溶栓治疗期,3P(-)提示正常、晚期DIC。注:3P(+)提示可能发生DIC,但3P(-)提示不能排除DIC。
临床处理	避免手术,选择放疗、化疗。
	多学科会诊,制订麻醉及围手术期处理方案。

注:CDF,congelation dysfunction,凝血功能障碍;APTT,activated partial thromboplastin time,活化部分凝血活酶时间;TT,thrombin time,凝血酶时间;CT,clotting time,凝血时间;PT,prothrombin time,血浆凝血酶原时间;F:C,凝血因子促凝活性测定;Fg,fibringen,血浆纤维蛋白原;TAT,thrombin antithrombin complex,凝血酶-抗凝血酶复合物;t-PA,tissue type plasminogen activator,组织型纤溶酶原激活物;PLG,plasminogen,血浆纤溶酶原;3P试验,3P text,血浆鱼精蛋白副凝固试验;FDPs,fibrin degradation products,纤维蛋白原降解产物。

7.2　广泛性子宫切除术

7.2.1　概述

概念	EHE手术范围:宫颈和阴道旁组织以及近端部分阴道。
	EHE暴露:VCS、RVS、PVS、PRS;分离:VCL、CDL、USL;游离:子宫和阴道上段。
	切除CDL>30 mm(或不窄于生育期正常宫底的宽度)、USL>30 mm、1/3~1/2阴道(Piver分型)或阴道癌灶外15~20 mm。
麻醉	气管插管+全身麻醉+自动麻醉机。
体位	头低臀高位的膀胱截石位,头低15°~20°,肩托防止体位变动。
探查	明确子宫、卵巢、输卵管情况;了解USL是否缩短,盆腔有无充血粘连。
	肝、胃、肠管、大网膜、横膈。
	如有粘连,首先分离粘连;如有可疑转移,镜下活检冷冻切片病检。
备注	根治性手术,一般先做PCLAE,再做EHE。
	是否保留附件,依据病情和患者意愿决定。
	术前必须要求患者和家属同时签字"要切除附件"。

注:VCS,膀胱宫颈间隙;RVS,直肠阴道间隙;PVS,膀胱侧间隙;PRS,直肠侧间隙;VCL,膀胱宫颈韧带;CDL,主韧带;USL,宫骶韧带;PCLAE,盆腔淋巴结清扫术;EHE,广泛性子宫切除术。

7.2.2　手术操作流程

7.2.2.1　附件

概述	有保留附件和切除附件两种术式。
	保留卵巢,需考虑卵巢的血供,以及明确是否同时暴露输卵管的问题。
BL	打开BL是EHE的开门操作,需明辨BL下覆盖的组织器官,尤其是输尿管、CIA和CIV。
	提起卵巢门组织,向对侧牵拉,伸展对侧OSL。
	提起PMM前腹膜,剪开BL前叶直至ADA前方,暴露输尿管。
	剪开侧腹膜至RL下方,暴露IGC下方脂肪组织。

BL	靠近骨盆提起RL,沿着RL下方,剪开输卵管浆膜层直至靠近宫角。
	向下推开输卵管浆膜层,钝性分离闭孔窝前方疏松组织,暴露EIV和OBN。
OIL	打开并离断BL前叶、RL下方输卵管浆膜层,也可先离断再打开BL前叶。
	提起OIL,离断OIL和输卵管峡部。
	提起RL,剪开RL下方输卵管浆膜。
	剪开BL前叶,推开输卵管浆膜层,暴露闭孔窝上部。
备注	不保留附件:高位切断OSL。
	剪开BL前后叶,内侧至USL外侧缘,剪开后腹膜至CIA水平上30 mm,充分游离卵巢血管,把输尿管从血管旁分离,靠近CIA和CIV水平电凝OA和OV并切断。
	左右侧处理相同。

注:BL,阔韧带;EHE,广泛子宫切除术;CIA/V,髂总动脉/静脉;OSL,骨盆漏斗韧带;PMM,腰大肌;ADA,腹主动脉;IGC,腹股沟韧带;RL,圆韧带;EIV,髂外静脉;OBN,闭孔神经;OIL,卵巢固有韧带;OA/V,卵巢动脉/静脉。

7.2.2.2　膀胱宫颈反折腹膜（含圆韧带）和膀胱宫颈间隙

RL	举宫杯侧摆,充分暴露RL。
	靠近盆壁侧提起RL,离断。
	沿着RL断端,剪开BL直至VUP外侧缘。
VUP	举宫杯向前推子宫,暴露VUP。
	提起反折,靠近膀胱剪开VUP直至子宫中线,同法处理对侧,在子宫中线位置汇合,完全离断VUP。
VCS	提起膀胱侧VUP,离断宫颈峡FBT。
	提起膀胱侧VUP,钝性和锐性VCS,直达宫颈外口下水平40 mm,充分暴露VCS。
	同时分离PVS,暴露VCL。
	双极电凝止血。
备注	延长阴道:靠近VUP剪开腹膜,RL只切30 mm。

注:RL,圆韧带;VUP,膀胱腹膜反折;FBT,纤维组织;VCS,膀胱宫颈间隙;PVS,膀胱侧间隙;VCL,膀胱宫颈韧带。

7.2.2.3　子宫血管和膀胱宫颈韧带

UA	提起ⅡA末端,暴露UA,靠近ⅡA侧电凝并切断。
	提起UA断端,游离UA旁、输尿管上方的分支,电凝后切断。
	提起UA断端,分离输尿管旁组织,切断输尿管上方及旁侧组织,将输尿管从UA上分离,暴露输尿管隧道入口。
SUV	SUV是ⅡV的脏支,位于UA下方。
	离断UA后,找到SUV,电凝并离断。
VCL	上方覆盖UA和SUV,前方紧贴膀胱,下方有DUV和VV,外侧是SUV的吻合支,内侧是子宫阴道静脉丛。
	必须打通VCL的前后层,所谓打通"隧道"。
	举宫杯暴露VCL输尿管入口。
	提起隧道入口上输尿管前壁组织(同时向对侧提拉),分离VCL前叶(向内上方)。
	拨开输尿管(膀胱方向),暴露并切断阴道前组织,游离壁段输尿管。
备注	电凝靠近输尿管侧组织,避免热传导造成输尿管损伤。

注:UA,子宫动脉;SUV,子宫浅静脉;DUV,子宫深静脉;VCL,膀胱宫颈韧带;ⅡA,髂内动脉;VV,阴道静脉。

7.2.2.4　膀胱侧韧带+子宫直肠腹膜反折+直肠侧韧带

PVL	钳夹PUL,同时钳夹RL下方的浆肌层,钝性分离PUL外侧、膀胱内侧的疏松组织,暴露PVS。
	分离膀胱顶部、输尿管下方的疏松组织,把输尿管拨向内侧,暴露PVS,显露PVL。
	双极电凝PVL后切断。
	注:切断PVL,才能彻底推开膀胱,完全暴露CDL。
URP	暴露并定位URP(举宫杯前推)。
	剪开(沿URP反折解剖线)USL内侧和直肠旁腹膜,直至USL内侧、直肠旁腹膜,同时分离RVS。

URP	提起剪开的URP,离断阴道后壁FBT,分离RVS(解剖直肠从阴道后壁),游离上段阴道40 mm。
	注:RVS内有直肠静脉丛,分离出血,可双极钳电凝止血。
LRL	分离RVS,推开直肠,剪开直肠外侧腹膜,分离其疏松组织。
	打开RVS,暴露LRL,靠近阴道侧壁、USL外侧切断LRL。

注:PUL,脐侧韧带;RL,圆韧带;PVS,膀胱侧间隙;PVL,膀胱侧韧带;CDL,主韧带;URP,子宫直肠反折腹膜;FBT,纤维组织;USL,宫骶韧带;RVS,直肠阴道间隙;LRL,直肠侧韧带。

7.2.2.5 宫骶韧带+主韧带+阴道旁组织

USL	举宫器暴露USL,分离USL内侧、直肠外侧疏松组织,打开RVS。
	举宫器暴露USL,分离USL外侧、CDL内侧,打开RVS,充分暴露USL。
	推开输尿管,距宫颈旁30 mm切断USL。
CDL	切断USL后,推开输尿管和膀胱,暴露CDL,靠近盆壁切断≥30 mm的CDL。
	举宫器暴露CDL,钝性分离膀胱侧窝结缔组织,暴露CDL。
	推开输尿管,贴近盆壁切断CDL。
阴道旁组织	离断CDL、USL后,阴道上1/3已经完全游离。
	举宫器暴露阴道旁组织,拨开输尿管,切断一侧阴道旁组织(宫颈外口以下约35 mm),同时切断前侧阴道旁组织。
	消毒的尺子测量阴道长度,确保切除30 mm的阴道上段。

注:USL,宫骶韧带;RVS,直肠阴道间隙;CDL,主韧带。

7.2.3　并发症处理

7.2.3.1　输尿管损伤

概述	原因:操作失误。
	输尿管损伤补救措施包括:双"J"管置入术、输尿管端端吻合术、输尿管膀胱吻合术等。
未断裂性损伤	是最难预料的一种损伤,组织缺血性坏死可以是即时的,也可以是延迟的。
	长时间钳夹输尿管:局部暂时性缺血、变白,镜下缺血状态恢复缓慢,防止输尿管损伤,可放置双"J"管2 w。
	输尿管局部受损:有或无尿液渗出,只要损伤面积小,可放置双"J"管8～10 w。
	IVP证实输尿管狭窄或损伤面积<5 mm时,可放置双"J"管8～10 w。
断裂性损伤	壁段输尿管损伤(隧道口粘连或解剖层次不清),视断端与膀胱的距离而定。
	UCO:损伤部位位于输尿管膀胱连接部上50 mm,可将输尿管吻合到膀胱上(4-0可吸收线)。
	EEA:断端解剖清晰,可给予端端吻合术,术前放置双"J"管,3个月后膀胱镜下取出。
备注	无论哪种方法,都应该请泌尿外科专家会诊,决定手术方案。
	UCO和EEA均需精细缝合吻合部黏膜。

注:IVP,intravenous pyelography,静脉肾盂造影;UCO,ureterocystostomy,输尿管膀胱吻合术;EEA,end to end anastomosis,端端吻合术。

7.2.3.2　膀胱损伤

概述	直接病因:膀胱和宫颈粘连(子宫下段有手术史、炎症)。
	包括膀胱撕裂修补和膀胱阴道瘘修补。
膀胱撕裂修补术	立即在腹腔镜下修补。
膀胱阴道瘘修补术	阴式膀胱阴道瘘修补术。
	打水垫分离阴道黏膜,切除瘘孔外10 mm组织(阴道黏膜+阴道和膀胱之间的CNT+膀胱黏膜)。

膀胱阴道瘘修补术	探针经瘘孔进入膀胱,膀胱镜检明确损伤部位和膀胱三角的解剖定位。
	4-0可吸收线"连续缝合"膀胱黏膜层。
	3-0可吸收线"间断缝合"膀胱浆肌层。
	3-0可吸收线"间断缝合"阴道黏膜层。
	术后预防性使用抗生素,留置导尿管14 d。
备注	无论哪种方法,都应该请泌尿外科专家会诊,决定手术方案。

注:CNT,结缔组织。

7.2.3.3　直肠损伤

概述	常见原因:离断USL时损伤直肠。
	RVS:直肠与阴道之间。
	PRS:直肠与盆侧壁之间。
原因	离断USL时,必须把直肠从RVS分离至阴道下段。
	分离PRS时,暴露并切断LRL。
	拨开直肠,充分暴露USL,方可切断。
治疗	转胃肠外科。
	或肠管吻合,或肠造瘘。
	广谱抗生素治疗。
备注	RVS、PRS分离不彻底,将会损伤直肠。

注:USL,宫骶韧带;RVS,直肠阴道间隙;PRS,直肠侧间隙;LRL,直肠侧韧带。

7.2.3.4　阴道疝

概述	EHE+PCLAE,一般需在阴道放置引流管。
	引流孔过大,拔管后引流不能愈合,只由一层菲薄的组织覆盖。
	当站立久、咳嗽或负重时,会形成阴道疝。

续表

临床表现	阴道水样分泌物增多而就诊。
手术操作	窥器暴露疝囊,清除陈旧疤痕组织。
	1-0带针可吸收线连续缝合,关闭疝囊。
备注	头低臀高位,避免损伤肠管。

注:PCLAE,盆腔淋巴结清扫术;EHE,广泛性子宫切除术。

7.3 盆腹腔(腹膜后)淋巴结清扫术

7.3.1 概述

概念	RH手术标准:切除病灶以及病灶周围的正常组织(确保切缘无浸润),切除病灶区域LN。
	风险较大、难度较高:血管及其属支的解剖变异和形态复杂。
	强调OBLN和CILN清扫。
分级	Ⅰ级:IILN和EILN切除。
	Ⅱ级:IILN和EILN+CILN+SLN切除。
	Ⅲ级:IILN和EILN+CILN+SLN+PALN切除(IMA水平下)。
	Ⅳ级:IILN和EILN+CILN+SLN+PALN切除(RV水平下)。
病理	TLN是影响预后的独立的危险因素。
	淋巴转移率随FIGO临床分期升高而增加。
	LAE手术需打开血管鞘和血管壁之间的间隙,做鞘内清扫;需暴露出LN、LPV、ART和VEI之间的间隙。
	暴露PMM、EIA、EIV之间的间隙,才能开展LAE手术。

要求	系统 PCLAE 包括:沿盆腔血管切除 CILN+EILN+OBLN+IILN+宫旁+ DIGLN 及其周围脂肪组织。
	特殊情况下:PALN+SLN。
	无瘤原则:完整的 LAE 手术需切除全部 LN 和 LPV 以及淋巴周围的脂肪组织(血管表面、侧方、后面)。
	完整的 LAE 理念:LN 领域清扫无遗漏。

注:RH,子宫根治术;OBLN,闭孔淋巴结;CILN,髂总淋巴结;IILN,髂内淋巴结;EILN,髂外淋巴结;SLN,骶前淋巴结;PALN,腹主动脉旁淋巴结;IMA,肠系膜下动脉;RV,肾静脉;LAE,淋巴结清扫术;PMM,腰大肌;EIA/V,髂外动脉/静脉;PCLAE,盆腔淋巴结切除术;DIGLN,腹股沟深淋巴结。

7.3.2　手术操作流程

7.3.2.1　手术定位

手术操作	找到"三江汇流处(髂总血管、输尿管和卵巢血管)"。
	寻找 CIA 分叉,提起并打开 CIA 表面腹膜。
	向外剪开 EIA 表面腹膜,向内下解剖出 IIA 和 UBA,向内下分离出输尿管盆段。
预警	左侧输尿管入盆处有乙状结肠覆盖,不易暴露。
	右侧输尿管经过右 CIA 的末端或右侧 EIA 的起始端之前;右侧输尿管入盆结构清晰,但 CIA 分叉处容易发生 EIV 分支出血。
次序	首先:游离出输尿管。
	其次:分离出 OSL。
	最后:行 CILN 切除。
备注	脉络化输尿管、IIA 前干和 UBV、EIA、LN 坐标化。

注:CIA,髂总动脉;EIA,髂外动脉;UBA,脐动脉;OSL,骨盆漏斗韧带;CILN,髂总淋巴结;IIA,髂内动脉;UBV,脐静脉。

7.3.2.2　髂总淋巴结

概述	CILN 分为 3 组，外侧 CILN 1～3 枚，内侧 CILN 1～2 枚，深部 CILN（CIA 和 CIV 的后方）。
	另外：SLN 1 枚（ADA 分叉下面，第 5 腰椎和 SPM 的前面），髂间 LN 1～3 枚（IIA 起始部的夹角内）。
	CIA 是最常见的 PSLN。
操作	拨开输尿管和肠管，显露右 CIA 和 CIV。
	分离 CIV 前组织，暴露右 CIV 小分支，电凝后离断，把 LN 从血管旁分离出来。
	双极电凝后超声刀离断完全分离淋巴组织（距 CIA 分叉上方 30 mm 处）。
	提起断端，向下锐性清扫 CIV 前组织，完全清除 CILN。
预警	CIV 表面有 1～2 条血管穿行至 LN 内，需要先凝闭后切除。
	左侧 CILN 位于左侧 CIA 后方，由于乙状结肠横跨左侧 CIA 和 CIV，因此，左侧 CIV 位置较为隐蔽，需在左侧 CIA 下方静脉外侧切除，避免损伤静脉。
备注	左侧 LN 清扫同右侧。

注：CILN，髂总淋巴结；CIA/V，髂总动脉/静脉；SLN，骶岬淋巴结；ADA，腹主动脉；SPM，骶岬；IIA，髂内外动脉；PSLN，前哨淋巴结。

7.3.2.3　髂外淋巴结

概述	EILN 分为 5 组，外侧 EILN、中间 EILN、内侧 EILN、后侧 EILN、动静脉间 LN。
	EILN 可能是常见的 PSLN。
手术操作	沿 CIA 剪开动脉前鞘直达 IGL。
	提起 EIA，清扫 EIA 周围 LN+LPV+脂肪组织（由上而下，由内而外）。
	靠近 CIA 和 CIV 方向，常见右 EIA 上有一条小分支直接与 EILN 相连，如果发现该分支，电凝后离断。
	提起 EIA，提起 EIV 组织，辨识血管解剖界限后，沿 EIV 走行方向清扫周围 EILN。
预警	切除 EILN 时，注意 EIV 小属支，禁忌过度撕拉。
	处理静脉侧 LN 时，要明辨静脉壁（高度注意静脉塌陷）和脂肪组织的界限。
	温柔分离，对待小血管要"拨而不断"。
备注	左侧 LN 清扫同右侧。

注：EILN，髂外淋巴结；PSLN，前哨淋巴结；CIA，髂总动脉；IGL，腹股沟韧带；EIA，髂外动脉。

7.3.2.4　髂内淋巴结

概述	IILN分为5组,其中OBLN 1~3枚,臀上LN 1~3枚,臀下LN 1~4枚,SLN 1~4枚,PULN。
	CRH手术:不切除PULN。
	NSRH手术:切除PULN。
手术操作	切除EILN,分离并断离IIA交叉处的组织及IIA前组织。
	提起右侧IIA末端,沿着右IIA,清除右侧IILN。
备注	除了OBLN和PULN外,其他LN无法切除。
	左侧LN清扫同右侧。

注:IILN,髂内淋巴结;OBLN,闭孔淋巴结;SLN,骶淋巴结;PULN,parauterine lymph node,宫旁淋巴结;CRH,经典根治术;NSRH,保留生育能力的根治术;EILN,髂外淋巴结;IIA,髂内动脉。

7.3.2.5　腹股沟深淋巴结

概述	位于股管内,EIV最下端内外两侧,为1~2枚,也称EIV下段LN。
	最重要的是位于IGL与DICV交叉三角区内侧的cloquet's LN。
	不同于外阴癌"腹股沟深淋巴结"或"股管深淋巴结",而是DICV上方LN。
手术操作	暴露EIA和EIV及PMM前方脂肪组织,游离GFN(尽量保留)。
	切除PMM外侧20 mm脂肪组织,并将IGL下方脂肪组织全部清除,暴露DIGLN。
	分离内侧EILN和IILN,切断靠近EIA和EIV的组织,清扫EILN和IILN。
	牵拉已游离的LN,靠近IGC切除DIGLN。
	提起离断的LPT,暴露DICV和IEGA。
	分离右侧EIA、EIV与PMM间隙,有利于清扫EILN,特别是深部EILN,同时充分暴露OBN。
	下至闭孔窝底部,上至EIA和EIV,电凝并切断所有与EIA、EIV和PMM相连接的小血管。

续表

预警	提起LPT,暴露间隙,避免损伤下方的DICV。
	DIGLN非常明显,容易辨认,常略显肿大。
	清除IGL下方、EIA和EIV末端组织时,遇到小血管,一律电凝并切断。
备注	左侧LN清扫同右侧。

注:DIGLN,腹股沟深淋巴结;EIV,髂外静脉;IGL,腹股沟韧带;DICV,旋髂深静脉;cloquet's LN:股管淋巴结;PMM,腰大肌;GFN,生殖股神经;IGL,腹股沟韧带;IEGA,腹壁下动脉;OBN,闭孔神经;IGC,腹股沟管。

7.3.2.6 闭孔淋巴结

概述	OBLN位于闭孔窝,沿OBA、OBV和OBN分布,一般为1~3枚。
	Ⅰ级:OBN上方LN;Ⅱ级:OBN下方LN;Ⅲ级:LSTLN。
	是最常见的PSLN。
手术操作	将EIA和EIV挡在外侧,暴露闭孔区。
	提起闭孔窝底部盆壁LPT,分离并切断闭孔窝底盆壁组织。
	分离EIV下方组织,切断盆壁的纤维带,暴露盆底脂肪组织。
	提起并切断闭孔窝底部LPT,拨开LPT,可见右侧盆底部有一束比较粗的纤维带,电凝并切断。
	暴露OBN(推开离断组织),沿OBN走向,清除PMM下方和OBN前的组织,可见闭孔窝顶部的LPT。拨开后可见PMM旁OBN,提起并切断EIV前LPT。
	沿OBN分离并切断LPT,完全游离OBN。
预警	OBN下方血管分布复杂、变异较大,术中易出血。
	盲目电凝可损伤OBN及LST。
备注	必要时可提前电凝切断OBA和OBV。
	操作要点:先暴露出OBN全程,尤其是EIA和EIV分叉处,以及OBN周围的OBA、OBV、IIV分支和静脉丛。

注:OBLN,闭孔淋巴结;OBN,闭孔神经;OBA/V,闭孔动脉/静脉;LSTLN,腰骶干淋巴结;PSLN,前哨淋巴结;EIA/V,髂外动脉/静脉;IIV,髂内静脉。

7.3.2.7 腹主动脉淋巴结

概述	PALN 沿 ADA 和 IVC 分布,分为5组,外侧(左侧)及前方 PALN、后方 PALN、ADA 和 IVC 间 PALN、IVC 前及 IVC 外侧(右侧)PALN、IVC 后方 PALN。
	PALN 可以是 PSLN。
手术指征	卵巢上皮癌:早期癌,要求清扫 RV 以下 PALN。
	子宫内膜癌:特殊病理类型(浆液性癌、癌肉瘤、透明细胞癌)、低分化(G3)、侵犯深肌层,要求清扫 PALN。
	宫颈癌:ⅠB~ⅡA 期(局部晚期)、发现/怀疑(术前或术中)PCLN 或 PALN 肿大、特殊类型癌(小细胞内分泌癌、基底细胞癌);要求低位 PALN 清扫(IMA 以下)。
预警	暴露腰丛和下腹上丛神经,避免膀胱储尿功能障碍。
	IVC 表面的 LN,常有小血管直接汇入,避免撕扯,损伤 IVC,引起难以控制的大出血。
	需提前分离出左侧 OA、OV 和左侧输尿管,将其外推,避免损伤。
	清扫 PALN、动静脉之间 LN 时,需避免损伤 LA 和 LV。
备注	PALN 是风险大、难度高的手术之一。
	IVC 宽大壁薄,运用能量器械要十分小心。
	PALAE、PCLAE、EHE 手术理念:"提而不撕,拨而不断"。

注:PALN,腹主动脉淋巴结;ADA,腹主动脉;IVC,下腔静脉;PSLN,前哨淋巴结;RV,肾静脉;IMA,肠系膜下动脉;OA/V,卵巢动脉/静脉;LA/V,腰动脉/静脉;PCLN,盆腔淋巴结。

7.3.3 手术并发症

7.3.3.1 闭孔神经损伤

概述	OBN 深埋于闭孔窝的脂肪堆里。
	OBN 损伤:大腿外侧皮肤触痛减退;大腿内收肌群功能障碍或瘫痪;双下肢交叉困难,大腿外展受限,髋关节屈伸异常。
	OBN 损伤(少数):无临床症状,因为存在 AOBN。

续表

未完全断裂	OBN 烧灼伤(OBN 部分切断):尽量修复。
	修补前先用0.9%NaCl冲洗术野,找出OBN受损部位,钳夹损伤一侧,用6-0可吸收线缝合。
	缝合打结时切记要轻柔,谨防撕裂神经,造成新的损伤。
	OBN 断端对齐,利于愈合,神经再生。
	给予营养神经的药物治疗3个月。
完全断裂	OBN 完全断裂,立即进行镜下缝合。
	找出OBN断端,钳夹一侧,用6-0带针可吸收线进行端端吻合。
	尽量对齐断端后再打结,一般缝2针即可。
	术后立即给予营养神经的药物治疗。如果疼痛明显,可用2% LDC 3 mL、醋酸PNSL 50 mg封闭治疗,1次/w,共5次。
	一般OBN吻合术后3~6个月,功能逐渐恢复。
备注	OBN 一旦损伤,一定要及时进行修复或吻合。
	不要寄希望于AOBN的存在。

注:OBN,闭孔神经;AOBN,副闭孔神经;PNSL,prednisolone,泼尼松龙。

7.3.3.2 血管损伤

概述	PCLAE 手术在盆腹腔大血管上操作。
	大血管出血,必须修补。
IIV	IIV 损伤,闭孔窝静脉丛损伤,镜下缝合不易。
	看不清血管破口,常用止血纱布压迫止血。
	如能清楚地看到破口,也可用5 mm可溶解性钛夹止血。
	IIV 经常处于充盈状态,损伤后出血较多,如果止血困难,及时中转腹。
EIV	EIV 损伤时一般出血较少,术中膀胱截石位,下肢回流受阻,极容易发现血管破裂口。
	镜下无损伤缝线缝合损伤。
CIV	CIV 出血汹涌,瞬间可达2000~3000 mL,BP↓(迅速),处理不及时,心跳和呼吸很快停止。

CIV	迅速吸取血液,压迫裂口,立即中转腹。
	钳夹(无损伤钳)破损的静脉壁,用5-0(或6-0)无损伤缝线"8"字缝合破口。
静脉修补	分离钳(钳夹破口的)旁边进针,穿过对侧静脉壁出针,反复缝合两次,"8"字缝合(注:轻轻收紧缝线,退出分离钳,马上再收紧缝线)。
	退出分离钳的瞬间,肯定会出血,不必理会,迅速打第一个方便结。
	持针器和弯钳必须靠近线结,才能把线结拉紧,避免撕破静脉。
备注	避免进一步或二次损伤静脉壁(钳夹不得用力,不能移动分离钳),否则将丧失修补的机会。

注:PCLAE,盆腔淋巴结清扫术;IIV,髂内静脉;IIA,髂内动脉;EIV,髂外静脉;CIV,髂总静脉。

7.4 广泛宫颈切除术

7.4.1 术式概述

概述	早期宫颈癌保留生育功能的手术称为RT。
	宫颈周围切除范围:RT手术与mRT手术一致,相当于PiverⅡ型或Q-M/B型。
	切除CDL 2 cm。
适应证	患者有强烈的生育要求。
	FIGO分期:ⅠA1期伴LVSI、ⅠA2期或ⅠB1期。
	肿瘤$\phi \leqslant 4$ cm(最好$\leqslant 2$ cm)。
	病理类型:鳞癌(或腺癌,或腺鳞癌)。
	病理要求:病变局限于宫颈(未累计宫颈内口,未达到宫颈管上方)。
禁忌证	$\geqslant$ⅠB2期宫颈癌。
	无生育要求。
	特殊病理类型。
	肿瘤$\phi_{max} > 4$ cm。

续表

禁忌证	阴道穹隆受累,宫颈内口上方有浸润。
	区域TLN。
备注	NCCN修改"保留生育功能的根治性宫颈切除术"为"根治性宫颈切除术"。

注:RT,根治性宫颈切除术/广泛宫颈切除术;mRT,改良广泛宫颈切除术(或次广泛宫颈切除术);CDL,主韧带;LVSI,脉管间浸润;TLN,转移淋巴结。

7.4.2　手术流程

概述	VCS、VVS、RVS、PVS、PRS详见RH手术和生殖系统解剖部分。
	RT手术是在CRH手术的基础上才能很好完成的手术,是解剖要求更高,难度更大的手术。
子宫动脉	建议保留双侧UA,但UA被切断,不影响手术进行。
	手术切断UA,子宫血供不受影响。
输尿管	保留UA的情况下游离输尿管,是RT手术和CRH手术的主要区别。
骶韧带	切除2 cm的USL,相当于Q-M/B型切除范围。
	预防子宫脱垂,可将断端USL通过网片缝合在宫颈上。
主韧带	切除2 cm的CDL,相当于Q-M/B型切除范围。
	避免了DUV的切除和PCAN的损伤。
阴道	遵循Q-M分期,只需切除阴道的15～20 mm即可。
宫颈	术式要求切除子宫峡部以下5 mm。
	术中二次病理,如果癌灶距切缘＞8 mm,可实施RT手术;如果癌灶距切缘为5 mm,则需补切宫颈残端3 mm,再实施RT手术;如果宫颈标本切缘(+),则放弃RT手术,改行CRH。
	术中可首先切断阴道,倒提子宫,横行离断宫颈。
备注	防止宫颈口粘连,可放置"T"型IUD。
	防止阴道创面感染,可放置碘仿纱布。
	盆腔创面重新腹膜化。

注:VCS,膀胱宫颈间隙;VVS,膀胱阴道间隙;RVS,阴道直肠间隙;PVS,膀胱侧间隙;PRS,直肠侧间隙;RT,根治性宫颈切除术;CRH,经典根治性子宫切除术;UA,子宫动脉;USL,宫骶韧带;CDL,主韧带;DUV,子宫深静脉;PCAN,盆腔自主神经。

7.5 广泛外阴切除术

7.5.1 术式概述

概述	标准术式:三切口术式,IGLN切口,平行于IGL 1~2 cm的横直线切口;外阴肿瘤的适行切口或EVE切口。
	术式包括LEVE手术和mEVE手术(二者切除深度均达泌尿生殖膈,区别是切除的面积不同)。
适应证	LEVE:早期局灶性病变,切缘距癌灶1~2 cm,必要时可选IG-FMLAE手术。
	EVE:晚期病变,行EVE,必选IG-FMLAE。
手术要求	切缘与癌灶的距离与外阴局部复发呈正相关。
	病理切缘与癌灶的距离>8 mm,要求手术切缘距癌灶的距离≥2 cm。
	切缘距癌灶>2 cm:一侧病灶不需切除对侧外阴,下部病灶可保留阴蒂,上部病灶可保留会阴后联合。
指南推荐	NCCN中线癌:癌灶距中线部位<2 cm;FIGO中线癌:癌灶距中线部位<1 cm。
	中线癌有IG-FMLAE手术指征时,必须切除IGLN-FMLN。
	早期癌LN转移少,采用FIGO标准,而晚期癌LN转移多,采用NCCN标准。
备注	LEVE手术是外阴癌的基本术式。

注:IGLN,腹股沟淋巴结;IGL,腹股沟韧带;EVE,广泛外阴切除术;LEVE,局部广泛外阴切除术;mEVE,改良广泛外阴切除术;IG-FMLAE,腹股沟-股淋巴结切除术;IGLN-FMLN,腹股沟淋巴结-股淋巴结。

7.5.2 手术流程

概述	大字形体位:同时满足IG-FMLAE手术和EVE手术,中途无需变换体位。
	三切口技术:腹股沟横直切开,取平行于IGL下1 cm处做6~8 cm的横直线切开,腹股沟切口和外阴切口皮下贯通。
手术流程	外阴病灶一般采用LEVE手术(皮下潜行分离,上窄下宽),切缘距癌灶2~3 cm。

续表

手术流程	EVE手术保留外阴浅层脂肪全部,切除外阴深层组织至深筋膜。	
	外阴病灶切除需向皮下做潜行分离,将皮下两侧贯通。	
注意事项	切除CLI附近的病灶时,行尿道插管做指引,避免损伤尿道。	
	切除直肠附近的病灶时,将手指放入直肠做指引,避免损伤直肠。	
	IGC放置引流管,过底缝合,避免损伤FMA和FMV。	
备注	过底缝合,注意控制张力。	
	IGC持续负压引流法,在腹股沟区放置沙袋压迫。	
	术后不需要加压包扎,凡士林纱布覆盖伤口,然后用皮肤敷贴封闭。	

注:EVE,广泛外阴切除术;IG-FMLAE,腹股沟-股淋巴结切除术;IGL,腹股沟韧带;LEVE,局部广泛外阴切除术;IGC,腹股沟管;FMA/V,股动脉/静脉;CLI,阴蒂。

7.6 腹股沟-股淋巴结清扫术

7.6.1 前哨淋巴结活检

概述	IG-FMLAE手术(单侧/双侧):伤口裂开IR为20%~40%,淋巴水肿IR为30%~70%。	
	PSLN活检术:可降低术后并发症(不遗漏LN转移灶)。	
	PSLN活检术可代替IG-FMLAE手术:部分外阴鳞癌。	
适用证	临床或影像学未发现IGLN转移。	
	单发外阴病灶$\phi<4$ cm(既往无外阴手术史)。	
手术流程	异硫蓝定位;术前15~30 min在癌灶2、5、7、10点皮内注入3~4 mL异硫蓝(1%异硫蓝在第1组LN显像30~60 min)。	
	伽马探针:术前2~4 h在IGLN-FMLN区注射放射性胶体(^{99m}Tc)显像。	
	指南推荐:外阴癌切除术前行PSLN显像。	
临床处理	病灶同侧PSLN(−):系统性IG-FMLAE。	
	病灶同侧PSLN(+):需切除对侧IGLN-FMLN和(或)辅助放疗。	

注:IR,发生率;IG-FMLAE,腹股沟-股淋巴结切除术;PSLN,前哨淋巴结;IGLN,腹股沟淋巴结。

7.6.2　腹股沟-股淋巴结清扫术

概述	外阴癌根治术首先行 IG-FMLAE 手术,然后行 EVE 手术。
	大字形体位同时满足 IG-FMLAE 手术和 EVE 手术。
	两侧腹股沟切开采用三切口中的横切口。
适应证	原发肿瘤<2 cm,距外阴中线≥2 cm,IGLN-FMLN(-):单侧 IG-FMLAE 手术或 PSLN 活检术。
	距外阴中线<2 cm 或跨越中线部位:双侧 IG-FMLAE 手术或 PSLN 活检术。
	ⅠB~Ⅱ期:IG-FMLAE 手术(TLN>8%)。
手术范围	切除范围:IGL 上 2 cm、髂前上棘、耻骨结节和股三角下缘筋膜前所有 LPT。
	深度:需达泌尿生殖膈。
手术操作	IGL 下 0.5 cm 处做横切口,长 6~8 cm。
	切除整块 SIGLN(从内向外、从四周向中间分离 LPT 直至 FMA 和 FMV 表面)。
	保留全部的浅层,切除全部的深层 LPT。
	GSV(股三角区域)有两根粗大的血管,一是主干,一是分支,另外还有 4~5 支小分支,GSV 前方分支可结扎,GSV 侧方和后方分支尽量保留。
	切除 DIGLN,打开 FMA 和 FMV 血管鞘膜,清除 LPT 即可。
备注	外阴皮肤脂肪分浅层和深层,IG-FMLAE 手术需明辨两层分界。

注:IG-FMLAE,腹股沟-股淋巴结切除术;EVE,广泛外阴切除术;IGLN-FMLN,腹股沟淋巴结-股淋巴结;PSLN,前哨淋巴结;IGL,腹股沟韧带;SIGLN,腹股沟浅淋巴结;GSV,大隐静脉;DIGLN,腹股沟深淋巴结;TLN,转移淋巴结。

7.7 子宫全切术

7.7.1 经腹子宫切除术

概述	概念:经腹子宫切除术是游离子宫(切断 UA、SUV、BL、RL、CDL、USL、输卵管、阴道壁)并切除子宫的手术方式。
	妇科手术中的基本术式,是妇科手术趋于成熟的标志。
手术操作	切口:耻骨联合上 2 横指做横弧形切口,依解剖层次进入腹腔。
	RL:两把长弯钳钳夹两侧宫角,近宫角切断 RL(保留附件),7 号丝线"U"形缝扎。
	OIL 和输卵管:在 RL 端用食指打结,贯穿 BL,用两把长弯钳钳夹 OIL 和输卵管峡部,切断,7 号丝线"8"字缝合。
	BL:两把长弯钳钳夹 BL,切断,7 号丝线缝扎。
	VUP:暴露定位 VUP,从 RL 断端边缘开始,沿 VUP 上缘(疏松组织处)剪开 VUP,直至对侧 RL 断端。
	VCS:提起 VUP 边缘,锐性分离期间 CNT,钝性下推。
	UA 和 SUV:两把长弯钳垂直子宫峡部钳夹 UA 和 SUV,切断,7 号丝线缝扎。
	CDL:第 2 次下推 VCS,暴露 CDL,用长弯钳钳夹 CDL(钳背部紧贴宫颈)直至阴道侧穹隆顶端,切断,7 号丝线"8"字缝合。
	USL:长弯钳钳夹 USL(钳背部紧贴宫颈)直至阴道穹隆顶端,切断,7 号丝线"8"字缝合。
	阴道:两把长弯钳紧贴宫颈外口对夹阴道,切除阴道,7 号丝线连续缝合。
预警	阴道旁间隙血管丰富,形成阴道静脉丛,其下就是输尿管,容易出血,容易损伤输尿管。
	闭合阴道残端时要避免损伤输尿管或梗阻(禁忌靠近输尿管,或禁忌侧穹隆过多缝合)。
	阴道残端套扎 CDL 残端和 USL 残端时,避免损伤残端远端血管组织。
备注	剖视离体子宫内膜、肌壁及肿瘤,必要时冰冻病检。
	缝合阴道残端时,可同时套扎 CDL 断端和 USL 断端,加强止血效果。
	子宫血管和宫颈管连接处组织疏松,容易下推。

注:UA,子宫动脉;SUV,子宫浅静脉;BL,阔韧带;RL,圆韧带;CDL,主韧带;USL,宫骶韧带;OIL,固有韧带;VUP,膀胱腹膜反折;VCS,膀胱宫颈间隙。

7.7.2　阴式子宫切除术

概述	膀胱截石位,头低臀高位倾斜15°,臀部超出手术边缘3~5 cm。
	固定小阴唇于外侧皮肤,纱布或手术巾遮盖肛门。
	排空膀胱。
手术流程	打水垫:定位VG,在VG黏膜下3点、6点、9点、12点方向水平打水垫(1:2000即0.1 mg/200 mL NA+NS或0.9%NaCl 100mL+OXY 10U)。
	环形切开宫颈阴道交界的黏膜:前唇距宫颈外口2 cm处,后唇距宫颈外口2.5~3 cm,深度5 mm。
	剪开VCS:提起前壁阴道黏膜切缘中点及其下方的膀胱壁,向下后方牵拉宫颈,用弯剪剪开SVW(钳弯朝下)。
	剪开RVS:提起阴道后壁切缘中点,弯剪向上剪开直肠后壁反折。
	USL+CDL+VCL:暴露USL,一把中弯钳钳夹三韧带,切断结扎,距断端>3 mm。
	PBU:暴露PBU,血管钳提起反折处,剪开小口,向两侧扩大;切缘与阴道壁切缘一起做标记。
	URP:暴露URP,钳尖端提起少许URP,剪开小口,向两侧扩大;切缘与阴道壁切缘一起做标记。
	UA和SUV:暴露CDL血管区,用大弯钳钳夹UA和SUV以及周围BL(钳尖在峡部水平紧靠子宫体下段),切断,7号丝线双重缝扎(第1次"8"字缝扎,第2次"U"字缝扎,断端保留>3 mm)。
	OIL、RL和输卵管:10号丝线结扎离断(可用OPL钩形钳)。
	碎解子宫方法:对半切开法、肌瘤剔除法、去核法等。
	4层缝合法:首先依次贯穿阴道后壁黏膜、USL残端、后壁腹膜、前壁腹膜、前壁阴道黏膜(自宫角开始),然后把前后壁腹膜和前后壁阴道黏膜4层缝合在一起。同法处理对侧,中点汇合打结。
预警	膀胱宫颈前壁之间切口两侧有CNT,内含血管,注意结扎或电凝。
	阴道后壁切缘两侧角部往往有较活跃的出血,注意结扎或电凝止血。
备注	膀胱沟:阴道和宫颈交界处,绷紧和放松动作时的皱褶。
	宫颈前筋膜:为致密的白色纤维组织,切开阴道黏膜时深度不要超过该筋膜。
	SVW:膀胱与宫颈之间的CNT。
	VCL(膀胱柱):膀胱宫颈前壁之间的CNT。

注:VG,膀胱沟;VCS,膀胱宫颈间隙;SVW,supravaginal wall,阴道上膈;RVS,直肠阴道间隙;USL,宫骶韧带;VCL,膀胱宫颈韧带;URP,子宫直肠反折腹膜;PBU,膀胱宫颈反折腹膜;UA,子宫动脉;SUV,子宫浅静脉;OIL,卵巢固有韧带;CNT,结缔组织。

7.8 无瘤原则

概述	概念:EHE手术和LAE手术中减少或防止肿瘤扩散的措施。
	目的:防止肿瘤沿ART、VEI、LPV扩散,防止创面种植。
重要性	恶性肿瘤的预后常与手术直接相关。
	5年SR较低可能是无瘤技术意识欠缺。
	无瘤技术和无菌原则在手术中同等重要。
内涵	不可挤压原则(避免医源性升高病理分期)。
	隔离原则(减少创面种植可能)。
	锐性解剖原则(避免钝性撕扯,减少对肿瘤的挤压)。
	减少扩散原则(腹腔冲洗液反复冲洗腹腔,包括43 ℃蒸馏水、洗必泰、碘伏、抗癌药;避免再次使用接触过瘤体的器械和敷料)。
	减少污染原则(避免癌细胞脱落、种植)。
	整块切除原则(瘤体+LN)。
备注	无瘤技术是一个理念,贯穿整个手术过程。
	无瘤技术是基本的技术,无瘤原则是基本的原则。

注:EHE,广泛子宫切除术;LAE,淋巴结清扫术;ART,动脉;VEI,静脉;LPV,淋巴管;SR,生存率;LN,淋巴结。

第8章 妇科肿瘤化疗

8.1 宫颈癌

8.1.1 化疗指南

一线方案药物	DDP + TAX ± AVA。
	CBP + TAX(既往接受过DDP时)。
	DDP + TPT。
	TPT + TAX + AVA。
	DDP(首选)、CBP、TAX。
二线方案药物	KEY、AVA、ATAX、DTAX、5-FU、GEM、IFO、TPT、CAM、MMC、ALI、VNR。
同步放化疗药物	DDP(首选)、CBP。
鳞癌化疗方案	TC、TP、TPT+DDP、TPT+TAX+AVA、BIP、PVB、DDP+5-FU、DDP、DDP+GEM。
腺体化疗方案	TC、TP。
备注	NCCN临床实践指南推荐方案(2020)。

注:DDP,顺铂;TAX,紫杉醇;AVA,贝伐珠单抗;CBP,卡铂;TPT,拓扑替康;KEY,帕姆单抗;ATAX,albumin aclitaxel,白蛋白紫杉醇;DTAX,docetaxel,多西紫杉醇;5-FU,5-氟尿嘧啶;GEM,吉西他滨;IFO,ifosfamide,异环磷酰胺;CAM,irinotecan,伊立替康;MMC,丝裂霉素;ALI,pemetrexed,培美曲塞;VNR,vinorelbine,长春瑞滨。

8.1.2　靶向治疗指南

总则	NCCN指南将KEY列为PD-L1阳性的晚期、复发性外阴癌推荐用药。
用法	2 mg/kgKEY + 0.9%NaCl(或5%GS),100～250 mL中,ivgtt,输注时间＞30 min,q3 w。
	200 mgKEY + 0.9%NaCl(或5%GS),100～250 mL中,ivgtt,输注时间＞30 min,q3 w。
	用药直至出现疾病进展。
	用药直至发生不可耐受的毒性反应。
备注	NCCN临床实践指南推荐方案(2020)。

注:ivgtt,静脉滴注;q3 w,每三周一次。

8.1.3　宫颈癌精准化疗

8.1.3.1　TAX+CBP方案

总则		TAX:135～175 mg/m²,ivgtt(3～4 h),D1。
		CBP:AUC4～6,ivgtt,D1;或NED:80～100 mg/m²,ivgtt,D1。
		本方案为q3 w。
		示例:TAX,270 mg;CBP,500 mg。
适应证		所有妇科恶性肿瘤的一线及二线化疗。
准备		DXM:0.75 mg×12tab,6tab,po(前晚22点和当日6点)
		心电监护4 h。
方案	第1组	0.9%NaCl 100 mL + DXM(化疗前30 min,ivdrip)10 mg + CMT(化疗前30 min,ivdrip)200 mg + GST(化疗前30 min,ivdrip)8 mg,ivgtt。
		PHM(化疗前30 min)40 mg,im。
	第2组	0.9%NaCl 100 mL + TAX 30 mg,ivgtt(30 min, 10 d/min起)。
	第3组	0.9%NaCl 500 mL + TAX 240 mg,ivgtt(3～4 h)。
	第4组	0.9%NaCl 500 mL + V_C1 g + V_{B6}0.2 g,ivgtt。
	第5组	5%GS 100 mL,ivgtt。
	第6组	5%GS 500 mL + CBP500 mg,ivgtt。
	第7组	0.9%NaCl 100 mL + GST8 mg,ivgtt。

第8章 妇科肿瘤化疗

续表

备注	警惕TAX过敏反应,做好抗过敏的预处理。
	先用TAX再用CBP。
	化疗当日输液量＞2000 mL。

注:NED,nedaplatin,奈达铂;DXM,dexamthasone,地塞米松;CMT,cimetidine,西咪替丁;GST,granisetron,格拉司琼;PHM,diphenhydramine,苯海拉明;FSM,furosemide,呋塞米;ivdrip,静脉入壶;ivgtt,静脉滴注;tab,片剂;po,口服;im,肌肉注射。

8.1.3.2　TAX+DDP方案

总则	TAX:135～175 mg/m²,ivgtt(1～2 h),D1。
	DDP:50～70 mg/m²,ivgtt,D1。
	本方案为q3 w。
	示例:TAX,270 mg;DDP,100 mg。
适应证	所有妇科恶性肿瘤的一线及二线化疗。
准备	DXM:0.75 mg×12tab、6tab,po(前晚22点和当日6点)。
	心电监护4 h。
方案	第1组	0.9%NaCl 100 mL + DXM(化疗前30 min,ivdrip)10 mg + CMT(化疗前30 min,ivdrip)200 mg + GST(化疗前30 min,ivdrip)8 mg,ivgtt。
		PHM(化疗前30 min)40 mg,im。
	第2组	0.9%NaCl 100 mL + TAX 30 mg,ivgtt(30 min,10 d/min起)。
	第3组	0.9%NaCl 500 mL + TAX 240 mg,ivgtt(3～4 h)。
	第4组	0.9%NaCl 500 mL+ V_C1 g + V_{B6}0.2 g,ivgtt。
	第5组	0.9%NaCl 500 mL+ FSM(DDP前30 min,ivdrip)20 mg,ivgtt。
	第6组	0.9%NaCl 500 mL + DDP100 mg,ivgtt。
	第7组	RGS1000 mL,ivgtt。
	第8组	0.9%NaCl 100 mL + GST(ivdrip)8 mg,ivgtt,D2+D3。
	第9组	0.9%NaCl 1000 mL + V_C1 g + V_{B6}0.2 g,ivgtt,D2+D3。
	第10组	5%GS1000 mL + 15%KCl20 mL,ivgtt,D2+D3。

续表

备注	警惕TAX过敏反应,做好抗过敏的预处理。
	化疗药物先用TAX再用DDP,DDP可在第1 d使用也可在第2 d使用。
	记录尿量,检测电解质,注意补充KCl。

注:DXM,地塞米松;CMT,西咪替丁;GST,格拉司琼;PHM,苯海拉明。

8.1.3.3　TAX+CBP+AVA+AVA维持

总则		TAX:(135~175)mg/m²,ivgtt(3~4 h),D1。
		CBP:AUC4~6,ivgtt(1 h),D1。
		AVA:7.5~15 mg/m²,ivgtt(30~90 min),D1。
		本方案为q3 w。
		示例:TAX,270 mg;CBP,500 mg;AVA,500 mg。
适应证		所有妇科恶性肿瘤的一线和二线化疗。
准备		DXM:0.75 mg×12tab、6tab,po(前晚22点和当日6点);只在第1 w使用,第2 w到第18 w可不用。
		心电监护4 h。
标准化疗方案	第1组	0.9%NaCl 100 mL + DXM(化疗前30 min,ivdrip)10 mg + CMT(化疗前30 min,ivdrip)200 mg + GST(化疗前30 min,ivdrip)8 mg,ivgtt。
		PHM(化疗前30 min)40 mg,im。
	第2组	0.9%NaCl 100 mL + TAX 30 mg,ivgtt(60 min,10 d/min起)。
	第3组	0.9%NaCl 250 mL + TAX 240 mg,ivgtt(3~4 h)。
	第4组	0.9%NaCl 500 mL + V_C1 g + V_{B6}0.2 g,ivgtt。
	第5组	5%GS 100 mL,ivgtt。
	第6组	5%GS 500 mL + CBP500 mg,ivgtt。
	第7组	0.9%NaCl 100 mL + AVA500 mg,ivgtt(0.5~1.5 h)。
	第8组	0.9%NaCl 100 mL + GST(ivdrip)8 mg,ivgtt。
维持方案	第9组	0.9%NaCl 100 mL + AVA400 mg,ivgtt(0.5~1 h)。
		维持治疗每3 w重复1次。
备注		警惕TAX过敏反应,做好抗过敏的预处理。
		化疗药物先用TAX再用CBP(取量按AUC5)。
		AVA维护治疗(周期性化疗结束后病情无进展者)每3周一次,共18~22次。

注:DXM,地塞米松;CMT,西咪替丁;GST,格拉司琼;PHM,苯海拉明。

8.1.3.4　TPT+DDP

总则	TPT:0.75 mg/(m²·d),ivgtt(0.5 h),D1~D3。	
	DDP:50 mg/m²,ivgtt,D1。	
	本方案为q3 w。	
	示例:TPT,1 mg/d;DDP,80 mg。	
适应证	复发性宫颈癌。	
准备	记出入量。	
方案	第1组	0.9%NaCl 100 mL + GST(化疗前30 min,ivdrip)8 mg,ivgtt,D1。
	第2组	0.9%NaCl 100 mL + TPT1 mg,ivgtt(30 min),D1。
	第3组	5%GS 500 mL + V$_C$1 g + V$_{B6}$0.2 g,ivgtt,D1。
	第4组	0.9%NaCl 500 mL + FSM(DDP前30 min,ivdrip)20 mg,ivgtt,D1。
	第5组	0.9%NaCl 500 mL + DDP80 mg,ivgtt,D1。
	第6组	补液1500 mL + GST(ivdrip)8 mg,ivgtt,D1。
	第7组	0.9%NaCl 100 mL + GST(ivdrip)8 mg,ivgtt,D2+D3。
	第8组	0.9%NaCl 100 mL + TPT1 mg,ivgtt(30 min),D2+D3。
	第9组	5%GS1000 mL+ V$_C$1 g + V$_{B6}$0.2 g,ivgtt,D2+D3。
	第10组	5%GS1000 mL + 15%KCl20 mL,ivgtt,D2+D3。
	第11组	0.9%NaCl 500 mL + GST(ivdrip)8 mg,ivgtt,D2+D3。
备注	骨髓抑制是TPT最主要的不良反应,通常较重。	
	大剂量DDP水化>3 d,输液量>3000 mL/d,且尿量>2000 mL/d。给予DDP前先给FSM20 mg,尿量>100 mL/h开始给DDP。	
	第2 d检测电解质,补K$^+$(3 g/d)。	

注:GST,格拉司琼;FSM,呋塞米。

197

8.1.3.5 TAX+ TPT+ AVA

总则	TAX:135～175 mg/m²,ivgtt(3～4 h),D1。	
	TPT:0.75 mg/(m²·d),ivgtt(0.5 h),D1～D3。	
	AVA:15 mg/kg,ivgtt(0.5～1.5 h),D1。	
	本方案每3～4 w为1个疗程。	
	示例:TAX,270 mg;TPT,1.2 mg/d;AVA,800 mg。	
适应证	所有妇科恶性肿瘤的一线和二线化疗。	
准备	DXM:0.75 mg×12 tab,0.75 mg×6 tab,po(前晚22点和当日6点)。	
	心电监护4 h。	
第1 d方案	第1组	0.9%NaCl 100 mL + DXM(化疗前30 min,ivdrip)10 mg + CMT(化疗前30 min,ivdrip)200 mg + GST(化疗前30 min,ivdrip)8 mg,ivgtt,D1。
		PHM(化疗前30 min)40 mg,im,D1。
	第2组	0.9%NaCl 100 mL + TAX 30 mg,ivgtt(30 min,10 d/min起),D1。
	第3组	0.9%NaCl 500 mL + TAX 240 mg,ivgtt(3～4 h),D1。
	第4组	0.9%NaCl 100 mL + TPT 1.2 mg,ivgtt(30 min),D1。
	第5组	0.9%NaCl 100 mL + AVA 800 mg,ivgtt(0.5～1.5 h),D1。
	第6组	补液1000 mL,ivgtt,D1。
第2 d、第3 d方案	第1组	0.9%NaCl 100 mL + ODS 8 mg,ivgtt(化疗前30 min,ivdrip),D2+D3。
	第2组	0.9%NaCl 250 mL + TPT 1.2 mg,ivgtt(30 min),D2+D3。
	第3组	0.9%NaCl 100 mL+AVA 400 mg,ivgtt(30～60 min),D2+D3。
备注	警惕TAX过敏反应,做好抗过敏的预处理程序。	
	化疗药物先用TAX再用TPT。	
	AVA首次滴注时间为90 min,依次缩短至30 min,最后每次30 min。	

注:DXM,地塞米松;CMT,西咪替丁;ODS,昂丹司琼;PHM,苯海拉明;FSM,呋塞米。

8.1.3.6 BIP方案：BLM+IFO+DDP

总则	BLM：15 mg，ivgtt（8 h），D1。	
	IFO：1 mg/（m²·d），ivgtt（3 h），D1～D5。	
	DDP：50 mg/m²，ivgtt，D1。	
	本方案每4 w为1个疗程。	
	示例：BLM，15 mg；IFO，2 g/d×4；DDP，80 mg。	
适应证	复发宫颈癌+晚期宫颈癌。	
准备	记出入量，D1。	
第1 d方案	第1组	0.9%NaCl 100 mL + GST8 mg，ivgtt，D1。
	第2组	0.9%NaCl 500 mL + BLM15 mg，ivgtt（6～8 h），D1。
	第3组	0.9%NaCl 500 mL + IFO2 g，，ivgtt（3 h），D1。
	第4组	0.9%NaCl10 mL + MSN0.4 g，ivgtt（IFO开始第0、4、8 h），D1。
	第5组	0.9%NaCl 500 mL + V_C1 g + V_{B6}0.2 g，ivgtt，D1。
	第6组	0.9%NaCl 500 mL + FSM20 mg，ivgtt（30 min），D1。
	第7组	0.9%NaCl 500 mL + DDP80 mg，ivgtt，D1。
	第8组	补液1000 mL，ivgtt，D1。
第2 d、第3 d 和第4 d 方案	第1组	0.9%NaCl 100 mL + GST（ivdrip）8 mg，ivgtt，D2+D3+D4。
	第2组	0.9%NaCl 1000 mL + V_C1 g + V_{B6}0.2 g，ivgtt，D2+D3+D4。
	第3组	0.9%NaCl 500 mL + IFO2 g，ivgtt（3 h），D2+D3+D4。
	第4组	0.9%NaCl10 mL + MSN0.4 g，iv（IFO开始第0、4、8 h），D2+D3+D4。
	第5组	补液1000 mL，ivgtt，D2+D3+D4。
	第6组	5%GS 500 mL + 15%KCl20 mL，ivgtt，D2+D3。
备注	IFO和DDP均需水化解毒3 d，输液量＞2500 mL/d，且尿量＞2000 mL/d。	
	IFO用在DDP之前，输注DDP之前给FSM 20 mg，尿量＞100 mL/h开始给药。	
	$X_{IFO（总）} = 1$ g/（m²·d）×体表面积×5 d（2 g/d）。	
	IFO需60% MSN解毒，分3次使用，预防出血性膀胱炎。	

注：GST，格拉司琼；MSN，mesna，美司钠。

8.1.3.7　PVB方案：DDP+VCR+BLM

总则	DDP：50 mg/m², ivgtt, D1。	
	VCR：1～1.5 mg, ivgtt, D1。	
	BLM：20 mg/m², ivgtt, D1、D8。	
	本方案每4 w为1个疗程。	
	示例：VCR, 2 mg；DDP, 80 mg；BLM, 30 mg。	
适应证	宫颈鳞癌的新辅助化疗。	
准备	记出入量, D1。	
第1 d方案	第1组	0.9%NaCl 100 mL + GST(ivdrip)8 mg, ivgtt, D1。
	第2组	0.9%NaCl10 mL + VCR(ivdrip)2 mg, ivgtt, D1。
	第3组	0.9%NaCl 500 mL + V_c1 g + V_{B6}0.2 g, ivgtt, D1。
	第4组	0.9%NaCl 500 mL + FSM(DDP前30 min)20 mg, ivgtt(30 min), D1。
	第5组	0.9%NaCl 500 mL + DDP80 mg, ivgtt(1～2 h), D1。
	第6组	5%GS 500 mL + GCL0.399 g, ivgtt, D1。
	第7组	0.9%NaCl 500 mL + BLM30 mg, ivgtt(6～8 h), D1。
	第8组	5%GS 500 mL, ivgtt, D1。
	第9组	0.9%NaCl 100 mL + GST(ivdrip)8 mg, ivgtt, D1。
第2 d、第3 d方案	第1组	0.9%NaCl 100 mL + GST(ivdrip)8 mg, ivgtt, D2+D3。
	第2组	0.9%NaCl 1000 mL + V_c1 g + V_{B6}0.2 g, ivgtt, D2+D3。
	第3组	5%GS1000 mL + 15%KCl20 mL, ivgtt, D2+D3。
	第4组	5%GS 500 mL, ivgtt, D2+D3。
	第5组	0.9%NaCl 100 mL + GST8 mg, ivgtt, D2+D3。
第8 d方案	第1组	0.9%NaCl 100 mL + GST(ivdrip)8 mg, ivgtt, D8。
	第2组	0.9%NaCl 500 mL + BLM30 mg, ivgtt(6～8 h), D8。
	第3组	0.9%NaCl 1000 mL + V_c1 g + V_{B6}0.2 g, ivgtt, D8。
	第4组	5%GS1000 mL + GCL0.399 g, ivgtt, D8。
	第5组	0.9%NaCl 100 mL +GST(ivdrip)8 mg, ivgtt, D8。

备注	大剂量 DDP 水化＞3 d,输液量＞3000 mL/d,且尿量＞2000 mL/d。给 DDP 前先给 FSM 20 mg,尿量＞100 mL/h 开始给 DDP。
	IDM 25 mg 提前口服预防 BLM 引起的高热。
	避免吸氧预防 BLM 引起的肺纤维化。
	VCR(9 am),DDP、BLM(3 pm)用药时序固定。

注:GST,格拉司琼;FSM,呋塞米;IDM,吲哚美辛。

8.1.3.8　DDP+5-FU方案

总则		DDP:60 mg/m²,ivgtt(1～2 h),D1。
		5FU:1 g,ivgtt(24 h),D1～D4。
		本方案每1 w 为1个疗程。
		示例:DDP,90 mg。
适应证		宫颈癌新辅助化疗。
准备		记出入量,D1。
方案	第1组	5%GS 500 mL,ivgtt,D1～D4。
	第2组	0.9%NaCl 500 mL + GST(DDP 前 30 min,ivdrip)8 mg + FSM(DDP 前 30 min,ivdrip)20 mg,ivgtt,D1。
	第3组	0.9%NaCl 500 mL + DDP90 mg,ivgtt(1～2 h),D1。
	第4组	5%GS 500 mL + V$_C$1 g + V$_{B6}$0.2 g,ivgtt,D1～D4。
	第5组	5%GS 500 mL + 5-FU1 g,ivgtt(24 h),D1～D4。
	第6组	5%GS1000 mL + 15%KCl20 mL,ivgtt,D1～D4。
	第7组	0.9%NaCl 100 mL + GST3 mg,ivgtt,D1～D4。
备注		大剂量 DDP 水化3 d,输液量＞3000 mL/d,且尿量＞2000 mL/d。给 DDP 前先给 FSM20 mg,尿量＞100 mL/h 开始给 DDP。
		记录尿量,检测电解质,注意补充 K⁺。
		5-FU 还可以使用 5-FU4 g +0.9%NaCl80 mL,96 h 持续泵入。

注:GST,格拉司琼;FSM,呋塞米。

8.1.3.9　DDP单药周疗

总则	DDP：40 mg/m²，ivgtt（1～2 h），D1或D2。	
	示例：DDP，60 mg/w。	
适应证	宫颈癌＋外阴癌同步放化疗，通常需要6 w。	
准备	记出入量，D1。	
第1 d方案	第1组	5%GS 1000 mL，ivgtt，D1。
	第2组	0.9%NaCl 500 mL ＋ V$_C$1 g ＋ V$_{B6}$0.2 g，ivgtt，D1。
	第3组	0.9%NaCl 500 mL ＋ GCL0.399 g，ivgtt，D1。
第2 d方案	第1组	5%GS 500 mL，ivgtt，D2。
	第2组	0.9%NaCl 500 mL ＋ GST（DDP 前 30 min，ivdrip）8 mg ＋ FSM20 mg（DDP 前 30 min，ivdrip），ivgtt，D2。
	第3组	0.9%NaCl 500 mL ＋ DDP100 mg，ivgtt（1～2 h），D2。
	第4组	5%GS 500 mL ＋ V$_C$1 g ＋ V$_{B6}$0.2 g，ivgtt，D2。
	第5组	5%GS 500 mL ＋ 15%KCl20 mL，ivgtt，D2。
	第6组	补液 1000 mL，ivgtt，D2。
第3 d方案	第1组	0.9%NaCl 250 mL ＋ GST（ivdrip）8 mg，ivgtt，D3。
	第2组	0.9%NaCl 1000 mL ＋ V$_C$1 g ＋ V$_{B6}$0.2 g，ivgtt，D2。
	第3组	5%GS1000 mL ＋ 15%KCl20 mL，ivgtt，D3。
	第4组	0.9%NaCl 500 mL ＋ GST（ivdrip）8 mg，ivgtt，D3。
备注	大剂量DDP水化＞3 d，输液量＞3000 mL/d，且尿量＞2000 mL/d。给DDP前先给FSM20 mg，尿量＞100 mL/h开始给DDP。	
	记录尿量，检测电解质，注意补充K⁺。	

注：GST，格拉司琼；FSM，呋塞米；GCL，glucuronolactone，肝泰乐。

8.1.3.10　GEM+DDP

总则	GEM：800～1000 mg/(m²·d)，ivgtt，D1、D8。	
	DDP：25 mg/(m²·d)，ivgtt，D1～D3。	
	本方案每4 w为1个疗程。	
适应证	宫颈癌的一线治疗方案。	
准备	记出入量，D1。	
第1 d 方案	第1组	0.9%NaCl 100 mL + GST(ivdrip)8 mg，ivgtt，D1。
	第2组	0.9%NaCl 250 mL + GEM1200 mg，ivgtt(0.5 h)，D1。
	第3组	0.9%NaCl 500 mL + V$_C$1 g + V$_{B6}$0.2 g，ivgtt，D1。
	第4组	0.9%NaCl 500 mL + DDP40 mg，ivgtt，D1。
	第5组	补液1500 mL + GST(ivdrip)8 mg，ivgtt，D1。
第2 d、 第3 d 方案	第1组	0.9%NaCl 100 mL+ GST(ivdrip)8 mg，ivgtt，D2+D3。
	第2组	0.9%NaCl 500 mL + DDP40 mg，ivgtt，D1。
	第3组	0.9%NaCl 1000 mL + V$_C$1 g + V$_{B6}$0.2 g，ivgtt，D2+D3。。
	第4组	5%GS1000 mL + 15%KCl10 mL，ivgtt，D2+D3。
第8 d 方案	第1组	0.9%NaCl 100 mL + GST(ivdrip)8 mg，ivgtt，D8。
	第2组	0.9%NaCl 250 mL + GEM1200 mg，ivgtt(0.5 h)，D8。
	第3组	0.9%NaCl 500 mL + V$_C$1 g + V$_{B6}$0.2 g，ivgtt，D8。
	第4组	5%GS 500 mL + GCL0.399 g，ivgtt，D8。
	第5组	0.9%NaCl250 mL + GST(ivdrip)8 mg，ivgtt，D8。
备注	输液量＞3000 mL/d，且尿量＞2000 mL/d。	
	GEM固定采用0.9%NaCl溶解，滴注时间≤30 min，否则会加重毒性反应。	
	GEM 800 mg/(m²·次)，可减轻骨髓抑制。	
	GEM与DDP同一天使用时，先用GEM。	

注：GST，格拉司琼；GCL，肝泰乐。

8.1.3.11 DDP单药方案

总则	DDP:50~70 mg/m²,ivgtt(1~2 h),D1~D3。
	本方案每3 w为1个疗程(示例:DDP,100 mg)。
适应证	复发性宫颈癌+子宫内膜癌。
准备	记出入量,D1。
第1 d方案	第1组	0.9%NaCl 1000 mL + FSM(DDP前30 min,ivdrip)20 mg + GST(DDP前30 min,ivdrip)8 mg,ivgtt,D1。
	第2组	0.9%NaCl 500 mL + DDP100 mg,ivgtt,D1。
	第3组	5%GS1000 mL + V_C1 g + V_{B6}0.2 g,ivgtt,D1。
	第4组	5%GS 500 mL + GCL0.399 g,ivgtt,D1。
	第5组	RGS 500 mL,ivgtt,D1。
第2 d、第3 d方案	第1组	0.9%NaCl 100 mL + GST(ivdrip)8 mg,ivgtt,D2+D3。
	第2组	0.9%NaCl 1000 mL + V_C1 g + V_{B6}0.2 g,ivgtt,D2+D3。
	第3组	5%GS1000 mL + 15%KCl20 mL,ivgtt,D2+D3。
	第4组	5%GS 500 mL + ATP40 mg + CEM-A100 U,ivgtt,D2+D3。
	第5组	0.9%NaCl 250 mL + GST(ivdrip)8 mg,ivgtt,D2+D3。
备注	大剂量DDP水化>3 d,输液量>3000 mL/d,且尿量>2000 mL/d。给DDP前先给FSM20 mg,尿量>100 mL/h开始给DDP。
	记录尿量,检测电解质,注意补充K⁺。

注:FSM,呋塞米;GST,格拉司琼;GCL,肝泰乐;ATP,adenine nucleoside triphosphate,腺嘌呤核苷三磷酸;CEM-A,coenzyme A,辅酶A。

8.1.3.12 TAX单药方案

总则	TAX:150~175 mg/m²,ivgtt(3~4 h),D1。
	本方案每3~4 w为1个疗程(示例:TAX,270 mg/d)。
适应证	宫颈癌+复发性子宫内膜癌+复发性卵巢癌+铂耐药卵巢癌。

准备	DXM:0.75 mg×12tab、6tab,po(前晚22点和当日6点)。	
	心电监护4 h。	
方案	第1组	0.9%NaCl 100 mL + DXM(化疗前30 min,ivdrip)10 mg + CMT(化疗前30 min,ivdrip)200 mg + GST(化疗前30 min,ivdrip)8 mg,ivgtt。
		PHM40 mg,im(化疗前30 min)。
	第2组	0.9%NaCl 100 mL + TAX 30 mg,ivgtt(30 min,10 d/min起)。
	第3组	0.9%NaCl 500 mL + TAX 240 mg,ivgtt(3～4 h)。
	第4组	补液500 mL + V_C1 g + V_{B6}0.2 g,ivgtt。
	第5组	5%GS 500 mL + GCL0.399 g,ivgtt,D1。
备注	警惕TAX过敏反应,做好抗过敏的预处理。	
	先用TAX再用DDP,DDP可在第1 d使用也可在第2 d使用。	
	记录尿量,检测电解质,注意补充K^+。	

注:DXM,地塞米松;CMT,西咪替丁;GST,格拉司琼;PHM,苯海拉明;GCL,肝泰乐。

8.1.3.13 DTAX单药方案

总则	DTAX:60～75 mg/m²,ivgtt(1 h),D1。	
	本方案每3～4 w为1个疗程。	
	示例:DTAX,270 mg/d。	
适应证	复发性宫颈癌+复发性卵巢癌+铂耐药卵巢癌+子宫内膜癌。	
准备	DXM:7.5 mg,bid,化疗前1 d开始,共3 d。	
	心电监护2 h。	
方案	第1组	0.9%NaCl 100 mL + DXM(化疗前30 min,ivdrip)10 mg + CMT(化疗前30 min,ivdrip)200 mg + GST(化疗前30 min,ivdrip)8 mg,ivgtt。
		PHM40 mg,im(化疗前30 min)。
	第2组	0.9%NaCl 100 mL + DTAX20 mg,ivgtt(30 min,10 d/min起)。
	第3组	0.9%NaCl 500 mL + DTAX100 mg,ivgtt(30 min)。

续表

方案	第4组	0.9%NaCl 500 mL + V_C1 g + V_{B6}0.2 g,ivgtt。
	第5组	5%GS 500 mL + GCL0.399 g,ivgtt,D1。
备注		警惕TAX过敏反应,做好抗过敏的预处理。
		DTAX常采用小剂量慢速滴注,预防过敏反应。
		DTAX抗过敏处理,DXM7.5 mg,一天两次,共3 d。

注:DXM,地塞米松;CMT,西咪替丁;GST,格拉司琼;PHM,苯海拉明;GCL,肝泰乐。

8.1.3.14　IFO单药方案

总则		IFO:2 g/(m²·d),ivgtt(3 h),D1～D3。
		本方案每3～4 w为1个疗程。
		示例:IFO,2 g/d(常规剂量为8～10 g,时限为4～5 d)。
适应证		宫颈癌二线化疗。
准备		记出入量:D1～D4。
方案	第1组	0.9%NaCl 500 mL + GST(ivdrip)8 mg,ivgtt,D1～D3。
	第2组	0.9%NaCl 500 mL + IFO2 g,ivgtt(3 h),D1～D3。
	第3组	0.9%NaCl10 mL + MSN0.4 g,ivgtt(IFO开始第0、4、8 h),D1～D3。
	第4组	5%GS 500 mL + GCL0.399 g,ivgtt,D1～D3。
	第5组	5%GS 500 mL + V_C1 g + V_{B6}0.2 g,ivgtt,D1～D3。
	第6组	RGS 500 mL,ivgtt,D1～D3。
	第7组	0.9%NaCl 500 mL + GST(ivdrip)8 mg,ivgtt,D1～D3。
备注		IFO最常见的毒副作用:出血性膀胱炎。
		预防措施:水化(输液量＞2500 mL/d,尿量＞2000 mL/d)+MSN(60%的IFO,分3次使用)。
		X_{IFO}=2 g/(m²·d)×S×3 d。

注:GST,格拉司琼;MSN,美司钠;GCL,肝泰乐。

8.2　子宫内膜癌

8.2.1　化疗指南

总则	全身化疗主要用于复发、转移和高危患者。
联合方案	首选:Ⅲ/Ⅳ期或复发的 HER-2(+)浆液性癌,CBP+TAX±HCT。
	次选:晚期或复发癌,CBP+DTAX、DDP+ADM、CBP+TAX+AVA;非 MSI-H/dMMR 的晚期或复发癌,LVT+KEY。
	方案:TC、TP、AP、TAP、TAX+CBP。
单药方案	MSI-H/dMMR:KEY。
	NTRK 基因融合阳性:LRT。
	方案:DDP、CBP、ADM、LDXR、TAX、DTAX、TPT、AVA。
备注	NCCN临床实践指南推荐方案(2020)。

注:CBP,卡铂;TAX,紫杉醇;HCT,trastuzumab,曲妥珠单抗;DTAX,多西紫杉醇;DDP,顺铂;ADM,阿霉素;AVA,贝伐珠单抗;LVT,levatinib,乐伐替尼;KEY,帕姆单抗;LRT,larotinib,拉罗替尼;LDXR,脂质体阿霉素;TPT,拓扑替康。

8.2.2　激素治疗指南

适应证	晚期癌、复发癌、不能耐受手术者。
	保留生育功能者(年轻早期癌)。
病理基础	推荐:高分化、中分化、ER(+)、PR(+)的 EC,特别是癌灶小、生长慢的 EC。
	不推荐:EC(低分化)、特殊病理类型(浆乳癌、透明细胞癌)。
孕激素	MPA(250～500 mg/d)或 MA(160～320 mg/d)。
抗雌激素类	TAM(20～40 mg/d)或 TRM(60 mg/d)。
芳香化酶抑制剂	LTZ(2.5 mg/d)或 ANS(1 mg/d)。

续表

注意事项	用药时间≥6个月(肝功能/3个月)。
	保留生育功能者:子宫内膜活检/(3～6个月)。
备注	NCCN临床实践指南推荐方案(2020)。

注:MA,甲地孕酮;MPA,甲羟孕酮;TAM,他莫昔芬;TRM,toremifene,托瑞米芬;LTZ,letrozole,来曲唑;ANS,anastrozole,阿那曲唑;EC,子宫内膜样癌;ER,雌激素受体;PR,孕激素受体。

8.2.3 子宫内膜癌精准化疗

8.2.3.1 DDP+EPI方案

总则		DDP:50～70 mg/m², ivgtt, D1。
		EPI:50～60 mg/m², ivgtt, D1。
		本方案每3 w为1个疗程。
		示例:DDP,90 mg;EPI,80 mg。
适应证		子宫内膜癌+子宫肉瘤的一线化疗。
准备		记出入量,D1。
第1 d 方案	第1组	5%GS 500 mL + GCL0.399 g, ivgtt, D1。
	第2组	0.9%NaCl 500 mL + FSM(DDP 前 30 min, ivdrip)20 mg + GST(DDP 前 30 min, ivdrip)8 mg, ivgtt, D1。
	第3组	0.9%NaCl 500 mL + DDP100 mg, ivgtt, D1。
	第4组	0.9%NaCl 500 mL + EPI(ivdrip)80 mg, ivgtt, D1。
	第5组	5%GS1000 mL + V_C1 g + V_{B6}0.2 g, ivgtt, D1。
第2 d、 第3 d 方案	第1组	0.9%NaCl 100 mL + GST(ivdrip)8 mg, ivgtt, D2+D3。
	第2组	0.9%NaCl 1000 mL + V_C1 g + V_{B6}0.2 g, ivgtt, D2+D3。。
	第3组	5%GS1000 mL + 15%KCl10 mL, ivgtt, D2+D3。
	第4组	0.9%NaCl 500 mL + GCL0.399 g, ivgtt, D2+D3。

备注	大剂量 DDP 水化>3 d,输液量>3000 mL/d,且尿量>2000 mL/d。给 DDP 前先给 FSM20 mg,尿量>100 mL/h 开始给 DDP。
	记录尿量,第 2 d 检测电解质,补充 K⁺(3 g/d)。
	EPI 需累计终身用量:800 mg/m²,每次使用前核对之前累积量。
	EPI 需用 0.9%NaCl 溶解。

注:GCL,肝泰乐;FSM,呋塞米;GST,格拉司琼。

8.2.3.2　TAP方案：DDP+EPI+TAX

总则		DDP:50 mg/m²,ivgtt(1～2 h),D1。
		EPI:50～60 mg/m²,ivgtt,D1。
		TAX:135～175 mg/m²,ivgtt(3～4 h),D1。
		本方案每 3 w 为 1 个疗程。
		示例:TAX,270 mg;DDP,80 mg;EPI,80 mg。
适应证		子宫内膜癌。
准备		DXM:0.75 mg×12 tab,0.75 mg×6 tab(前晚22点和当日6点)。
		心电监护 4 h。
第 1 d 方案	第1组	0.9%NaCl 100 mL + DXM(化疗前 30 min,ivdrip)10 mg + CMT(化疗前 30 min,ivdrip)200 mg + GST(化疗前 30 min,ivdrip)8 mg,ivgtt,D1。
		PHM(化疗前 30 min)40 mg,im,D1。
	第2组	0.9%NaCl 100 mL + TAX 30 mg,ivgtt(30 min,10 d/min 起),D1。
	第3组	0.9%NaCl 500 mL + TAX 240 mg,ivgtt(30 min),D1。
	第4组	0.9%NaCl 500 mL + V_C1 g + V_{B6}0.2 g,ivgtt,D1。
	第5组	0.9%NaCl 250 mL + EPI(ivdrip)80 mg,ivgtt,D1。
	第6组	0.9%NaCl 500 mL + FSM(DDP前 30 min,ivdrip)20 mg,ivgtt,D1。
	第7组	0.9%NaCl 500 mL + DDP80 mg,ivgtt,D1。
	第8组	5%GS1000 mL + GCL0.399 g,ivgtt,D1。

续表

第2 d、 第3 d 方案	第1组	0.9%NaCl 250 mL + GST(ivdrip)8 mg,ivgtt,D2+D3。
	第2组	0.9%NaCl 1000 mL + V_C1 g + V_{B6}0.2 g,ivgtt,D2+D3。
	第3组	5%GS1000 mL + 15%KCl20 mL,ivgtt,D2+D3。
	第4组	0.9%NaCl 500 mL + GCL0.399 g,ivgtt,D2+D3。
备注	警惕TAX过敏反应,做好抗过敏的预处理程序。化疗药先用TAX。	
	大剂量DDP水化>3 d,输液量>3000 mL/d,且尿量>2000 mL/d。给DDP前先给FSM 20 mg,尿量>100 mL/h开始给DDP。	
	记录尿量,第2 d检测电解质,补充K^+(3 g/d)。	
	EPI累计终身用量:800 mg/m²,每次使用前核对之前累积量。	
	EPI需用0.9%NaCl溶解。	

注:DXM,地塞米松;CMT,西咪替丁;GST,格拉司琼;PHM,苯海拉明;GCL,肝泰乐;FSM,呋塞米。

8.2.3.3　CBP单药方案

总则	CBP:AUC4~5,ivgtt,D1。	
	本方案每3~4 w为1个疗程。	
	示例:CBP,500 mg。	
适应证	复发性子宫内膜癌。	
方案	第1组	0.9%NaCl 250 mL + GST(ivdrip)8 mg,ivgtt,D1。
	第2组	5%GS 100 mL,ivgtt,D1。
	第3组	5%GS 500 mL + CBP500 mg,ivgtt,D1。
	第4组	5%GS 500 mL + GCL0.399 g,ivgtt,D1。
	第5组	0.9%NaCl 500 mL + V_C1 g + V_{B6}0.2 g,ivgtt,D1。
	第6组	0.9%NaCl 250 mL + GST(ivdrip)8 mg,ivgtt,D1。
备注	化疗补液量>2000 mL/d。	

注:GST,格拉司琼;GCL,肝泰乐。

8.2.3.4 ADM单药方案

总则	ADM:40~50 mg/m², ivgtt, D1。	
	本方案每3 w为1个疗程。	
	示例:ADM,60 mg。	
适应证	复发性子宫内膜癌。	
方案	第1组	0.9%NaCl 250 mL + GST(ivdrip)8 mg, ivgtt, D1。
	第2组	0.9%NaCl 500 mL, ivgtt, D1。
	第3组	0.9%NaCl30 mL + ADM60 mg, ivgtt(2~3 min,冲入), D1。
	第4组	5%GS 500 mL + GCL0.399 g, ivgtt, D2+D3。
	第5组	0.9%NaCl 1000 mL + V_C1 g + V_{B6}0.2 g, ivgtt, D2+D3。
备注	ADM类药物外渗可致严重的组织坏死,给药前需确保静脉通路畅通。	
	ADM有心脏毒性,且需累计终身用量(400 mg/m²),使用前核对之前累积量。	
	蒽环类所用溶液不同,ADM用0.9%NaCl或5%GS溶解。	

注:GST,格拉司琼;GCL,肝泰乐;FSM,呋塞米。

8.3 子宫肉瘤

8.3.1 化疗指南

联合方案	首选:CBP+TAX、THP+LDXR。
	次选:DTAX+GME、ADM或IFO、ADM+DTIC、GME+DTIC、GME+VNR、IFO或TAX、DDP+IFO。
	方案:TC、TI、IP、GEM+DTAX、IAP、PA、VAD、VADC。
单药方案	方案:DDP、ADM、LDXR、IFO、DCB、LRT(*NTPK*基因融合阳性)或ETT(*NTPK*基因融合阴性)。
备注	NCCN临床实践指南推荐方案(2020)。

注:CBP,卡铂;TAX,紫杉醇;THP,pirarubicin,吡喃阿霉素;LDXR,脂质体阿霉素;DTAX,多西紫杉醇;GME,吉西他滨;ADM,阿霉素;IFO,异环磷酰胺;DTIC,dacarbazine,达卡巴嗪;VNR,长春瑞滨;DDP,顺铂;LRT,拉罗替尼;ETT,entitinib,恩曲替尼。

8.3.2 激素治疗指南

总则	LG-ESS。
	ULMS:ER(+)、PR(+)。
AI	LG-ESS:一线治疗(晚期、复发、转移者);二线治疗(P治疗失败者)。
	ULMS:Ⅰ期、ER(+)或PR(+)者术后辅助治疗,复发、转移、无法切除者。
	LTZ(2.5 mg/d)、EXM(25 mg/d)、ANS(1 mg/d),多做二线用药。
HPP	LG-ESS:一线/二线治疗(晚期、复发、转移者);术后治疗(年轻保留生育功能的Ⅰ期ER或PR阳性者)。
	ULMS:可促进或抑制肿瘤生长,疗效不确切,使用需谨慎。
	MPA(250~500 mg/d)、MA(160~320 mg/d),时限为6个月。
GnRH-α	LG-ESS:联合HPP或AI。
	ULMS:控制症状有效,控制疾病作用不明显。
	因此不建议用于未明确的ULMS及早期ULMS。
	LPR、TPR等。
TAM	ER调节剂。
	可能会促进子宫肉瘤的进展,不建议使用。
备注	NCCN临床实践指南推荐方案(2020)。

注:ESS,子宫内膜间质肉瘤;LG-ESS,低级别子宫内膜间质肉瘤;ULMS,子宫平滑肌肉瘤;MPA,甲羟孕酮;MA,甲地孕酮;TAM,他莫昔芬;LPR,亮丙瑞林;TPR,曲普瑞林;HPP,high potency progesterone,高效孕酮;AI,aromatase inhibitors,芳香化酶抑制剂;LTZ,来曲唑;EXM,exemestane,依西美坦;ANS,阿那曲唑;P,孕激素。

8.3.3 子宫肉瘤精准化疗

8.3.3.1 TI方案:TAX+IFO

总则	TAX:135 mg/m^2,ivgtt(3~4 h),D1。
	IFO:1.6 g/(m^2·d),ivgtt(2~3 h),D1~D3。
	本方案每3~4 w为1个疗程。
	示例:TAX,240 mg/d;IFO,2 g/d。

适应证	子宫肉瘤(效果优于IP方案)+卵巢癌肉瘤。		
准备	DXM:0.75 mg×12tab、6tab,po(前晚22点和当日6点)。		
	心电监护4 h。		
第1 d 方案	第1组	0.9%NaCl 100 mL + DXM(化疗前30 min,ivdrip)10 mg + CMT(化疗前30 min,ivdrip)200 mg + GST(化疗前30 min,ivdrip)8 mg,ivgtt,D1。	
		PHM(化疗前30 min)40 mg,im,D1。	
	第2组	0.9%NaCl 100 mL + TAX 30 mg,ivgtt(30 min,10 d/min起),D1。	
	第3组	0.9%NaCl 500 mL + TAX210 mg,ivgtt(3~4 h),D1。	
	第4组	0.9%NaCl 500 mL + V_C1 g + V_{B6}0.2 g,ivgtt,D1。	
	第5组	0.9%NaCl 500 mL + IFO2 g,ivgtt(2~3 h),D1。	
	第6组	0.9%NaCl10 mL + MSN0.4 g,ivgtt(IFO开始第0、4、8 h),D1。	
	第7组	补液1000 mL,ivgtt,D1。	
第2 d、第3 d 方案	第1组	0.9%NaCl 100 mL + GST(ivdrip)8 mg,ivgtt,D2+D3。	
	第2组	0.9%NaCl 500 mL + IFO2 g,ivgtt(2~3 h),D2+D3。	
	第3组	0.9%NaCl10 mL + MSN0.4 g,ivgtt(IFO开始第0、4、8 h),D2+D3。	
	第4组	5%GS1500 mL + V_C1 g + V_{B6}0.2 g,ivgtt,D2+D3。	
备注	警惕TAX过敏反应,做好抗过敏的预处理程序。		
	缓慢滴速(10 d/min)开始,逐步加速。		

注:DXM,地塞米松;CMT,西咪替丁;GST,格拉司琼;PHM,苯海拉明;MSN,美司钠。

8.3.3.2 IP方案:IFO+DDP

总则	IFO:1.6 g/(m²·d),ivgtt(3 h),D1~D3。
	DDP:70 mg/m²,ivgtt(1~2 h),D1。
	本方案每3~4 w为1个疗程。
	示例:DDP,100 mg/d;IFO,2 g/d。
适应证	子宫肉瘤+卵巢癌肉瘤。
准备	记出入量。

续表

	第1组	0.9%NaCl 250 mL + GST(ivdrip)8 mg,ivgtt,D1。
	第2组	0.9%NaCl 500 mL + GCL0.399 g,ivgtt,D1。
	第3组	0.9%NaCl 500 mL + IFO2 g,ivgtt(3 h),D1。
第1 d 方案	第4组	0.9%NaCl10 mL + MSN0.4 g,ivgtt(IFO开始第0、4、8 h),D1。
	第5组	0.9%NaCl 500 mL + FSM(DDP前30 min,ivdrip)20 mg,ivgtt,D1。
	第6组	0.9%NaCl 500 mL + DDP100 mg,ivgtt(2 h),D1。
	第7组	0.9%NaCl 500 mL + V_C1 g + V_{B6}0.2 g,ivgtt,D1。
	第8组	5%GS1000 mL + 15%KCl10 mL,ivgtt,D1。
	第1组	0.9%NaCl 250 mL + GST(ivdrip)8 mg,ivgtt,D2+D3。
	第2组	0.9%NaCl 500 mL + V_C1 g + V_{B6}0.2 g,ivgtt,D2+D3。
第2 d、第3 d 方案	第3组	0.9%NaCl 500 mL + IFO2 g,ivgtt(3 h),D2+D3。
	第4组	0.9%NaCl10 mL+ MSN0.4 g,ivgtt(IFO开始第0、4、8 h),D2+D3。
	第5组	5%GS1000 mL + GCL0.399 g,ivgtt,D2+D3。
	第6组	5%GS1000 mL + 15%KCl20 mL,ivgtt,D2+D3。
备注		DDP和IFO均需水化解毒,输液量>3000 mL/d,且尿量>2000 mL/d。给DDP前先给FSM20 mg,尿量>100 mL/h开始给DDP。
		记录尿量,第2 d检测电解质,补充K^+(3 g/d)。
		IFO用在DDP之前,否则会加重骨髓抑制,加剧肾脏毒性反应。

注:GST,格拉司琼;MSN,美司钠;GCL,肝泰乐;FSM,呋塞米。

8.3.3.3 EPI+IFO

总则	EPI:60 mg/m²,ivgtt,D1。
	IFO:1.5 g/m²,ivgtt(3 h),D1~D3。
	本方案每3~4 w为1个疗程。
	示例:EPI,90 mg;IFO,2 g/d。
适应证	子宫肉瘤,尤其是高分化子宫平滑肌肉瘤。

准备	记尿量3 d。	
第1 d方案	第1组	0.9%NaCl 500 mL + GST(ivdrip)8 mg,ivgtt,D1。
	第2组	0.9%NaCl200 mL + EPI(ivdrip)90 mg,ivgtt,D1。
	第3组	0.9%NaCl 500 mL + IFO2 g,ivgtt(3 h),D1。
	第4组	0.9%NaCl10 mL + MSN0.4 g,ivgtt(IFO开始第0、4、8 h),D1。
	第5组	0.9%NaCl 500 mL,ivgtt,D1。
	第6组	5%GS1000 mL + V_C1 g + V_{B6}0.2 g,ivgtt,D1。
第2 d、第3 d方案	第1组	0.9%NaCl 500 mL + V_C1 g + V_{B6}0.2 g,ivgtt,D2+D3。
	第2组	0.9%NaCl 500 mL + GST(ivdrip)8 mg,ivgtt,D2+D3。
	第3组	0.9%NaCl 500 mL + IFO2 g,ivgtt(3 h),D1。
	第4组	0.9%NaCl10 mL + MSN0.4 g,ivgtt(IFO开始第0、4、8 h),D1。
	第5组	5%GS1000 mL + 15%KCl10 mL,ivgtt,D2+D3。
备注	IFO需要水化和MSN解毒,输液量>2500 mL/d,同时多饮水,且尿量>2000 mL/d。	
	EPI可静滴,也可溶于20 mL0.9%NaCl中从静脉中冲入。	
	EPI输注前后一定要确保管道通畅,外渗可致严重的组织损伤。	

注:GST,格拉司琼;MSN,美司钠;GCL,肝泰乐。

8.3.3.4 GEM+DTAX

总则	DTAX:75 mg/m²,ivgtt(1 h),D8。	
	GEM:900 mg/(m²·d),ivgtt(0.5 h),D1、D8。	
	本方案每3 w为1个疗程。	
	示例:DTAX,120 mg/d;GEM,1400 mg/d。	
适应证	子宫肉瘤,尤其是子宫平滑肌肉瘤的一线方案。	
第1 d方案	第1组	0.9%NaCl 100 mL + GST(化疗前30 min,ivdrip)8 mg,ivgtt,D1。
	第2组	0.9%NaCl 100 mL + GEM1400 mg,ivgtt(0.5 h),D1。
	第3组	5%GS1000 mL + V_C1 g + V_{B6}0.2 g,ivgtt,D1。

续表

准备		DXM：7.5 mg，bid，第7 d开始，共3 d，D8。
		心电监护4 h，D8。
第7 d、第8 d 方案	第1组	0.9%NaCl 100 mL + DXM（化疗前30 min，ivdrip）10 mg + CMT（化疗前30 min，ivdrip）200 mg + GST（化疗前30 min，ivdrip）8 mg，ivgtt，D7。
		PHM（化疗前30 min）40 mg，im，D7。
	第2组	0.9%NaCl 100 mL，ivgtt，D8。
		DTAX20 mg，ivgtt（30 min，10 d/min起），D7。
	第3组	0.9%NaCl 250 mL + DTAX100 mg，ivgtt（0.5～1 h），D8。
	第4组	5%GS 500 mL + V_C1 g +V_{B6}0.2 g，ivgtt，D8。
	第5组	0.9%NaCl 100 mL，ivgtt，D8。
	第6组	0.9%NaCl 100 mL + GEM 1400 mg，ivgtt（0.5 h），D8。
	第7组	0.9%NaCl 500 mL + GCL0.399 g，ivgtt，D8。
	第8组	0.9%NaCl 100 mL + GST（ivdrip）8 mg，ivgtt，D8。
备注		警惕TAX过敏反应，做好抗过敏的预处理程序。缓慢滴速（10 d/min）开始，逐步加速。
		预防DTAX过敏，常采用小剂量慢速静滴，总输注时间为60 min。
		GEM只能用0.9%NaCl静滴。

注：DXM，地塞米松；CMT，西咪替丁；GST，格拉司琼；PHM，苯海拉明。

8.3.3.5　IAP方案：IFO+EPI+DDP

总则	IFO：1.5 g/m^2，ivgtt，D1～D3。
	EPI：50～60 mg/m^2，ivgtt，D1。
	DDP：70 mg/m^2，ivgtt，D1。
	本方案每3～4 w为1个疗程。
	示例：EPI，80 mg；IFO，2 g/d；DDP，100 mg。
适应证	子宫肉瘤。
准备	记尿量3 d，D1。

续表

第1 d 方案	第1组	5%GS 500 mL + GCL0.399 g,ivgtt,D1。
	第2组	0.9%NaCl 500 mL + IFO2 g,ivgtt(3 h),D1。
	第3组	0.9%NaCl10 mL + MSN0.4 g,ivgtt(IFO开始第0、4、8 h),D1。
	第4组	0.9%NaCl 100 mL + EPI(ivdrip)80 mg,ivgtt,D1。
	第5组	0.9%NaCl 100 mL + DXM(化疗前30 min,ivdrip)10 mg + CMT(化疗前30 min,ivdrip)200 mg + GST(化疗前30 min,ivdrip)8 mg,ivgtt,D1。
	第6组	0.9%NaCl 500 mL + DDP100 mg,ivgtt,D1。
	第7组	5%GS1000 mL + V_C1 g + V_{B6}0.2 g,ivgtt,D1。
	第8组	RGS 500 mL,ivgtt,D1。
	第9组	0.9%NaCl 100 mL + GST(ivdrip)8 mg,ivgtt,D1。
第2 d、第3 d 方案	第1组	0.9%NaCl 100 mL + GST(ivdrip)8 mg,ivgtt,D2+D3。
	第2组	0.9%NaCl 500 mL + V_C1 g + V_{B6}0.2 g,ivgtt,D2+D3。
	第3组	0.9%NaCl 500 mL + IFO2 g,ivgtt(3 h),D2+D3。
	第4组	0.9%NaCl10 mL + MSN0.4 g,ivgtt(IFO开始第0、4、8 h),D2+D3。
	第5组	5%GS1000 mL + 15%KCl20 mL,ivgtt,D2+D3。
	第6组	RGS 500 mL,ivgtt,D2+D3。
	第7组	0.9%NaCl 250 mL + GST(ivdrip)8 mg,ivgtt,D2+D3。
备注		大剂量DDP水化>3 d,IFO也需要水化和MSN解毒。输液量>3000 mL/d,鼓励多饮水,且尿量>2000 mL/d。
		给DDP前先给FSM20 mg,尿量>100 mL/h开始给DDP。记录尿量,第2 d检测电解质,补充K^+(3 g/d)。
		EPI与DDP联合胃肠道反应明显增加,多采用DXM预防。
		IFO宜在DDP前使用,否则会加重肾毒性和骨髓抑制反应。
		EPI累积终身用量为800 mg/m²,溶于20 mL0.9%NaCl中,也可加入100~200 mL NaCl中静滴。输注前后一定要确保管道通畅。

注:DXM,地塞米松;CMT,西咪替丁;GST,格拉司琼;GCL,肝泰乐;MSN,美司钠;FSM,呋塞米。

8.3.3.6　DDP+EPI

总则	DDP：20 mg/m²，ivgtt，D1～D5。	
	EPI：50 mg/m²，ivgtt，D1。	
	本方案每3 w为1个疗程。	
	示例：EPI，80 mg；DDP，30 mg/d。	
适应证	子宫肉瘤一线治疗。	
方案	第1组	0.9%NaCl 500 mL + DXM（化疗前30 min，ivdrip）10 mg + GST（化疗前30 min，ivdrip）8 mg，ivgtt，D1～D5。
	第2组	0.9%NaCl 500 mL + DDP30 mg，ivgtt，D1～D5。
	第3组	0.9%NaCl 100 mL + EPI（ivdrip）80 mg，ivgtt，D1。
	第4组	0.9%NaCl 500 mL + V_C1 g + V_{B6}0.2 g，ivgtt，D1～D5。
	第5组	RGS 500 mL，ivgtt，D1～D5。
	第6组	0.9%NaCl 100 mL + GST（ivdrip）8 mg，ivgtt，D1～D5。
备注	小剂量DDP不必严格水化，但仍需补液＞2000 mL/d。	
	EPI与DDP联合使用胃肠道反应严重，常给予DXM预防。	
	EPI累积终身用量为800 mg/m²，使用前核对之前累积量。	
	EPI使用0.9%NaCl溶解。	

注：DXM，地塞米松；CMT，西咪替丁；GST，格拉司琼。

8.3.3.7　VAD方案：VCR+ADM+DTIC

总则	VCR：1.2 mg/(m²·d)，ivgtt，D1。
	ADM：20 mg/(m²·d)，ivgtt，D1～D3。
	DTIC：250 mg/m²，ivgtt，D1～D5。
	本方案每4 w为1个疗程。
	示例：VCR，2 mg；ADM，30 mg；DTIC，400 mg。
适应证	子宫肉瘤，尤其是平滑肌肉瘤。

续表

方案	第1组	0.9%NaCl 100 mL + GST(ivdrip)8 mg,ivgtt,D1～D5。
	第2组	0.9%NaCl 100 mL + VCR(ivdrip)2 mg,ivgtt(3 h),D1。
	第3组	0.9%NaCl 500 mL,ivgtt,D1。
	第4组	0.9%NaCl20 mL + ADM(ivdrip)30 mg,ivgtt,D1～D3。
	第5组	0.9%NaCl 100 mL + DITC 400 mg,ivgtt(0.5 h),D1。
	第6组	0.9%NaCl 500 mL + V_C1 g + V_{B6}0.2 g,ivgtt,D1。
	第7组	5%GS 500 mL + GCL0.399 g,ivgtt,D1。
备注	ADM输注前后一定要确保管道通畅,防止外渗导致严重组织损伤。	
	本方案中ADM可换用EPI,需注意相应溶媒。	
	化疗期间输液量＞2000 mL/d。	

注:GST,格拉司琼;GCL,肝泰乐。

8.3.3.8　VADC方案：VCR+EPI+DTIC+CTX

总则	VCR:1 mg/(m²·d),ivgtt,D1、D5。	
	EPI:50～60 mg/(m²·d),ivgtt,D1。	
	DTIC:200～250 mg/m²,ivgtt,D1～D5。	
	CTX:500 mg/m²,ivgtt,D1。	
	本方案每4 w为1个疗程。	
适应证	子宫肉瘤一线化疗方案。	
方案	第1组	0.9%NaCl 100 mL + GST(ivdrip)8 mg,ivgtt,D1～D5。
	第2组	0.9%NaCl 100 mL + VCR(ivdrip)1 mg,ivgtt(3 h),D1、D5。
	第3组	0.9%NaCl 500 mL,ivgtt,D1。
	第4组	0.9%NaCl20 mL + CTX(ivdrip)800 mg,ivgtt,D1。
	第5组	0.9%NaCl 100 mL + EPI80 mg,ivgtt,D1。

续表

方案	第6组	0.9%NaCl 100 mL + DTIC400 mg,ivgtt(0.5 h),D1~D5。
	第7组	0.9%NaCl 500 mL + V_C1 g + V_{B6}0.2 g,ivgtt,D1。
	第8组	5%GS 500 mL + GCL0.399 g,ivgtt,D1。
备注	ADM、EPI 也可加入 20 mL 溶液后 3~5 min 冲入。	
	化疗期间输液量>2000 mL/d。	

注:GST,格拉司琼;GCL,肝泰乐。

8.3.3.9 IFO 单药方案

总则	IFO:1.5 g/(m²·d),ivgtt(3 h),D1~D5。	
	本方案每3 w 为1个疗程。	
	示例:IFO,2 g/d,共 5 d。	
适应证	子宫肉瘤。	
准备	记出入量。	
方案	第1组	0.9%NaCl 500 mL + GST(ivdrip)8 mg,ivgtt,D1~D5。
	第2组	0.9%NaCl 500 mL + IFO2 g,ivgtt(3 h),D1~D5。
	第3组	0.9%NaCl10 mL + MSN0.4 g,ivgtt(IFO 开始第0、4、8 h),D1~D5
	第4组	5%GS 500 mL + GCL0.399 g,ivgtt,D1~D5。
	第5组	5%GS 500 mL + V_C1 g + V_{B6}0.2 g,ivgtt,D1~D5。
	第6组	RGS 500 mL,ivgtt,D1~D5。
	第7组	0.9%NaCl 500 mL + GST(ivdrip)8 mg,ivgtt,D1~D5。
备注	IFO 剂量计算:2 g/(m²·d)×体表面积×3 d,一般患者剂量为8~10 g,可以为2 g/d,依据具体情况使用4~5 d。	

注:GST,格拉司琼;GCL,肝泰乐;MSN,美司钠。

8.3.3.10　DTIC 单药方案

总则	DTIC：1200 mg/m²，ivgtt（0.5 h）。	
	本方案每 3 w 为 1 个疗程。	
	示例：DTIC，1800 mg。	
适应证	子宫肉瘤。	
方案	第 1 组	0.9%NaCl 100 mL + GST（ivdrip）8 mg，ivgtt。
	第 2 组	0.9%NaCl 250 mL + DTIC1800 mg，ivgtt（0.5 h），D1～D5。
	第 3 组	0.9%NaCl 500 mL + V_C1 g + V_{B6}0.2 g，ivgtt，D1。
	第 4 组	补液 1000 mL，ivgtt，D1。
备注	化疗期间输液量＞2000 mL/d。	

注：GST，格拉司琼。

8.4　卵巢肿瘤

8.4.1　卵巢癌 I 期患者初始化疗指南

首选方案	高级别浆液性癌、子宫内膜样癌（G2/3）、透明细胞癌、癌肉瘤：TAX+CBP。
	黏液性癌（IC）：TAX+CBP、5-FU+CF+OXA、CAP+OXA。
	低级别浆液性癌（ICG1）：TAX+CBP。
推荐方案	子宫内膜样癌（G2/3）、高级别浆液性癌、透明细胞癌、癌肉瘤：LDXR+CBP、DTAX+CBP。
	黏液性癌（IC）：LDXR+CBP、DTAX+CBP。
	低级别浆液性癌（ICG1）：LDXR+CBP。
	侵袭性交界肿瘤：DTAX+CBP。
	子宫内膜样癌（ICG1）：ANS、LTZ、EXM、LPR、TAM。

续表

特殊方案	子宫内膜样癌(G2/3)、高级别浆液性癌、透明细胞癌、癌肉瘤:CBP(>70岁或有并发症);CBP+IFO、DDP+IFO、TAX+IFO。
	黏液性癌(IC):CBP(>70岁或有并发症)。
	低级别浆液性癌(ICG1):CBP(>70岁或有并发症)。
备注	NCCN临床实践指南推荐方案(2020)。

注:TAX,紫杉醇;CBP,卡铂;5-FU,5-氟尿嘧啶;CF,四氢叶酸;OXA,奥沙利铂;CAP,卡培他滨;LDXR,脂质体阿霉素;DTAX,多西紫杉醇;ANS,阿那曲唑;LTZ,来曲唑;EXM,依西美坦;LPR,亮丙瑞林;TAM,他莫昔芬;IFO,异环磷酰胺。

8.4.2 卵巢癌Ⅱ~Ⅳ期患者初始化疗指南

首选方案	子宫内膜样癌、高级别浆液性癌、透明细胞癌、癌肉瘤:TAX+CBP、TAX+CBP+AVA +AVA(维持)。
	黏液性癌:TAX+CBP、TAX+CBP+AVA+AVA(维持)、5-FU+OXA+CF±AVA、CAP+OXA±AVA。
	低级别浆液性癌:TAX/CBP。
	侵袭性交界肿瘤:TAX/CBP/AVA+AVA(维持)。
推荐方案	高级别浆液性癌、子宫内膜样癌、透明细胞癌、癌肉瘤:TAX周疗或CBP周疗、LDXR+CBP、DTAX+CBP、TAX周疗或CBP3周疗。
	黏液性癌:TAX周疗/CBP周疗、LDXR+CBP、DTAX+CBP、TAX周疗或CBP周疗。
	低级别浆液性癌:TAX周疗或CBP周疗。
	侵袭性交界肿瘤:LDXR+CBP、DTAX+CBP、TAX周疗或CBP3周疗、ANS、LTZ、EXM、LPR、TAM。
特殊方案	子宫内膜样癌、高级别浆液性癌、透明细胞癌、癌肉瘤(腹腔/静脉):TAX+CBP、CBP+IFO、DDP+IFO、TAX+IFO、CBP(>70岁或有并发症)。
	黏液性癌:CBP(>70岁或有并发症)。
	低级别浆液性癌:CBP(>70岁或有并发症)。
备注	NCCN临床实践指南推荐方案(2020)。

注:TAX,紫杉醇;CBP,卡铂;AVA,贝伐珠单抗;5-FU,5-氟尿嘧啶;OXA,奥沙利铂;CF,四氢叶酸;CAP,卡培他滨;LDXR,脂质体阿霉素;DTAX,多西紫杉醇;ANS,阿那曲唑;LTZ,来曲唑;EXM,依西美坦;LPR,亮丙瑞林;TAM,他莫昔芬。

8.4.3 卵巢癌铂敏感复发患者化疗指南

首选方案	化疗药物:CBP/GEM±AVA,CBP/LDXR±AVA,CBP/TAX±AVA,CBP/GEM。
	靶向治疗(单药):AVA、NPR、OPR、RCP。
其他推荐方案	化疗药物:CBP/DTAX、CBP/TAX(周疗)、CBP、DDP、TAX、CAP、CTX、ADM、IFO、OXA、ATAX、ALI、NVB。
	靶向治疗(单药):NPR、AVA、PZP。
	激素治疗:AI、LPR、MA、TAM。
某些情况有效	黏液癌:5-FU/CF/OXA±AVA、CAP/OXA±AVA、CBP/ATAX、CBP/TAX、CAM/DDP(透明细胞癌)。
	靶向治疗:ETT,适用于 *NTRK* 基因融合阳性;TMT,适用于低级别浆液性癌。
	激素治疗:FVS,低级别浆液性癌。
	免疫治疗:KET,MSI-H/dMMR。
备注	NCCN临床实践指南推荐方案(2020)。

8.4.4 卵巢铂耐药患者化疗指南

首选方案	化疗药物:CTX(口服)+AVA、DTAX、VP-16(口服)、GEM、LDXR、LDXR+AVA、TAX(周疗)±AVA、TPT±AVA。
	靶向治疗(单药):AVA、NPR、OPR、RCP。
其他推荐方案	化疗药物:CTX、CAP、ADM、IFO、OXA、CAM、ATAX、ALI、NVB、TPT。
	靶向治疗(单药):PZP。
	激素治疗:AI、LPR、MA、TAM。

续表

	靶向治疗(单药):ETT(*NTRK*基因融合阳性)、LRT(*NTRK*基因融合阳性)、TMT(低级别浆液性癌)。
某些情况有效	激素治疗:FVS(低级别浆液性癌)。
	免疫治疗:KET(MSI-H/dMMR)。
备注	NCCN临床实践指南推荐方案(2020)。

注:CTX,环磷酰胺;AVA,贝伐珠单抗;DTAX,多西他赛;VP-16,依托泊苷;GEM,吉西他滨;LDXR,脂质体阿霉素;TPT,拓扑替康;NPR,niraparib,尼拉帕利;OPR,olaparib,奥拉帕利;RCP,rucaparib,卢卡帕尼;CAP,卡培他滨;ADM,阿霉素;IFO,异环磷酰胺;OXA,奥沙利铂;CAM,伊立替康;ATAX,白蛋白紫杉醇;ALI,培美曲塞;NVB,长春瑞滨;PZP,pazopanib,帕唑帕尼;AI,芳香化酶抑制剂;LPR,亮丙瑞林;MA,甲地孕酮;TAM,他莫昔芬;ETT,恩曲替尼;LRT,拉罗替尼;TMT,trametinib,曲美替尼;FVS,fluvestant,氟维司群;KET,帕姆单抗。

8.4.5 卵巢癌的靶向治疗指南

初始化疗	BRCA状态	可选药物
未用AVA	有突变	OPR、NRP。
	无突变或未知	NRP。
联用AVA	有突变	OPR±AVA、NPR。
	无突变或未知	OPR+AVA、AVA。
备注		NCCN临床实践指南推荐方案(2020)。

注:OPR,奥拉帕利;NRP,尼拉帕利;AVA,贝伐珠单抗。

8.4.6 卵巢癌的内分泌治疗指南

总则	内分泌治疗仅在特定情况下使用。
适应证	LG-OSC(ⅠC期):用内分泌治疗(单独使用)。
	Ⅱ~Ⅳ期:内分泌维持治疗(化疗后)。
	EDC(ⅠC期、G1级、ER和PR阳性),OEC(复发癌、二线化疗效果不佳、不能耐受),OGCT(复发癌)。

用药 方案	孕激素类：MA160～320 mg/d，MPA250～500 mg/d。
	抗雌激素类：TAM20 mg，bid。
	AI：LTZ2.5 mg/d或ANS1 mg/d。
	LPR3.75 mg，q4w；或GSR3.6 mg，q4w；建议使用6次。
备注	内分泌药物通常可持续应用，直至疾病进展或不可耐受。
	NCCN临床实践指南推荐方案（2020）。

注：LG-OSC，低级别浆液性癌；EDC，子宫内膜样癌；OEC，卵巢上皮；OGCT，卵巢颗粒细胞瘤；LTZ，来曲唑；ANS，阿那曲唑；AI，芳香化酶抑制剂；TAM，他莫昔芬；MA，甲地孕酮；MPA甲羟孕酮；LPR，亮丙瑞林；GSR，戈舍瑞林。

8.4.7　卵巢癌化疗方案指南

概述	化疗方案依据病理分级、TLN、手术情况、个人体质等综合因素制订个体化治疗方案。
联合方案	TC、DTAX+CBP、TP、CBP+LDXR、TAX+CBP、TAX、TC+AVA、PC、PAC、5-FU/CF/OXA、CAP/OXA、CC、TAX+TPT、TAX+DDP、CAM+DDP、GC、EI。
单药方案	TPT、DTAX、GEM、LDXR。
备注	NCCN临床实践指南推荐方案（2020）。
	具体内容详见卵巢癌精准化疗部分。

注：TLN，淋巴结转移。

8.4.8　卵巢癌精准化疗

8.4.8.1　DTAX+CBP

总则	DTAX：60～75 mg/m²，ivgtt（1 h），D1。
	CBP：AUC4～6，ivgtt（1～2 h），D1。
	本方案每3 w重复1次。
	示例：DTAX，120 mg；CBP，500 mg。

续表

适应证	卵巢上皮性癌的一线或二线化疗。	
准备	DXM：7.5 mg×12tab，po，bid，化疗前1 d开始，共3 d。	
	心电监护4 h。	
方案	第1组	0.9%NaCl 100 mL + DXM（化疗前30 min，ivdrip）10 mg + CMT（化疗前30 min，ivdrip）200 mg + GST（化疗前30 min，ivdrip）8 mg，ivgtt。
		PHM40 mg，im（化疗前30 min）。
	第2组	0.9%NaCl 100 mL + DTAX20 mg，ivgtt（30 min，10 d/min起）。
	第3组	0.9%NaCl 500 mL + DTAX100 mg，ivgtt（0.5～1 h）。
	第4组	0.9%NaCl 500 mL + V_C1 g + V_{B6}0.2 g，ivgtt。
	第5组	5%GS 100 mL，ivgtt。
	第6组	5%GS 500 mL + CBP500 mg，ivgtt（1～2 h）。
	第7组	0.9%NaCl 250 mL + GST（ivdrip）8 mg，ivgtt。
备注	警惕TAX过敏反应，做好抗过敏的预处理程序。	
	化疗药物先用DTAX再用CBP。	
	CBP毒副作用较重时可用其他铂类替代。	

注：DXM，地塞米松；CMT，西咪替丁；GST，格拉司琼；PHM，苯海拉明。

8.4.8.2　TAX周疗+CBP

总则	TAX：80 mg/m²，ivgtt（3～4 h），D1、D8、D15。
	CBP：AUC5～6，ivgtt（1～2 h），D1；或NDP：50～60 mg/m²，ivgtt（1～2 h），D1。
	本方案每4 w重复1次。
	示例：TAX，120 mg/w；CBP，500 mg。
适应证	卵巢上皮性癌的一线化疗。
	年老体弱或有其他并发症者。
准备	DXM：0.75 mg×12tab，0.75 mg×6tab，po（前晚22点和当日6点）。
	心电监护4 h。

方案	第1组	0.9%NaCl 100 mL + DXM（化疗前 30 min，ivdrip）10 mg + CMT（化疗前 30 min，ivdrip）200 mg + GST（化疗前 30 min，ivdrip）8 mg，ivgtt。 PHM（化疗前 30 min）40 mg，im，D1。
	第2组	0.9%NaCl 100 mL + TAX 30 mg，ivgtt（30 min，10 d/min 起），D1。
	第3组	0.9%NaCl 500 mL + TAX 30 mg，ivgtt（3～4 h），D1。
	第4组	0.9%NaCl 500 mL + V_C1 g + V_{B6}0.2 g，ivgtt，D1。
	第5组	5%GS 100 mL，ivgtt，D1。
	第6组	5%GS 500 mL + CBP500 mg，ivgtt（1～2 h），D1。
	第7组	5%GS 500 mL，ivgtt，D1。
	第8组	0.9%NaCl 100 mL + DXM（化疗前 30 min，ivdrip）10 mg + CMT（化疗前 30 min，ivdrip）200 mg + GST（化疗前 30 min，ivdrip）8 mg，ivgtt，D1+D15。 PHM（化疗前 30 min）40 mg，im，D1+D15。
	第9组	0.9%NaCl 100 mL + TAX 30 mg，ivgtt（30 min，10 d/min 起），D1+D15。
	第10组	0.9%NaCl 500 mL + TAX 30 mg，ivgtt（3～4 h），D1+D15。
	第11组	RGS1000 mL，ivgtt。
备注		警惕TAX过敏反应，做好抗过敏的预处理程序。
		化疗药物先用TAX再用CBP。
		若NDP取代CBP时，注意输注NDP后续继续输液 1000 mL。

注：DXM，地塞米松；CMT，西咪替丁；GST，格拉司琼；PHM，苯海拉明。

8.4.8.3　TAX周疗+CBP周疗

总则	TAX：60 mg/m^2，ivgtt（1 h），1～18 w。
	CBP：AUC2，ivgtt（1 h），1～18 w。
	本方案每周1次，连续使用18 w。
	注：TAX，90 mg/w。
适应证	卵巢上皮性癌的一线化疗。
	年老体弱或有其他并发症者（疗效与3 w方案相当，毒性相对减轻）。

| 准备 | DXM：0.75 mg×12tab，0.75 mg×6tab，po（前晚22点和当日6点）；只在第1 w使用，第2 w到第18 w可不用。 |
| | 心电监护（每周化疗前）4 h。 |

方案	第1组	0.9%NaCl 100 mL + DXM（化疗前30 min，ivdrip）10 mg + CMT（化疗前30 min，ivdrip）200 mg + GST（化疗前30 min，ivdrip）8 mg，ivgtt。
		PHM（化疗前30 min）40 mg，im。
	第2组	0.9%NaCl 250 mL + TAX90 mg，ivgtt（60 min，10 d/min起）。
	第3组	0.9%NaCl 500 mL + V_c1 g + V_{B6}0.2 g，ivgtt。
	第4组	5%GS 100 mL，ivgtt。
	第5组	5%GS 500 mL + CBPAUC2，ivgtt（1 h）。
	第6组	RGS1000 mL，ivgtt。

备注	警惕TAX过敏反应，做好抗过敏的预处理程序。
	化疗药物先用TAX再用CBP，强调按时化疗。
	可适当降低血常规要求，WBC≥3×10^9/L、Neut≥1×10^9/L、PLT≥75×10^9/L。
	TAX或CBP可减量20%。

注：DXM，地塞米松；CMT，西咪替丁；GST，格拉司琼；PHM，苯海拉明；RGS，林格氏液。

8.4.8.4　DDP+CTX

总则	CTX：70 mg/m²，ivgtt，D1。
	DDP：700 mg/m²，ivgtt，D1。
	本方案每4 w重复1次。
	示例：CTX，1000 mg；DDP，100 mg。
适应证	卵巢上皮性癌的一线化疗，价格低廉。
准备	记录尿量3 d。
方案	第1组	5%GS 500 mL + GCL0.399 g，ivgtt，D1。
	第2组	0.9%NaCl500 mL + FSM（给DDP前30 min，ivdrip）20 mg + GST（给DDP前30 min，ivgtt）8 mg，ivgtt，D1。
	第3组	0.9%NaCl 500 mL + DDP100 mg，ivgtt，D1。

	第4组	0.9%NaCl 100 mL + CTX(ivdrip)1000 mg,ivgtt,D1。
方案	第5组	RGS1500 mL,ivgtt,D1。
	第6组	0.9%NaCl 100 mL + GST(ivdrip)8 mg,ivgtt,D2+D3。
	第7组	0.9%NaCl 1000 mL + V_C1 g + V_{B6}0.2 g,ivgtt,D2+D3。
	第8组	5%GS1000 mL + 15%KCl20 mL,ivgtt,D2+D3。
	第9组	0.9%NaCl 500 mL + GCL0.399 g,ivgtt,D2+D3。
备注	大剂量DDP水化>3 d,输液量>3000 mL/d,24 h尿量>2000 mL。	
	给DDP前先给FSM20 mg,尿量>100 mL/h时,开始给DDP;鼓励患者多饮水。	
	水化后尿量显著增加,第2 d查电解质,补充K^+(3 g/d)。	

注:GST,格拉司琼;FSM,呋塞米;GCL,肝泰乐。

8.4.8.5　DDP+EPI+CTX

	CTX:500 mg/m²,ivgtt,D1。
	EPI:50~60 mg/m²,ivgtt,D1。
总则	DDP:50 mg/m²,ivgtt,D1。
	本方案每4 w重复1次。
	示例:CTX,800 mg;EPI,80 mg;DDP,80 mg。
适应证	卵巢上皮性癌的一线化疗,价格低廉。
准备	记录尿量3 d。
方案	第1组	5%GS 500 mL + GCL0.399 g,ivgtt,D1。
	第2组	0.9%NaCl 500 mL + FSM(给DDP前30 min,ivdrip)20 mg + GST(给DDP前30 min,ivdrip)8 mg,ivgtt,D1。
	第3组	0.9%NaCl 500 mL + DDP80 mg,ivgtt,D1。
	第4组	0.9%NaCl 250 mL + CTX(ivdrip)800 mg,ivgtt,D1。
	第5组	0.9%NaCl 500 mL + EPI80 mg,ivgtt,D1。

续表

方案	第6组	RGS1000 mL,ivgtt,D1。
	第7组	0.9%NaCl 100 mL + GST(ivdrip)8 mg,ivgtt,D2+D3。
	第8组	0.9%NaCl 1000 mL + V_C1 g + V_{B6}0.2 g,ivgtt,D2+D3。
	第9组	5%GS1000 mL + 15%KCl20 mL,ivgtt,D2+D3。
	第10组	RGA1000 mL,ivgtt,D2+D3。
备注		大剂量DDP水化>3 d,输液量>3000 mL/d,24 h尿量>2000 mL。
		水化后尿量显著增加,第2 d查电解质,补充K^+(3 g/d)。
		使用普通输液管化疗时,输注EPI前后要确保管道的通畅。

注:GST,格拉司琼;FSM,呋塞米;GCL,肝泰乐。

8.4.8.6 5-FU+CF+OXA

总则		OXA:85 mg/m²,ivgtt(2 h),D1。
		CF:400 mg/m²,ivgtt(2 h),D1。
		5-FU:400 mg/m²,ivgtt,D1。
		5-FU:2400 mg/m²,ivgtt(泵入,46 h),D1。
		本方案每2 w为1个疗程,推荐使用12个疗程。
适应证		卵巢上皮性癌(黏液性)+输卵管癌+腹膜癌的首选化疗方案之一。
准备		记录尿量3 d。
方案	第1组	0.9%NaCl 100 mL + GST(化疗前30 min,ivdrip)8 mg,ivgtt,D1。
	第2组	5%GS 500 mL + OXA85 mg/m²,ivgtt(2 h),D1。
	第3组	5%GS 100 mL,ivgtt,D1。
	第4组	0.9%NaCl 500 mL + CF100 mg/m²,ivgtt(2 h),D1。
	第5组	0.9%NaCl20 mL + 5-FU400 mg/m²,ivgtt,D1。
	第6组	0.9%NaCl50 mL + 5-FU2.4 g/m²,ivgtt(泵入,持续46~48 h),D1。
	第7组	5%GS1000 mL + V_C1 g + V_{B6}0.2 g,ivgtt,D1。

备注	药物使用顺序:首先是OXA,其次为CF,最后为5-FU。
	静滴CF半量后,给予5-FU静推,之后5-FU2.4 g/m²持续静滴(泵入)46～48 h。
	CF(无抗肿瘤作用)可增加5-FU的疗效。
	监测腹泻,预防5-FU的肠毒性(伪膜性肠炎)。
	保暖可预防OXA的神经毒性;>2 ℃可将OXA的输注时间延长至4 h。

注:GST,格拉司琼。

8.4.8.7 CAP/OXA

总则		OXA:130 mg/m²,ivgtt(2 h),D1。
		CAP:1000 mg/m²,po,bid,D1～D4。
		本方案每3 w为1个疗程,一般使用8个疗程。
		示例:OXA,200 mg;CAP,1.5 g/次。
适应证		卵巢上皮性癌(黏液性)+输卵管癌+腹膜癌初始治疗后的一线化疗。
准备		记录尿量3 d。
方案	第1组	0.9%NaCl 100 mL + GST(化疗前30 min,ivdrip)8 mg,ivgtt,D1。
	第2组	5%GS 500 mL + OXA200 mg,ivgtt(2 h),D1。
	第3组	5%GS 100 mL,ivgtt,D1。
	第4组	5%GS 500 mL + V_C1 g + V_{B6}0.2 g,ivgtt,D1。
	第5组	RGS1000 mL,ivgtt,D1。
	第6组	CAP1.5 g,po,bid,D1～D4。
备注		监测腹泻,预防CAP肠毒性,腹泻>4～6次/天时,需停药纠正;腹泻>8次/天者,再次用药时需适当减量。
		口服V_{B6}100 mg/d可预防CAP引起的手足综合征。
		OXA神经毒性发生率高,用药当日注意保暖预防神经毒性。
		OXA不能与0.9%NaCl配伍,一般在5%GS溶液中使用,输注后需冲洗输液管。

注:GST,格拉司琼。

8.4.8.8 CBP+CTX

总则	CBP:AUC5,ivgtt(2 h),D1。	
	CTX:600 mg/m²,ivgtt(2 h),D1。	
	本方案每3～4 w为1个疗程。	
	示例:CBP,500 mg;CTX,1000 mg。	
适应证	卵巢上皮性癌(对TAX过敏+经济条件差者)。	
方案	第1组	0.9%NaCl 100 mL + GST(化疗前30 min,ivdrip)8 mg,ivgtt,D1。
	第2组	5%GS 500 mL + CBP 500 mg,ivgtt(1～2 h),D1。
	第3组	0.9%NaCl 100 mL,ivgtt,D1。
	第4组	0.9%NaCl 100 mL + CTX 1000 mg,ivgtt(冲入),D1。
	第5组	0.9%NaCl 500 mL + V_C1 g + V_{B6}0.2 g,ivgtt,D1。
	第6组	5%GS 500 mL + GCL 0.399 g,ivgtt,D1。
	第7组	0.9%NaCl 100 mL + GST(ivdrip)8 mg,ivgtt,D1。
备注	输液量>2000 mL/d,尿量>2000 mL/24 h,减轻CTX的膀胱毒性。	
	CBP的胃肠道反应<DDP的胃肠道反应。	

注:GST,格拉司琼;GCL,肝泰乐。

8.4.8.9 TAX周疗+DDP

总则	TAX:75 mg/m²,ivgtt(3～4 h),D1、D8、D15。
	DDP:50～70 mg/m²,ivgtt(1～2 h),D1。
	本方案每4 w重复1次。
	示例:TAX,120 mg/w;DDP,100 mg。
适应证	适用于卵巢上皮性癌初始治疗+复发性卵巢癌治疗。
准备	DXM:0.75 mg×12tab,0.75 mg×6tab,po(前晚22点和当日6点)
	心电监护(D1、D8、D15)4 h。

第1 w 方案	第1组	0.9%NaCl 100 mL + DXM(化疗前30 min,ivdrip)10 mg + CMT(化疗前30 min,ivdrip)200 mg + GST(化疗前30 min,ivdrip)8 mg,ivgtt,D1。 PHM(化疗前30 min)40 mg,im,D1。
	第2组	0.9%NaCl 100 mL + TAX 30 mg,ivgtt(30 min,10 d/min起),D1。
	第3组	0.9%NaCl 500 mL + TAX 90 mg,ivgtt(3～4 h),D1。
	第4组	0.9%NaCl 500 mL + V_C1 g + V_{B6}0.2 g,ivgtt,D1。
	第5组	0.9%NaCl 500 mL + FSM(给DDP前30 min,ivdrip)20 mg,ivgtt,D1。
	第6组	0.9%NaCl 500 mL + DDP 100 mg,ivgtt,D1。
	第7组	RGS 1000 mL,ivgtt,D1。
	第8组	0.9%NaCl 100 mL + GST(ivdrip)8 mg,ivgtt,D2+D3。
	第9组	0.9%NaCl 1000 mL + V_C1 g + V_{B6}0.2 g,ivgtt,D2+D3。
	第10组	5%GS1000 mL + 15%KCl20 mL,ivgtt,D2+D3。
	第11组	0.9%NaCl 500 mL,ivgtt,D2+D3。
第2 w、第3 w 方案	第12组	0.9%NaCl 100 mL + DXM(化疗前30 min,ivdrip)10 mg + CMT(化疗前30 min,ivdrip)200 mg + GST(化疗前30 min,ivdrip)8 mg,ivgtt,D8或D15。 PHM 40 mg,im(化疗前30 min),D8或D15。
	第13组	0.9%NaCl 100 mL + TAX 30 mg,ivgtt(30 min,10 d/min起),D8或D15。
	第14组	0.9%NaCl 500 mL + TAX 90 mg,ivgtt(3～4 h),D8或D15。
	第15组	RGS 1000 mL,ivgtt,D8或D15。
备注		警惕TAX过敏反应,做好抗过敏的预处理程序。
		化疗药物先用TAX再用DDP。
		水化＞3 d,尿量＞2000 mL/d,输注DDP前20 min先给予FSM(20 mg,ivdrip),使尿量＞100 mL/h;记录尿量,检测电解质,注意补充KCl。
		卵巢癌初始治疗TAX取量为150～175 mg/m²,卵巢复发癌取量为135～150 mg/m²。

注:DXM,地塞米松;CMT,西咪替丁;GST,格拉司琼;PHM,苯海拉明;FSM,呋塞米;RGS,ringer's fluid,林格氏液。

8.4.8.10　TAX+DDP

总则		TAX:135～175 mg/m², ivgtt(3～4 h), D1。
		DDP:50～70 mg/m², ivgtt, D1。
		本方案每3 w重复1次。
		示例:TAX, 270 mg; DDP, 100 mg。
适应证		卵巢癌术后盆腹腔有小残留癌灶者。
		肿瘤包膜破裂+复发性卵巢癌合并腹水者。
		满意减瘤术后的Ⅱ～Ⅲ期。
准备		DXM:0.75 mg×12tab, 0.75 mg×6tab, po(前晚22点和当日6点)
		心电监护4 h。
方案	第1组	0.9%NaCl 100 mL + DXM(化疗前30 min, ivdrip)10 mg + CMT(化疗前30 min, ivdrip)200 mg + GST(化疗前30 min, ivdrip)8 mg, ivgtt, D1。
		PHM(化疗前30 min)40 mg, im, D1。
	第2组	0.9%NaCl 100 mL + TAX 30 mg, ivgtt(30 min, 10 d/min起), D1。
	第3组	0.9%NaCl 500 mL + TAX 240 mg, ivgtt(3～4 h), D1。
	第4组	0.9%NaCl 500 mL + FSM(DDP前30 min, ivdrip)20 mg, ivgtt。
	第5组	0.9%NaCl 500 mL + FSM(给DDP前30 min, ivdrip)20 mg, ivgtt, D1。
	第6组	0.9%NaCl 500 mL + DDP 100 mg, ivgtt, D1。
	第7组	RGS 1000 mL, ivgtt, D1。
	第8组	0.9%NaCl 100 mL + GST(ivdrip)8 mg, ivgtt, D2+D3。
	第9组	0.9%NaCl 1000 mL + V_C1 g + V_{B6}0.2 g, ivgtt, D2+D3。
	第10组	5%GS 1000 mL + 15%KCl 20 mL, ivgtt, D2+D3。
备注		警惕TAX过敏反应,做好抗过敏的预处理程序。
		化疗药物先用TAX再用DDP, DDP可在第1 d使用,也可在第2 d使用。
		水化>3 d,减轻肾脏毒性,输液量>3000 mL/d,尿量>2000 mL/d。
		灌注DDP前,先给FSM 20 mg(ivdrip),使尿量增加至100 mL/h。

备注	灌注0.9%NaCl(1000 mL)形成人工水腹,保持腹内液体容积在2000 mL左右。
	TAX初次治疗量为150～175 mg/m²,复发癌治疗量为135～150 mg/m²。
	化疗毒性反应:静脉+腹腔灌注＞静脉。
	记录尿量,检测电解质,注意补充KCl。

注:DXM,地塞米松;CMT,西咪替丁;GST,格拉司琼;PHM,苯海拉明;FSM,呋塞米;RGS,林格氏液。

8.4.8.11 LDXR+CBP

总则	LDXR:30 mg/m²,ivgtt(1.5 h),D1。	
	CBP:AUC4～6,ivgtt(1～2 h),D1。	
	本方案每4 w重复1次。	
	示例:LDXR,50 mg;CBP,500 mg。	
适应证	卵巢的初始化疗和复发后化疗。	
	子宫内膜癌+子宫肉瘤。	
准备	DXM:0.75 mg×12tab,0.75 mg×6tab,po(前晚22点和当日6点)	
	心电监护4 h。	
方案	第1组	0.9%NaCl 100 mL + DXM(化疗前30 min,ivdrip)10 mg + GST(化疗前30 min,ivdrip)8 mg,ivgtt,D1。
	第2组	5%GS 100 mL,ivgtt,D1。
	第3组	5%GS 250 mL + LDXR 50 mg,ivgtt(90 min,5～10 d/min),D1。
	第4组	5%GS 500 mL + V$_C$1 g + V$_{B6}$0.2 g,ivgtt,D1。
	第5组	5%GS 100 mL,ivgtt,D1。
	第6组	5%GS 500 mL + CBP 500 mg,ivgtt,D1。
	第7组	0.9%NaCl 100 mL + GCL 0.399 g,ivgtt,D1。
	第8组	0.9%NaCl 100 mL + GST(ivdrip)8 mg,ivgtt,D1。
备注	LDXR只能用5%GS稀释应用;CBP取量一般为AUC5;化疗当日输液量＞2000 mL。	
	疗效同TAX+CBP。	

注:DXM,地塞米松;GST,格拉司琼;GCL,肝泰乐。

8.4.8.12 GEM+CBP

总则	GEM:800~1000 mg/m², ivgtt(0.5 h), D1、D8。	
	DDP:AUC4~5, ivgtt, D1。	
	本方案每4 w重复1次。	
	示例:GEM,1400 mg/w;CBP,500 mg。	
适应证	卵巢癌(晚期)二线治疗。	
第1 w 方案	第1组	0.9%NaCl 100 mL + GST(ivdrip)8 mg, ivgtt, D1。
	第2组	5%GS 500 mL + CBP 500 mg, ivgtt, D1。
	第3组	0.9%NaCl 500 mL + V_C1 g + V_{B6}0.2 g, ivgtt, D1。
	第4组	0.9%NaCl 100 mL, ivgtt, D1。
	第5组	0.9%NaCl 250 mL + GEM 1400 mg, ivgtt(0.5 h), D1。
	第6组	5%GS 500 mL + GCL 0.399 g, ivgtt, D1。
	第7组	0.9%NaCl 100 mL + GST(ivdrip)8 mg , ivgtt, D1。
第2 w 方案	第8组	0.9%NaCl 100 mL + GST(化疗前30 min, ivdrip)8 mg, ivgtt, D8。
	第9组	0.9%NaCl 250 mL + GEM 1400 mg, ivgtt(0.5 h), D8。
	第10组	补液 1500 mL + GST(ivdrip)8 mg, ivgtt, D8。
	第11组	0.9%NaCl 500 mL + V_C1 g + V_{B6} 0.2 g, ivgtt, D8。
	第12组	5%GS 500 mL + GCL 0.399 g, ivgtt, D8。
	第13组	0.9%NaCl 100 mL + GST(ivdrip)8 mg, ivgtt, D8。
备注	GEM 只能用 0.9%NaCl 稀释,CBP 使用后 4 h 再用 GEM。	
	骨髓抑制偏重时,后续治疗的剂量需根据前一疗程的反应进行适当调整。	
	第8 d 出现1度骨髓抑制,GEM 不减量;如果出现2度骨髓抑制,可暂时推迟1~3 d 化疗,或减量化疗剂量。	

注:GST,格拉司琼;GCL,肝泰乐。

8.4.8.13　TAX周疗+TPT周疗

总则	TAX:70 mg/m², ivgtt, D1、D8、D15。	
	TPT:1.75 mg/m², ivgtt, D1、D8、D15。	
	本方案每4 w为1个疗程。	
	示例:TAX,120 mg;TPT,2 mg。	
适应证	适用于复发性卵巢癌。	
准备	DXM:0.75 mg×12tab,0.75 mg×6tab,po(前晚22点和当日6点;第3 w可不用)。	
	心电监护(D1、D8、D15)4 h。	
方案	第1组	0.9%NaCl 100 mL + DXM(化疗前30 min, ivdrip)10 mg + CMT(化疗前30 min, ivdrip)200 mg + GST(化疗前30 min, ivdrip)8 mg, ivgtt。
		PHM(化疗前30 min)40 mg, im。
	第2组	0.9%NaCl 100 mL + TAX 30 mg, ivgtt(30 min, 10 d/min起)。
	第3组	0.9%NaCl 500 mL + TAX 90 mg, ivgtt(3～4 h)。
	第4组	0.9%NaCl 500 mL + V_C1 g + V_{B6}0.2 g, ivgtt。
	第5组	0.9%NaCl 100 mL + TPT 2 mg, ivgtt(30 min)。
	第6组	0.9%NaCl 500 mL +GCL 0.399 g , ivgtt, D1。
	第7组	0.9%NaCl 100 mL + GST(ivdrip)8 mg, ivgtt, D1。
备注	警惕TAX过敏反应,做好抗过敏的预处理程序。	
	TPT毒副作用:骨髓抑制。	
	化疗当日输液量>2000 mL。	

注:DXM,地塞米松;CMT,西咪替丁;GST,格拉司琼;PHM,苯海拉明;GCL,肝泰乐。

8.4.8.14 CAM+DDP

总则	CAM:60 mg/(m²·d),ivgtt(1 h),D1、D8、D15。	
	DDP:60～70 mg/m²,ivgtt(1～2 h),D1。	
	本方案每4 w重复1次。	
	示例:CAM,100 mg/次;DDP,100 mg。	
适应证	铂敏感的复发性卵巢透明细胞癌治疗。	
第1 w 方案	第1组	0.9%NaCl 100 mL + GST(化疗前30 min,ivdrip)8 mg,ivgtt,D1。
	第2组	0.9%NaCl 250 mL + CAM 100 mg,ivgtt(30～90 min,10 d/min起),D1。
	第3组	0.9%NaCl 500 mL + V$_C$1 g + V$_{B6}$0.2 g,ivgtt,D1。
	第4组	0.9%NaCl 500 mL + FSM(给DDP前30 min,ivdrip)20 mg,ivgtt,D1。
	第5组	0.9%NaCl 500 mL + DDP 100 mg,ivgtt,D1。
	第6组	RGS 1000 mL,ivgtt,D1。
	第7组	0.9%NaCl 100 mL + GST(ivdrip)8 mg,ivgtt,D2+D3。
	第8组	0.9%NaCl 500 mL + V$_C$1 g + V$_{B6}$0.2 g,ivgtt,D2+D3。
	第9组	5%GS 1000 mL + 15%KCl 20 mL,ivgtt,D2+D3。
	第10组	RGS 1500 mL,ivgtt,D2+D3。
第2 w、第3 w 方案	第11组	0.9%NaCl 100 mL + GST(化疗前30 min,ivdrip)8 mg,ivgtt,D8或D15。
	第12组	0.9%NaCl 250 mL + CAM 100 mg,ivgtt(30～90 min),D8或D15。
	第13组	补液 1500 mL + GST(ivdrip)8 mg,ivgtt,D8或D15。
备注	先用CAM后用DDP。	
	CAM不良反应:迟发性腹泻。	
	水化>3 d,尿量>2000 mL/d,输注DDP前20 min给予FSM(20 mg,ivdrip),使尿量>100 mL/h;记录尿量,检测电解质,注意补充KCl。	

注:GST,格拉司琼;FSM,呋塞米。

8.4.8.15　VP-16+IFO

总则	VP-16：100 mg/(m²·d)，ivgtt，D1～D3。	
	IFO：1.2～1.5 g/(m²·d)，ivgtt(3 h)，D1～D4。	
	本方案每 4 w 为 1 个疗程。	
	示例：VP-16，100 mg/d；IFO，2 g/d，共 4 d。	
适应证	复发性铂耐药性卵巢癌治疗。	
方案	第 1 组	0.9%NaCl 100 mL + GST(ivdrip)8 mg，ivgtt，D1～D4。
	第 2 组	0.9%NaCl 500 mL + IFO 2 g，ivgtt(3 h)，D1～D4。
	第 3 组	0.9%NaCl 10 mL + MSN 0.4 g，ivgtt(IFO 开始第 0、4、8 h)，D1～D4。
	第 5 组	0.9%NaCl 500 mL + VP-16 100 mg，ivgtt，D1～D4。
	第 6 组	补液 1500 mL，ivgtt，D1～D4。
备注	T_{vp-16}=100 mg/(m²·d) × $S_{体表}$ × 3 d。	
	VP-16 常规剂量：450～500 mg，100 mg/d。	

注：GST，格拉司琼；MSN，美司钠。

8.4.8.16　TPT 单药化疗

总则	常规方案：TPT1.2～1.5 mg/(m²·d)，ivgtt，D1～D5；3 w 为 1 个疗程。	
	周疗方案：4 mg/(m²·w)，ivgtt；4 w 为 1 个疗程。	
适应证	复发性耐药性卵巢癌治疗。	
常规方案	第 1 组	0.9%NaCl 100 mL + GST(ivdrip)8 mg，ivgtt，D1～D5。
	第 2 组	0.9%NaCl 100 mL + TPT 2 mg，ivgtt(0.5 h)，D1～D4。
	第 3 组	0.9%NaCl 500 mL + V_C1 g + V_{B6}0.2 g，ivgtt，D1～D4。
	第 4 组	0.9%NaCl 500 mL + GCL 0.399 g，ivgtt，D1～D4。
周疗方案	第 1 组	0.9%NaCl 100 mL + GST(ivdrip)8 mg，ivgtt，D1、D8、D15。
	第 2 组	0.9%NaCl 100 mL + TPT 6 mg，ivgtt(0.5～1 h)，D1、D8、D15。

续表

周疗方案	第3组	0.9%NaCl 500 mL + V$_C$1 g +V$_{B6}$0.2 g,ivgtt,D1、D8、D15。
	第4组	0.9%NaCl 500 mL + GCL 0.399 g,ivgtt,D1、D8、D15。
备注		骨髓抑制是TPT的主要不良反应,通常较重,常规方案比周疗方案严重。
		显效时间较长,通常4个疗程才能看到效果,需耐心等待。

注:GST,格拉司琼;GCL,肝泰乐。

8.4.8.17 DTAX周疗

总则		DTAX:40 mg/(m^2·d),ivgtt(1 h),D1、D8、D15。
		本方案每4 w为1个疗程。
		示例:DTAX,60 mg/d。
适应证		适用于铂耐药型复发型卵巢癌治疗。
准备		DXM:7.5 mg,bid,化疗前1 d开始,共3 d。
		心电监护(D1、D8、D15)2 h。
方案	第1组	0.9%NaCl 100 mL + DXM(化疗前30 min,ivdrip)10 mg + CMT(化疗前30 min,ivdrip)200 mg + GST(化疗前30 min,ivdrip)8 mg,ivgtt。
		PHM(化疗前30 min)40 mg,im。
	第2组	0.9%NaCl 100 mL + DTAX 20 mg,ivgtt(30 min,10 d/min起)。
	第3组	0.9%NaCl 100 mL + DTAX 40 mg,ivgtt(0.5 h)。
	第4组	0.9%NaCl 500 mL + V$_C$1 g + V$_{B6}$0.2 g,ivgtt。
	第5组	0.9%NaCl 500 mL + GCL 0.399 g,ivgtt。
备注		DTAX抗过敏处理:DXM7.5 mg,bid,共3 d。
		DTAX总输注时间为1 h。
		DTAX用药3 w休息1 w,或用药6 w休息2 w。

注:DXM,地塞米松;CMT,西咪替丁;GST,格拉司琼;PHM,苯海拉明;GCL,肝泰乐。

8.4.8.18 TAX±AVA周疗

总则	TAX:80 mg/m²,ivgtt(1 h),D1、D8、D15。	
	AVA:15 mg/kg,ivgtt,D1。	
	本方案每4 w为1个疗程。	
	示例:TAX,120 mg/次;AVA,800 mg/次。	
适应证	适用于铂耐药型复发型卵巢癌,建议使用6个疗程。	
准备	DXM,0.75 mg×12tab,0.75 mg×6tab,po(前晚22点和当日6点)	
	心电监护(D1、D8、D15)2 h。	
方案	第1组	0.9%NaCl 100 mL + DXM(化疗前30 min,ivdrip)10 mg + CMT(化疗前30 min,ivdrip)200 mg + GST(化疗前30 min,ivdrip)8 mg,ivgtt,D1、D8、D15。
		PHM 40 mg,im(化疗前30 min),D1、D8、D15。
	第2组	0.9%NaCl 100 mL + TAX 30 mg,ivgtt(30 min,10 d/min起),D1、D8、D15。
	第3组	0.9%NaCl 250 mL + TAX 90 mg,ivgtt(1 h),D1、D8、D15。
	第4组	0.9%NaCl 100 mL + AVA 800 mg,ivgtt(0.5～1.5 h),D1、D8、D15。
	第5组	补液2000 mL,ivgtt,D1、D8、D15。
备注	本方案为TAX密集剂量方案,TAX每周给药1次,一般连续使用18 w(3 w为1个疗程,共6个疗程)。	
	首次使用AVA时,ivgtt,90 min,若耐受性好,后续依次缩短30 min,至每次ivgtt为30 min。	
	强调按时化疗的重要性,必要时降低BRT的要求。	

注:DXM,地塞米松;CMT,西咪替丁;GST,格拉司琼;PHM,苯海拉明;FSM,呋塞米;RGS,林格氏液。

8.4.8.19　GEM单药（周疗）

总则	GEM：1000 mg/(m²·d)，ivgtt(0.5 h)，D1、D8、D15。	
	本方案每4 w为1个疗程。	
	示例：GEM，1600 mg/d。	
适应证	复发性耐药性卵巢癌治疗。	
方案	第1组	0.9%NaCl 100 mL + GST(ivdrip)8 mg，ivgtt。
	第2组	0.9%NaCl 250 mL + GEM 1600 mg，ivgtt(0.5 h)。
	第3组	0.9%NaCl 500 mL + V_C1 g + V_{B6}0.2 g，ivgtt。
	第4组	0.9%NaCl 500 mL + GCL 0.399 g，ivgtt。
	第5组	5%GS 500 mL，ivgtt。
	第6组	0.9%NaCl 100 mL + GST(ivdrip)8 mg，ivgtt。
备注	若骨髓抑制明显，可酌情减量至800 mg/m²。	
	GEM只能用0.9%NaCl溶解，建议滴注时间为30 min，滴注时间延长会加重毒性。	
	第3次给药后，po，2 w后开始下1个疗程。	

注：GST，格拉司琼；GCL，肝泰乐。

8.4.8.20　LDXR单药方案

总则	LDXR：40～50 mg/m²，ivgtt(1.5 h)，D1。	
	本方案每4 w为1个疗程。	
	示例：LDXR，70 mg。	
适应证	复发性耐药性卵巢癌治疗。	
方案	第1组	0.9%NaCl 100 mL + DXM(化疗前30 min，ivdrip)10 mg + GST(化疗前30 min，ivdrip)8 mg，ivgtt。
	第2组	5%GS 100 mL，ivgtt。
	第3组	5%GS 500 mL + LDXR 70 mg，ivgtt(共90 min，前15 min为5～10 d/min)。
	第4组	5%GS 100 mL，ivgtt。
	第5组	5%GS 500 mL + V_C1 g + V_{B6}0.2 g，ivgtt。

续表

方案	第6组	5%GS 500 mL + CBP 500 mg,ivgtt。
	第7组	0.9%NaCl 500 mL + GCL 0.399 g,ivgtt。
	第8组	0.9%NaCl 100 mL + GST(ivdrip)8 mg,ivgtt。
备注		LDXR只能用5%GS稀释应用。
		为了减少LDXR的毒性,可预防性使用DXM,并控制速度,开始时慢滴速,具体为5～15 d/min;如果15 min内无不良反应,接下来15 min滴速可加倍;若仍能耐受,余药在60 min内滴完,总滴注时间在90 min内。
		注意患者的既往蒽环类药物累计使用量。

注:DXM,地塞米松;GST,格拉司琼;GCL,肝泰乐。

8.5　卵巢恶性生殖细胞肿瘤

8.5.1　化疗指南

初始治疗	首选方案	BEP方案:BLM+VP-16+DDP。
	有效方案	EC方案:VP-16+CBP,用于部分ⅠB～Ⅲ期的无性细胞瘤。
复发治疗	首选方案	TIP方案:TAX+IFO+DDP。
	有效方案	PE方案:DDP+VP-16。
		DTAX±CBP。
		VIP方案:VP-16+IFO+DDP。
		TAX±CBP、TAX+GEM。
		TA+IFO。
		VIP方案:VCR+IFO+DDP。
备注		NCCN临床实践指南推荐方案(2020)。

注:BLM,博来霉素;VP-16,依托泊苷;DDP,顺铂;CBP,卡铂;TAX,紫杉醇;IFO,异环磷酰胺;GEM,吉西他滨;VCR,长春新碱。

8.5.2　精准化疗方案

8.5.2.1　BEP方案：BLM+VP-16+DDP

总则	DDP：20 mg/(m²·d)，ivgtt，D1～D5。	
	VP-16：100 mg/(m²·d)，ivgtt，D1～D3。	
	BLM：15 mg/d，ivgtt，D1～D3。	
	本方案每4 w为1个疗程。	
适应证	卵巢生殖细胞肿瘤+卵巢性索间质细胞肿瘤+滋养细胞肿瘤。	
方案	第1组	0.9%NaCl 100 mL + GST（化疗前30 min，ivdrip）8 mg，ivgtt，D1～D5。
	第2组	0.9%NaCl 500 mL + BLM 15 mg，ivgtt（8 h），D1～D3。
	第3组	5%GS 500 mL + V$_C$1 g + V$_{B6}$0.2 g，ivgtt，D1～D5。
	第4组	0.9%NaCl 500 mL + VP-16 100 mg（1～2 h），ivgtt，D1～D5。
	第5组	0.9%NaCl 250 mL + DDP 30 mg，ivgtt（1～2 h），D1～D5。
	第6组	5%GS 500 mL + GCL 0.399 g，ivgtt，D1～D5。
	第7组	RGS 500 mL，ivgtt，D1～D5。
	第8组	0.9%NaCl 100 mL + GST（ivdrip）8 mg，ivgtt，D1～D5。
备注	DDP为小剂量，不必严格水化，但补液可减轻肾毒性，确保尿量＞2000 mL/d。	
	避免吸氧以预防BLM引起的肺毒性。	
	口服IDM（25 mg）以预防BLM引起的高热。	
	BLM终身剂量为360 mg，总疗程为4～6个。	
	少儿使用该方案时，BLM一般只用1 d。	

注：GST，格拉司琼；GCL，肝泰乐。

8.5.2.2　PVB方案：DDP+VCR+BLM

总则	DDP：20 mg/(m²·d)，ivgtt，D1～D5。	
	VCR：1～1.5 mg/(m²·d)，ivgtt，D1～D2。	
	BLM：20 mg/m²，im，D2、D9、D16。	
	本方案每3 w为1个疗程。	
适应证	卵巢生殖细胞肿瘤+卵巢性索间质细胞肿瘤。	
方案	第1组	0.9%NaCl 100 mL + GST（化疗前30 min，ivdrip）8 mg，ivgtt，D1～D5。
	第2组	0.9%NaCl 10 mL + VCR 2 mg，ivgtt，D1～D2。
	第3组	0.9%NaCl 500 mL + V$_C$1 g + V$_{B6}$0.2 g，ivgtt，D1～D5。
	第4组	0.9%NaCl 250 mL + DDP 30 mg，ivgtt（1～2 h），D1～D5。
	第5组	5%GS 500 mL + GCL 0.399 g，ivgtt，D1～D5。
	第6组	注射用水6 mL+ BLM 30 mg，im（深部），D2、D9、D16。
	第7组	RGS 500 mL，ivgtt，D1～D5。
	第8组	0.9%NaCl 100 mL + GST（ivdrip）8 mg，ivgtt，D1～D5。
备注	DDP为小剂量，不必严格水化，但补液可减轻肾毒性，确保尿量>2000 mL/d。	
	PVB方案用药讲究时序性，VCR为上午9:00，DDP、BLM为下午3:00，用药时序一般固定不调整。	

注：GST，格拉司琼；GCL，肝泰乐。

8.5.2.3　VAC方案：VCR+KSM+CTX

总则	VCR：1.5～2 mg，ivgtt，D1。
	KSM：5～7 μg/(kg·d)，ivgtt，D2～D6。
	CTX：5～7 mg/(kg·d)，ivgtt，D2～D6。
	本方案每4 w为1个疗程。
	示例：VCR，2 mg；KSM，300 μg/d；CTX，300 mg/d。
适应证	卵巢生殖细胞肿瘤+卵巢性索间质细胞肿瘤，是使用BLM已达到极限的替代方案。

续表

	第1组	0.9%NaCl 100 mL + GST(ivdrip)8 mg,ivgtt,D1。
	第2组	0.9%NaCl 10 mL + VCR(ivdrip)2 mg,ivgtt,D1。
	第3组	0.9%NaCl 1000 mL + V_C1 g + V_{B6}0.2 g,ivgtt,D1。
方案	第4组	0.9%NaCl 100 mL + GST(ivdrip)8 mg,ivgtt,D2～D6。
	第5组	5%GS 500 mL + KSM 300 μg,ivgtt,D2～D6。
	第6组	0.9%NaCl 500 mL,ivgtt,D2～D6。
	第7组	0.9%NaCl 30 mL + CTX(ivdrip)300 mg,ivgtt,D2～D6。
	第8组	补液 1000 mL,ivgtt,D2～D6。
备注	KSM 和 CTX 也可在化疗第1 d 使用。	
	KSM 可按200 μg/(m²·d)取量,CTX 可按200 mg/(m²·d)取量。	

注:GST,格拉司琼。

8.5.2.4　TIP方案：TAX+IFO+DDP

	TAX:135～175 mg/m²,ivgtt(3 h),D1。	
	IFO:1.4 g/(m²·d),ivgtt(3 h),D2～D4。	
总则	DDP:25 mg/m²,ivgtt,D2～D4。	
	本方案每3～4 w 为1个疗程。	
	示例:TAX,270 mg;DDP,30 mg/d;IFO,2 g/d。	
适应证	是复发性卵巢恶性生殖细胞肿瘤首选方案,建议使用4个疗程。	
准备	DXM:0.75 mg×12tab,0.75 mg×6tab,po(前晚22点和当日6点)	
	心电监护(D1)4 h。	
方案	第1组	0.9%NaCl 100 mL + DXM(化疗前 30 min,ivdrip)10 mg + CMT(化疗前 30 min,ivdrip)200 mg + GST(化疗前 30 min,ivdrip)8 mg,ivgtt。
		PHM(化疗前 30 min)40 mg,im。
	第2组	0.9%NaCl 100 mL + TAX 30 mg,ivgtt(30 min,10 d/min起)。
	第3组	0.9%NaCl 500 mL + TAX 240 mg,ivgtt(3～4 h)。

	第 4 组	补液 1500 mL, ivgtt, D1。
	第 5 组	0.9%NaCl 500 mL + GST(化疗前 30 min, ivdrip)8 mg, ivgtt, D2～D4。
	第 6 组	0.9%NaCl 500 mL + IFO2 g, ivgtt(3 h), D2～D4。
方案	第 7 组	0.9%NaCl 10 mL + MSN 0.4 g, ivgtt(IFO 开始第 0、4、8 h), D2～D4。
	第 8 组	0.9%NaCl 250 mL + DDP 30 mg, ivgtt(0.5～1 h), D2～D4。
	第 9 组	补液 2000 mL, ivgtt, D2～D4。
	第 10 组	0.9%NaCl 100 mL + GST(ivdrip)8 mg, ivgtt, D2～D4。
	警惕 TAX 过敏反应,做好抗过敏的预处理程序,滴注时从 10 d/min 开始。	
	DDP 可按 60～70 mg/m² 取量,使用 1 d 或 2 d。	
	IFO 和大剂量 DDP 均需水化解毒,IFO 可致出血性膀胱炎,可给予 MSN 解毒。	
备注	首先使用 IFO,然后使用 DDP,防止加重毒副作用。	
	使用 G-CSF 防止骨髓抑制。	
	呕吐反应较重时,要重视止吐,注意补液和补钾。	

注:DXM,地塞米松;CMT,西咪替丁;GST,格拉司琼;PHM,苯海拉明;MSN,美司钠;G-CSF,granulocyte colony stimulating factor,欣粒生。

8.5.2.5　EP方案：VP-16+DDP

	VP-16:100 mg/(m²·d), ivgtt(2 h), D1～D3。	
总则	DDP:20 mg/(m²·d), ivgtt, D1～D5。	
	本方案每 3 w 为 1 个疗程。	
	示例:VP-16,100 mg/d;DDP,30 mg/d。	
适应证	卵巢生殖细胞肿瘤+卵巢性索间质细胞肿瘤+滋养细胞肿瘤。	
	第 1 组	0.9%NaCl 100 mL + GST(化疗前 30 min, ivdrip)8 mg, ivgtt, D1～D5。
方案	第 2 组	0.9%NaCl 500 mL + VP-16 100 mg, ivgtt(2 h), D1～D5。
	第 3 组	0.9%NaCl 250 mL + DDP 30 mg, ivgtt(1～2 h), D1～D5。

续表

方案	第4组	补液 1500 mL,ivgtt,D1~D5。
	第5组	0.9%NaCl 100 mL + GST(ivdrip)8 mg,ivgtt,D1~D5。
备注		DDP为小剂量,不必严格水化,但补液可减轻肾毒性,确保尿量>2000 mL/d。
		VP-16宜在DDP前使用。
		VP-16:1个疗程剂量为100 mg/(m²·d)×3 d,一般成人总量为500 mg,故分5 d使用,100 mg/d。

注:GST,格拉司琼。

8.5.2.6　VP-16+CBP

总则		CBP:400 mg/m²,ivgtt,D1。
		VP-16:120 mg/(m²·d),ivdrip,D1~D3。
		本方案每4 w为1个疗程。
		示例:CBP,600 mg;VP-16,200 mg/d。
适应证		卵巢无性细胞瘤。
方案	第1组	0.9%NaCl 100 mL + GST(化疗前30 min,ivdrip)8 mg,ivgtt,D1~D3。
	第2组	5%GS 500 mL + CBP 600 mg,ivgtt(1~2 h),D1。
	第3组	5%GS 500 mL + V$_C$1 g + V$_{B6}$0.2 g,ivgtt,D1~D3。
	第4组	0.9%NaCl 1000 mL + VP-16 200 mg,ivgtt,D1~D3。
	第5组	5%GS 500 mL + GCL 0.399 g,ivgtt,D1~D3。
	第6组	0.9%NaCl 100 mL + GST(ivdrip)8 mg,ivgtt,D1~D3。
备注		也可用DDP、NDP取代CBP,使用DDP时需水化3 d;使用NDP时,输注完NDP后需补液1000 mL。
		补液量>2000 mL/d。

注:GST,格拉司琼;DDP,顺铂;NDP,奈达铂。

8.6　卵巢恶性性索间质肿瘤

8.6.1　化疗指南

初始治疗	首选方案	TAX+CBP。
	次选方案	PE方案:DDP+VP-16。
	特殊方案	BEP方案:BLM+VP-16+DDP。
复发治疗	首选方案	TAX+CBP。
	有效方案	PE方案:DDP+VP-16。
		DTAX。
		TAX。
		AVA(靶向治疗)。
		TAX+IFO。
	特殊方案	AI:EXM、LTZ。
		LPR(颗粒细胞瘤)。
		TAM。
备注		NCCN临床实践指南推荐方案(2020)。

注:TAX,紫杉醇;CBP,卡铂;DDP,顺铂;VP-16,依托泊苷;BLM,博来霉素;DTAX,多西紫杉醇;AVA,贝伐珠单抗;IFO,异环磷酰胺;AI,芳香化酶抑制剂;EXM,依西美坦;LTZ,来曲唑;LPR,亮丙瑞林;TAM,他莫昔芬。

8.6.2　化疗方案

总则	卵巢上皮性癌和恶性生殖细胞肿瘤的化疗方案均可选用。
常用方案	BEP(BLM+VP-16+DDP)方案。
	TC(TAX+CTX)方案。
备注	NCCN临床实践指南推荐方案(2020)。

8.7　滋养细胞肿瘤

8.7.1　化疗指南

葡萄胎	预防性化疗方案	MTX 或 Act-D 单药。
低危 GTD	一线方案	MTX 单药(5 d 或 8 d 方案)、Act-D 单药(患者不能耐受 MTX)。
	二线方案	Act-D、5-FU、VP-16、MTX+Act-D、EMA/CO。
高危 GTD	首选方案	EMA/CO。
	一线方案	EMA/EP、MEA、MAC、FA。
超高危 GTD	首选方案	VP-16/DDP 诱导+EMA/CO。
备注		NCCN 临床实践指南推荐方案(2020)。

注:MTX,甲氨蝶呤;Act-D,放射线菌素 D;5-FU,5-氟尿嘧啶;VP-16,依托泊苷。

8.7.2　化疗方案

单药方案	适用于临床期别低,预后评分低的患者。
	MTX、Act-D、5-FU。
联合方案	适用于有转移高危、耐药及复发的患者。
	Act-D+MTX、BEP、KSM+5-FU、5-FU+Act-D+VCR、Act-D+VP-16、5-FU+Act-D+VCR+VP-16、EMA/CO、EMA/EP。
诱导方案	超高危。
	VP-16+DDP。
	超高危 GTD 在 EMA/CO 前给予诱导化疗 1~3 个疗程。

8.7.3 滋养细胞肿瘤精准化疗

8.7.3.1 MTX单药

总则		方案1:MTX 0.4 mg/(kg·d),im/ivgtt(2 h),D1～D5。
		方案2:MTX 1 mg/(kg·d),im,D1、D3、D5、D7。
		CF:0.1 mg/(kg·d),im,D2、D4、D6、D8。
		方案1:每9 d为1个疗程;方案2:每6 d为1个疗程。
		示例:方案1,MTX 20 mg/d,共5 d;方案2,MTX 50 mg/d。
适应证		低危侵蚀性葡萄胎。
方案1	第1组	0.9%NaCl 100 mL + GST(ivdrip)8 mg,ivgtt,qd,D1～D5。
	第2组	0.9%NaCl 4 mL + MTX 20 mg,im,D1～D5。
		或5%GS 500 mL+MTX 20 mg,ivgtt,D1～D5。
	第3组	补液。
方案2	第1组	0.9%NaCl 100 mL + GST(ivdrip)8 mg,ivgtt,qd,D1～D5。
	第2组	0.9%NaCl 4 mL + MTX 50 mg,im,D1、D3、D5、D7。
	第3组	0.9%NaCl 4 mL + CF 5 mg,im,D2、D4、D6、D8。
	第4组	补液。
备注		用药期间尿量>2500 mL/d,并用NaHCO$_3$碱化尿液(NaHCO$_3$1 g,po,qd)。
		MTX毒性在连续滴注时较大,一般采用单次注射给药。
		解毒时CF在MTX给药24 h后使用。
		化疗前1 d至化疗后1～2 d,患者液体摄入量>3000 mL/d。

注:GST,格拉司琼;CF,四氢叶酸。

8.7.3.2 Act-D单药方案（2周重复）

总则	方案1：Act-D，10～12 μg/(kg·d)，ivgtt(3 h)，D1～D5。	
	方案2：Act-D，1.2 mg/m²，ivgtt(3 h)，D1。	
	方案1：每9 d为1个疗程；方案2：每2 w为1个疗程。	
适应证	低危侵蚀性葡萄胎，多在患者不能耐受MTX时选用。	
	方案1更常见，方案2不作为MTX耐药的二线化疗。	
方案1	第1组	0.9%NaCl 100 mL + GST(ivdrip)8 mg，ivgtt，qd，D1～D5。
	第2组	5%GS 4 mL + Act-D10～12 μg/kg，ivgtt(3 h)，D1～D5。
	第3组	补液。
方案2	第1组	0.9%NaCl 100 mL + GST(ivdrip)8 mg，ivgtt，qd，D1。
	第2组	5%GS 500 mL + Act-D 1.2 mg/m²，ivgtt(3 h)，D1。
	第3组	补液。
备注	主要不良反应：口腔溃疡、消化道症状。	
	对于每天用药量为500 μg的患者，为了避免浪费药物，可400 μg和600 μg交替用药。	
	特别提示：有水痘病史或水痘患者禁用。	

注：GST，格拉司琼。

8.7.3.3 5-FU单药方案（单枪化疗）

总则	5-FU：20～30 mg/(kg·d)，ivgtt(8～10 h)，D1～D8(或D10)。	
	本方案每2 w为1个疗程。	
	示例：共8～10 d。	
适应证	低危GTD二线方案，效果好，毒副作用大。	
方案	第1组	0.9%NaCl 100 mL + GST(ivdrip)8 mg，ivgtt，qd，D1～D8(或D10)。
	第2组	5%GS 4 mL + 5-FU 20～30 mg/m²，ivgtt(8～10 h)，D1～D8(或D10)。
	第3组	5%GS 500 mL + V$_C$1 g + V$_{B6}$0.2 g，ivgtt，D1～D8(或D10)。

方案	第4组	0.9%NaCl 500 mL + GCL 0.399 g,ivgtt,D1～D8(或D10)。
	第5组	0.9%NaCl 500 mL + GST(ivdrip)8 mg,ivgtt,qd,D1～D8(或D10)。
备注		后半程药量需重新测量体重后计算。
		补液量>2000 mL/d,鼓励患者进食饮水。
		腹泻>5次/天或为血便时,或骨髓抑制,停止化疗。

注:GTD,妊娠滋养细胞疾病;GST,格拉司琼;GCL,肝泰乐。

8.7.3.4　Act-D+MTX

总则		MTX:30 mg/d,im或宫颈注射,D1、D3、D5。
		Act-D:6～8 μg/(kg·d),ivgtt(3 h),D1～D6。
		本方案每2 w为1个疗程。
适应证		单药耐药、高危、复发滋养细胞肿瘤。
方案	第1组	0.9%NaCl 100 mL + GST(ivdrip)8 mg,ivgtt,qd,D1～D6。
	第2组	0.9%NaCl 500 mL + Act-D 6～8 μg/kg,ivgtt(8～10 h),D1～D6。
	第3组	0.9%NaCl 20 mL + MTX 30 mg,im或宫颈注射,D1、D3、D5。
	第4组	0.9%NaCl 500 mL + V_C1 g + V_{B6}0.2 g,ivgtt,D1～D6。
	第5组	5%GS 500 mL + GCL 0.399 g,ivgtt,D1～D6。
备注		补液量>2000 mL。

注:GST,格拉司琼;GCL,肝泰乐。

8.7.3.5　5-FU+Act-D

总则	5-FU:24～26 mg/(kg·d),ivgtt(8 h),D1～D8。
	Act-D:6～8 μg/(kg·d),ivgtt(3 h),D1～D8。
	本方案每3 w为1个疗程。
适应证	侵袭性葡萄胎的主要方案之一,疗效好,毒性大。

续表

	第1组	0.9%NaCl 100 mL + GST(ivdrip)8 mg,ivgtt,qd,D1。
方案	第2组	0.9%NaCl 500 mL + Act-D 4～6 μg/kg,ivgtt(3 h),D1。
	第3组	5%GS 500 mL + 5-FU 24～26 mg/kg,ivgtt(8 h),D1～D8。
	第4组	5%GS 500 mL + V_C1 g + V_{B6}0.2 g,ivgtt,D1～D8。
	第5组	0.9%NaCl 100 mL + GST(ivdrip)8 mg,ivgtt,qd,D1～D8。
备注	后半程用药量需重新计算,按总剂量计算分配至每天。	
	补液量＞2000 mL/d,鼓励患者进食饮水。	
	腹泻＞5次/天或为血便时,或骨髓抑制,停止化疗。	
	5-FU与其他化疗药物联合时,总是放在最后。	
	预防口腔溃疡。	

注:GST,格拉司琼。

8.7.3.6　FAV方案：5-FU+KSM+VCR

总则	5-FU:24～26 mg/(kg·d),ivgtt(8 h),D1～D6(或D1～D8)。	
	KSM:4～6 μg/(kg·d),ivgtt(3 h),D1～D6(或D1～D8)。	
	VCR:2 mg,ivgtt,D1。	
	本方案每3 w后开始下1个疗程。	
适应证	侵袭性葡萄胎的主要方案之一,疗效好,毒性大。	
方案	第1组	0.9%NaCl 100 mL +0.9%NaCl 30 mL+VCR 2 mg(化疗前3h,ivdrip),ivgtt,qd,D1～D8。
	第2组	0.9%NaCl 100 mL + GST(ivdrip)8 mg,ivgtt,qd,D1～D8。
	第3组	0.9%NaCl 500 mL + KSM 4～6 μg/kg,ivgtt(3 h),D1～D8。
	第4组	5%GS 500 mL + 5-FU 24～26 mg/kg,ivgtt(8 h),D1～D8。

方案	第5组	5%GS 500 mL + V_C 1 g + V_{B6} 0.2 g,ivgtt,D1～D8。
	第6组	0.9%NaCl 100 mL + GST(ivdrip)8 mg,ivgtt,qd,D1～D8。

备注	后半程用药量需重新计算,总剂量计算好后分配至每天。
	输液量＞2000 mL/d,鼓励患者进食饮水。
	VCR用在化疗第1 d,并且在化疗药物使用之前3 h静推(ivdrip),以起同步化作用。
	5-FU最大剂量为1750 mg/d,时限≤4 d,之后需减量。
	有脑转移者,使用10%GS。

注:GST,格拉司琼。

8.7.3.7　KSM+VP-16

总则	KSM:500 μg/d,ivgtt(3 h),D1～D5。
	VP-16:100 mg/(m²·d),ivgtt(1 h),D1～D5。
	本方案5 d为1个疗程,间隔9 d开始下1个疗程。

适应证	侵袭性葡萄胎+绒毛膜癌。

方案	第1组	0.9%NaCl 100 mL + GST(ivdrip)8 mg,ivgtt,qd,D1～D5。
	第2组	0.9%NaCl 500 mL + VP-16 100 mg/m²,ivgtt(3 h),qd,D1～D5。
	第3组	5%GS 250 mL + KSM 500 μg/m²,ivgtt(1 h),D1～D5。
	第4组	5%GS 500 mL + V_C 1 g + V_{B6} 0.2 g,ivgtt,D1～D5。
	第5组	0.9%NaCl 100 mL + GST(ivdrip)8 mg,ivgtt,qd,D1～D5。

备注	骨髓抑制严重者,VP-16可减量,只在第1～2 d使用。
	补液量＞2000 mL/d,鼓励患者进食饮水。
	预防口腔溃疡。

注:GST,格拉司琼。

8.7.3.8 FAEV方案：VCR+5-FU+KSM+VP-16

总则	5-FU:800~900 mg/(kg·d),ivgtt(8 h),D1~D5。	
	KSM:200 μg/(m²·d),ivgtt(3 h),D1~D5。	
	VCR:2 mg,ivgtt,D1。	
	VP-16,100 mg/(m²·d),ivgtt(1 h),D1~D5。	
	本方案5 d为1个疗程,间隔3 w开始下1个疗程。	
适应证	侵袭性葡萄胎的主要方案,治疗效果好,但不良反应较大。	
方案	第1组	0.9%NaCl 500 mL + 0.9%NaCl 30 mL+VCR 2 mg（化疗前3 h,ivdrip）,ivgtt,qd,D1。
	第2组	0.9%NaCl 100 mL + GST(ivdrip)8 mg,ivgtt,qd,D1。
	第3组	0.9%NaCl 500 mL + VP-16 100 mg/m²,ivgtt(3 h),qd,D1~D5。
	第4组	5%GS 250 mL + KSM 200 μg/m²,ivgtt(1 h),D1~D5。
	第5组	5%GS 500 mL + 5-FU 800 mg/m²,ivgtt(8 h),D1~D5。
	第6组	5%GS 500 mL + V_C 1 g + V_{B6} 0.2 g,ivgtt,D1~D5。
	第7组	0.9%NaCl 100 mL + GST(ivdrip)8 mg,ivgtt,qd,D1~D5。
备注	后半程用药量需重新计算,按总剂量分配至每天。	
	VCR用法:化疗第1 d在其他化疗药物3 h之前 ivgtt或ivdrip。	
	5-FU最大剂量为1750 mg/d,时限≤4 d,之后需减量。	
	补液量＞2000 mL/d,鼓励患者进食饮水。	
	积极处理口腔溃疡、消化道反应和腹泻。	
	有脑转移者,KSM和5-FU使用10%的GS液溶解。	

注:GST,格拉司琼。

8.7.3.9　EMA/CO方案

总则	VP-16：100 mg/(m²·d)，ivgtt(1 h)，D1～D2。	
	Act-D：500 μg/d，ivgtt(1 h)，D1～D2。	
	MTX：100 mg/m²，ivgtt，D1。	
	MTX：200 mg/m²，ivgtt(12 h)，D1～D2。	
	CF：15 mg/次，从静滴MTX起24 h，im，bid，共4次。	
	CTX：600 mg/m²，ivgtt，D8。	
	VCR：1 mg/m²，ivgtt，5～10 min，D8。	
	第15 d重复下一疗程。	
适应证	高危型滋养细胞肿瘤首选方案。	
准备	记出入量。	
第1 d方案	第1组	0.9%NaCl 100 mL + GST(ivdrip)8 mg，ivgtt，qd，D1。
	第2组	5%GS，250 mL + KSM 500 μg，ivgtt(1 h)，D1。
	第3组	0.9%NaCl 500 mL + VP-16 100 mg/m²，ivgtt(1 h)，qd，D1。
	第4组	0.9%NaCl 30 mL + MTX 100 mg/m²，ivgtt，D1。
	第5组	0.9%NaCl 1000 mL + MTX 200 mg/m²，ivgtt(12 h)，qd，D1。
	第6组	补液，D1。
第2 d方案	第1组	0.9%NaCl 100 mL + GST(ivdrip)8 mg，ivgtt，qd，D2。
	第2组	5%GS 250 mL + KSM 500 μg，ivgtt(1 h)，D2。
	第3组	0.9%NaCl 500 mL + VP-16 100 mg/m²，ivgtt(1 h)，qd，D2。
	第4组	0.9%NaCl 4 mL + CF 15 mg，im，bid，共4次(从静滴MTX 24 h起)。
	第5组	补液，D2。
第8 d方案	第1组	0.9%NaCl 30 mL + VCR 2 mg，ivgtt(5～10 min)，化疗前3 h，D8
	第2组	0.9%NaCl 100 mL + GST(ivdrip)8 mg，ivgtt，qd，D8。
	第3组	0.9%NaCl 500 mL + CTX 600 mg/m²，ivgtt(2 h)，qd，D8。
	第4组	补液，D8。
	化疗前1 d，化疗第1 d和第2 d，需要水化，补液量为2500 mL～3000 mL/d，尿量＞2500 mL/d，碱化尿液(NaHCO₃，po，1 g/d)。	
	化疗第8 d的CTX可用IFO(1600～1800 mg/m²)代替，并用MSN解毒。	

注：GTN，妊娠滋养细胞肿瘤；GST，格拉司琼；MSN，美司钠。

8.7.3.10 EMA/EP方案

总则	VP-16:100 mg/(m²·d),ivgtt,D1。	
	Act-D:500 μg/d,ivgtt,D1。	
	MTX:100 mg/m²,ivgtt,D1。	
	MTX:200 mg/m²,ivgtt(12 h),D1。	
	CF:15 mg/次,从静滴MTX起24 h,im,bid,共4次。	
	VP-16:100 mg/m²,ivgtt,D8。	
	DDP:75 mg/m²,ivgtt,D8(水化)。	
	第15 d重复下一疗程。	
适应证	高危型、耐药型、复发侵袭型葡萄胎和绒毛膜癌EMA/CO方案耐药时。	
准备	记出入量(D1、D8)。	
第1 d方案	第1组	0.9%NaCl 100 mL + GST(ivdrip)8 mg,ivgtt,qd,D1。
	第2组	5%GS 250 mL + KSM 500 μg,ivgtt(1 h),D1。
	第3组	0.9%NaCl 500 mL + VP-16 100 mg/m²,ivgtt(1 h),qd,D1。
	第4组	0.9%NaCl 30 mL + MTX 100 mg/m²,ivgtt,D1。
	第5组	0.9%NaCl 1000 mL + MTX 200 mg/m²,ivgtt(12 h),qd,D1。
	第6组	补液,D1。
第2 d方案	第1组	0.9%NaCl 4 mL + CF 15 mg,im,bid,共4次(从静滴MTX 24 h起)。
	第5组	补液,D2。
第8 d方案	第1组	0.9%NaCl 100 mL + GST(ivdrip)8 mg,ivgtt,D8。
	第2组	0.9%NaCl 500 mL + VP-16 150 mg/m²,ivgtt(1 h),D8。
	第3组	0.9%NaCl 1000 mL + FSM 20 mg(给DDP前30 min,ivdrip),ivgtt,D8。
	第4组	0.9%NaCl 500 mL + DDP75 mg/m²,ivgtt(1 h),D8。
	第5组	补液。
备注	D9、D10,水化。	
	MTX需水化并碱化尿液:NaHCO₃,po,1 g/d;5%NaHCO₃,100 mL,ivgtt。	
	化疗前1 d,化疗第1 d和第2 d,补液量2500 mL~3000 mL/d,尿量>2500 mL/d。	
	化疗第8 d使用大剂量DDP,需水化3 d,补液量2500 mL~3000 mL/d,尿量>2500 mL/d,使用DDP前30 min给予FSM,使尿量>100 mL/h,期间查电解质并补充K⁺,DDP最大用量为100 mg。	

注:GST,格拉司琼。

8.7.3.11 EP方案（GTD诱导方案）

总则	DDP：20 mg/(m²·d)，ivgtt，D1～D2。	
	VP-16：100 mg/(m²·d)，ivgtt，D1～D2。	
	本方案7 d为1个疗程。	
	示例：DDP，30 mg/d；VP-16，150 mg/d。	
适应证	超高危滋养细胞肿瘤在EMA/CO方案使用前给予诱导化疗1～3个疗程。	
方案	第1组	0.9%NaCl 100 mL + GST(ivdrip)8 mg，ivgtt，qd，D1～D2。
	第2组	0.9%NaCl 1000 mL + VP-16 150 mg，ivgtt(1～2 h)，qd，D1～D2。
	第3组	0.9%NaCl 250 mL + DDP 30 mg，ivgtt(1～2 h)，D1～D2。
	第4组	5%GS 500 mL + V$_C$1 g +V$_{B6}$0.2 g，ivgtt，D1～D2。
备注	DDP小剂量给药，不必严格水化，但仍需适当补液减轻肾毒性，保证尿量>2000 mL/d。	

8.8 外阴癌

8.8.1 化疗指南

同期放化疗	基础方案	DDP。
		DDP+5-FU。
		5-FU+MMC。
晚期/复发/转移方案	首选方案	DDP(或CBP)。
		DDP+TAX±AVA。
		CBP/TAX。
	次选方案	TAX。
		DDP+NVB。

续表

晚期/复发/转移方案	次选方案	DDP+GEM。
		CBP/TAX±AVA。
		ELT。
	特殊方案	KEY(PD-L1阳性或存在MSI-H/dMMR)。
		LRT(*NTRK*基因融合阳性)。
备注		NCCN临床实践指南推荐方案(2020)。

注:DDP,顺铂;5-FU,5-氟尿嘧啶;MMC,丝裂霉素;CBP,卡铂;TAX,紫杉醇;AVA,贝伐珠单抗;NVB,长春瑞滨;GEM,吉西他滨;KEY,帕姆单抗;LRT,拉罗替尼。

8.8.2 化疗方案

总则	外阴鳞状细胞癌化疗方案分为全身、局部和动脉介入。
	方案均同宫颈癌和阴道癌。
基础方案	化疗以铂类为基础,同时可加贝伐珠单抗等抗血管生成药。
晚期及转移癌	晚期及转移性外阴癌可依据基因检测结果选择免疫治疗药物。
同步放疗方案	推荐5-FU+DDP方案。
	5-FU,4 g,持续96 h泵入。
	DDP 40～50 mg/(m²·d),第1～2 d在放疗启动的第1～2 w开始。
	4 w为1个疗程,共用2个疗程。
备注	多用于同步放化疗、晚期癌、复发癌的综合治疗。
	NCCN临床实践指南推荐方案(2020)。

注:DDP,顺铂;5-FU,5-氟尿嘧啶。

8.9　外阴黑色素瘤

8.9.1　总则

外阴黑色素瘤总体上可按子宫肉瘤化疗方案进行。

8.9.2　单药指南

DTIP	是恶性黑色素瘤传统化疗首选用药。
	DTIC 250 mg/(m²·d)+5%GS 250 mL,ivgtt,30 min,连续5 d,每3 w为1个疗程。
	DTIC 1000 mg/m² + 5%GS 250 mL,ivgtt,30 min,每3 w为1个疗程,共用6～8个疗程。
TMZ	NCCN推荐有脑转移时使用的药物。
	TMZ 150～200 mg/m²,连续5 d,28 d为一个疗程。
	可与EDS联合使用。
	治疗时限1年,或至疾病结束,或至产生耐药。
亚硝脲类	FMS、LMS。
	有脑转移时的一线用药。
备注	NCCN临床实践指南推荐方案(2020)。

注:DTIC,达卡巴嗪;TMZ,temozolomine,替莫唑胺;EDS,endostatin,重组人血管内皮抑素; FMS,formostine,福莫司汀;LMS,lomustine,洛莫司汀。

8.9.3　联合用药指南

总则	多用于二线用药。
首选方案	DAV方案:DTIC+VCR+NMS。
推荐方案	TAX+铂类
	ATAX+铂类。
备注	NCCN临床实践指南推荐方案(2020)。

注:DTIC,达卡巴嗪;VCR,长春新碱;NMS,nimustine,尼莫司汀;TAX,紫杉醇;ATAX,白蛋白 紫杉醇。

8.9.4　生物治疗指南

总则	免疫治疗和靶向治疗是晚期转移性黑色素瘤的一线治疗。
PD-1单抗	建议使用1年(晚期患者推荐使用2年)。
	KEY 2 mg/kg(或200 mg)+0.9%NaCl(或5%GS)100～250 mL。
	ivgtt>10 min。
	每3 w重复1次,或用至不可耐受,或用至疾病有进展。
CTLA-4单抗	晚期黑色素瘤:单独或联合PD-1。
	LPL 3 mg/kg + 0.9%NaCl(或5%GS)250～500 mL。
	ivgtt,90 min,每3 w重复,共用4个周期。
单抗联用	第1 d:NVL 3 mg/kg + 0.9%NaCl(或5%GS)250 mL,ivgtt,60 min。
	第2 d:LPL 1 mg/kg + 0.9%NaCl(或5%GS)250～500 mL,ivgtt,90 min。
	每3 w重复,共用4个周期。
干扰素	BBRAF突变者:RAF抑制剂+MEK抑制剂,时限为1年。
	IFN α-2b:50万～60万 IU/次,im,tiw次,与化疗药物何用,用4 w或1年。
备注	NCCN临床实践指南推荐方案(2020)。

注:KEY,帕姆单抗;LPL,lpilimumab,伊匹单抗;NVL,nivolumab,纳武单抗;IFN,干扰素。

8.10　化疗不良反应及处理

8.10.1　不良反应类型

概述	化疗药物对正常细胞有抑制和杀伤作用,即化疗药物的不良作用。
	其不仅影响化疗效果,甚至危及生命,需积极应对和正确处理。
即刻反应	24 h内出现。
	寒战、发热、恶心、呕吐、过敏、药物外渗损伤等。

早期反应	应用数天后出现。
	WBC↓和PLT↓、腹泻、肾毒性、麻痹性肠梗阻。
晚期反应	应用数周/年后出现。
	肺纤维化、继发肿瘤、不孕、卵巢功能减退。
备注	把握近期反应,预估远期反应。

8.10.2　骨髓抑制

8.10.2.1　化疗骨髓抑制分度

名称	0度	Ⅰ度	Ⅱ度	Ⅲ度	Ⅳ度
HB(g/L)	≥110	95～109	80～94	65～79	<65
WBC(×10⁹/L)	≥4.0	3.0～3.9	2.0～2.9	1.0～1.9	<1.0
NEUT(×10⁹/L)	≥2.0	1.5～1.9	1.0～1.4	0.5～0.9	<0.5
PLT(×10⁹/L)	≥100	75～99	50～74	25～49	<25
出血	无	瘀点	轻度	中度	重度

8.10.2.2　白细胞（粒细胞）减少

概述	Neut↓程度和时间与感染呈正相关。
	感染常见病菌:G⁻。
	感染部位多为呼吸道和消化道,故保持口腔卫生,避免去公共场所。
Ⅰ～Ⅱ度	无需特殊处理。
Ⅲ度	G-CSF 2～5 μg/(kg·d)或150～300 μg/d。
	使用3 d内WBC出现峰值,使用1 w后出现第二个WBC上升峰值(代表骨髓功能恢复)。
	期间qd或qod复查BRT,当WBC达到(8～10)×10⁹/L时,可停药。

续表

Ⅲ度	当 Neut↓发热时,需预防性使用广谱抗生素(DDP 化疗者,避免使用氨基糖苷类药物)。
Ⅳ度	G-CSF+抗生素+隔离和消毒。
G-CSF 预防性使用	前次化疗出现Ⅲ～Ⅳ度 WBC 抑制时,再次化疗结束 24～48 h 后开始使用长效 G-CSF。
	使用周期方案时,若出现 WBC↓,在化疗期间预防性使用 G-CSF。
	避免骨髓抑制影响如期化疗,可在化疗前 3～4 d 查 BRT,给予 G-CSF(可连续使用)回升 WBC,化疗前 48 h 停药。
	不良反应:骨痛、发热,可对症处理。
备注	G-CSF 不能阻止 WBC↓,但 G-CSF 可使 WBC 最低值升高。

注:G⁻,gram negative bacteria,革兰阴性菌;G-CSF,欣粒生/白细胞集落刺激因子;BRT,血常规。

8.10.2.3 血小板减少

概述	治疗原则:防止出血。
Ⅰ～Ⅱ度	观察即可。
Ⅲ度	Ⅲ度(伴出血倾向):PLT 1 U(首次为 2 U),ivgtt,qod;评价指标:PLT≥50×10⁹/L。
	减少活动,防止受伤;通便和镇咳,避免腹压增加;避免黏膜损伤(禁止掏鼻、挖耳、刷牙),进软食。
Ⅳ度	Ⅳ度:PLT 1 U(首次为 2 U),ivgtt,qod;评价指标:PLT≥50×10⁹/L。
	预防性使用 TPO 和 IL-11,化疗结束后 24～48 h 起或发生 PLT 减少症后,rhIL-11 按 25～50 μg/(kg·d),ih,或 rhTPO 300 U/(kg·d),疗程为 7～14 d。
	用药期间:BRT,qod,PLT>100×10⁹/L 时停药。
	减少化疗药物剂量(后续疗程),必要时更换化疗方案。
	监测神志、感觉、运动变化、呼吸节律,预防中枢神经出血。

注:TPO,thermoplastic polyolefin,PLT 生成素;IL-11,interleukin-11,白细胞介素-11;rhTPO,recombinant human throbopoietin,重组人血小板生成素;rhIL-11,recombinant human interleukin-11,重组人白细胞介素-11。

8.10.2.4 红细胞（血红蛋白）减少

HB≥100 g/L	口服铁剂、加强营养。
HB<100 g/L	rhEPO 150 U/kg（成人一般8000～10000 U），ih，tiw。
	有肾功能损害，对输血相关风险顾虑过多，或顽固性贫血患者。
	HB>100 g/L时停药。
严重贫血	补充Fe²⁺、输血（CRBC可迅速改善携氧能力）治疗。
	HB≥70～80 g/L：携氧能力正常。
	HB<70 g/L（或伴贫血症状）：ivgtt，CRBC，直至HB≥70～80 g/L。
备注	注意区分疾病本身导致的贫血和化疗导致的贫血。
	只有铂类会引起重度贫血。

注：rhEPO，recombinant human erythrobopoietin，重组人促红细胞生成素；CRBC，concentrate red blood cell，浓缩红细胞。

8.10.3 消化道反应

8.10.3.1 恶心呕吐

分类	急性呕吐	化疗24 h内发生。
	预期性呕吐	化疗前即发生。
	迟发性呕吐	化疗24 h以后发生。
机制	中枢通路	P物质与NK-1R结合，触发呕吐中枢的化学感受器，导致恶心、呕吐。
	胃肠道通路	5-HT与5-HT3R结合导致恶心、呕吐。
	致呕顺序	DDP、DTIC、RMC、CTX、CBP、VP-16、MTX、BLM、VCR。
治疗药物	5-HT3受体拮抗剂	ODS：化疗前，8 mg（0.15 mg/kg）ivgtt或ivdrip（超过15 min），此后可每隔4 h给药1次，共3次。
		GST：化疗前给予3 mg，在用药第1 d最强，以后1 w仍有效，一般1 d 1次即可。其预防恶心和呕吐效果显著。
	NK-1受体拮抗剂	ARP：急性或迟发性呕吐。
	糖皮质激素	DXM 5 mg，ivgtt；或与5-HT3R拮抗剂联合或与NK-1R拮抗剂联合。

续表

治疗药物	其他	甲氧氯普胺/MCP。
		DZP 10 mg + MCP 10 mg + 0.9%NaCl 100 mL,ivgtt,hs。
		1/3 量冬眠合剂(PTD 33.3 mg,CPZ 16.7 mg,PMT 16.7 mg),im,强有力的镇吐手段,必要时 6 h 重复。
使用方案	严重呕吐	联合应用 3 种以上止吐药:5-HT3R 拮抗剂+NK-1R 拮抗剂+GCs。
	中度呕吐	GCs+5-HT3R 拮抗剂。
	低度呕吐	GCs。
	备注	首先使用足量 5-HT3R 拮抗剂且在化疗前 30 min 应用,其次可使用 1/3 量冬眠合剂或 DZP+MCP,交替使用。

注:5-HT,5-hydroxytryptamine,5-羟色胺;DDP,顺铂;DTIC,达巴卡嗪;RMC,remycin,更生霉素;CTX,环磷酰胺;CBP,卡铂;VP-16,依托泊苷;MTX,甲氨蝶呤;BLM,博来霉素;VCR,长春新碱;ODS,ondansetron 昂丹司琼;GST,格拉司琼;ARP,阿瑞匹坦;DXM,地塞米松;MCP,metodopramide,胃复安;DZP,diazepam,地西泮;PTD,meperidine,哌替啶;CPZ,chlorpromazine,氯丙嗪;PMT,promethazine,异丙嗪;GCs,糖皮质激素。

8.10.3.2　口腔溃疡

概述	抗代谢和抗生素类药物最容易引起,是剂量依赖性毒性反应。
顺序	第一梯队:MTX、Act-D、蒽环类。
	第二梯队:5-FU、VP-16。
特征	抗代谢类:黏膜破溃(唇颊、咽部、食管、肛门、阴道、尿道)。
	Act-D:黏膜破溃(舌边和舌根)。
病理	发生在化疗用药 5～6 d 后,停药 1 w 左右可逐渐愈合。
治疗	保持口腔清洁,促进愈合。
	漱口液或 0.9%NaCl 漱口,qd～qid。
	清洁口腔,多饮水,多说话。
	BPS 涂抹口腔,qd～qid。
	抗生素(针对厌氧菌)预防感染。

注:MTX,甲氨蝶呤;Act-D,放线菌素 D;5-FU,5-氟尿嘧啶;VP-16,依托泊苷;BPS,bingpengsan,冰硼散。

8.10.3.3　腹痛、腹泻、便血

概述	可能与化疗药物对肠黏膜的直接抑制和破坏相关。
	最多见于5-FU,其次为MTX,少数为TAX类药物。
	发生时间:近1疗程结束。
临床症状	轻度:大便次数增多,腹痛。
	中度:腹泻≤3～4次/天,水样便,无里急后重。
	重度:腹泻>5～6次/天,警惕并发症(伪膜性肠炎)。
措施	腹痛腹泻(明显),停药观察。
	细菌培养+药敏,特别注意厌氧菌培养。
治疗方案	轻症:肠黏膜保护剂 MTP1 包,po,tid。
	重症:MTP+LPR。
	乳酸杆菌类制剂:如 BFM、BFC,多喝酸奶。
	饮食:高蛋白、高热量食物,避免进食豆类和糖类。
	补充足够液体,保证电解质平衡。
备注	高热、伪膜性肠炎禁用 MTP 和 LPR。
	严重腹泻(肠道感染):OPT。

注:MTP,montomorillonite powder,蒙脱石散;LPR,loperamide,洛哌丁胺;BFM,biofermin,乳酶生;BFC,bifidobacterium capsules,双歧杆菌胶囊;OPT,opium tincture,阿片酊。

8.10.3.4　伪膜性肠炎

概述	化疗药物可致胃肠黏膜损伤,肠液分泌增加,吸收功能下降。
	病变可累及整个肠道,但临床以结肠为主。
临床症状	腹泻、腹痛和全身中毒症状:发热、休克、神志改变。
	SRT:可见梭状芽孢杆菌,G⁺球菌增多,G⁺杆菌增多,G杆菌减少。
并发症	中毒性休克、中毒性巨结肠。
	霉菌性肠炎、霉菌性败血症。

续表

预防	出现腹泻、腹痛,立即停药。
	乳酸杆菌制剂:BFM、BFC、BLC。
	特别注意:高度怀疑伪膜性肠炎时,不能随意给予止泻药。
治疗方案	原则:避免使用广谱抗生素。
	VCM 0.25～0.5 g,po,qid。
	MNZ 0.4～0.8 g,po,tid;严重者0.5 g,ivgtt,bid。
	乳酸杆菌制剂可恢复肠道菌群。
	纠正水电解质和酸碱失衡。
	适当止泻和止痛(OPT 0.5～1 mL,bid或tid)。
备注	止痛和止泻药不能过多或随意使用。
	VCM静滴适用于全身中毒症状者。

注:STR,粪便常规;G$^+$,gram positive bacteria,革兰阳性菌;G$^-$,革兰阴性菌;OPT,阿片酊;BFM,乳酶生;BFC,双歧杆菌胶囊;BLC,bacillus licheniformis capsules,地衣芽孢杆菌胶囊/整肠生;VCM,vancomycin,万古霉素;MNZ,metronidazole,甲硝唑。

8.10.3.5 胰腺毒性

病因	MTX、Ara-C、CTX、ADM、TAX、5-FU、铂类,可影响胰腺功能异常。
	GCs、FSM、低K$^+$血症、高糖输液可引起胰腺功能异常。
临床症状	有可逆的血糖升高、糖耐量变化等胰岛功能的损害。
	不可逆的损害,诱发DM-1。
预防	避免长期应用DDP,以免损伤胰腺。
	含TAX的化疗,注意GCs的剂量。
	纠正低K$^+$血症等电解质紊乱。

注:GCs,肾上腺皮质激素;FSM,呋塞米;DM-1,糖尿病1型;MTX,甲氨蝶呤;Ara-C,cytosine arabinoside,阿糖胞苷;CTX,环磷酰胺;ADM,阿霉素;TAX,紫杉醇;5-FU,5-氟尿嘧啶。

8.10.4　肝功能损害

概述	化疗药物多数是肝毒性药物。
	化疗药物可引起LF异常(化疗后数日)。
临床症状	轻症:仅表现为ALT↑或AST↑,临床症状不明显。
	重症:乏力、食欲减退、黄疸。
	肝功能异常:黄疸(肝细胞性+肝内梗阻性)、重症肝炎(中毒性)、肝细胞坏死、肝纤维化、肝脂肪变性。
药物	CTX、MTX、Act-D、VP-16、VCR、DTIC。
分类	急性肝损害:1个月内发生(化疗后)。
	慢性肝损害:6个月后发生(化疗后)。
评估	ALT、AST、ALP、BIL、ALB、凝血时间。
措施	一旦发生肝损害,立即停止或推迟化疗。
	轻度:LF可自然恢复。
	重度:需积极治疗。
治疗	停用致肝损害的药物。
	BPD 7.5~15 mg,po,tid,尤其适用于迁延性肝炎和单项ALT↑者;肝炎或HBsAg(+)者,适当延长BFD治疗时间。
	GSH 1.2~1.8 g + 5%GS 500 mL,ivgtt,qd;或0.6 g,ivgtt,bid,7 d为1个疗程。
	1 w后复查肝功能,正常者停用保肝药,BPD应按1/3量逐渐递减,以防反跳。
	补充V_c,减少高脂和高糖饮食。
备注	慢性肝损害,需要长时间保肝治疗。
	特别要注意,化疗期间不乱吃中药。

注:LF,肝功能;CTX,环磷酰胺;MTX,甲氨蝶呤;Act-D,放线菌素D;VP-16,依托泊苷;VCR,长春新碱;DTIC,达卡巴嗪;ALT,谷丙转氨酶;AST,谷草转氨酶;ALP,碱性磷酸酶;BIL,胆红素;ALB,白蛋白;BPD,biphenyl diester,联苯双酯;GSH,还原型谷胱甘肽。

8.10.5　心脏毒性

影响因素	方案	化疗方案:药物累计剂量、用药方式。
	病史	老年人、<15岁、心脏病史、纵膈手术、左乳腺放疗史。
临床类型	急性或亚急性	心肌受损和左室功能障碍。
		蒽环类,停药后多可缓解。
		窦性心动过速等一过性心律失常。
	慢性	化疗结束后1年内,出现心脏损伤,多为不可逆,例如CHF和(或)CM。
	迟发性	化疗结束1年后,出现心脏损伤,与累计剂量和用药次数呈正相关,例如OVT、CHF和CAR。
药物	蒽环类	ADM和EPI,是剂量限制性毒性反应药物。
		急性、可逆的心律失常和非特异性心电图ST-T波改变,与药物累计量无关。
		CM与药物的累积量直接有关。
		与DTIC、IFO合用时,会增加ADM的心脏毒性。
	其他	TAX、DDP、CTX(大剂量)。
防治措施	总则	重在预防。
	累积量	ADM最大累积量≤400 mg/m²,EPI最大累积量≤800 mg/m²。高危者,宜减少药量。
	检查	定期ECG检查。
	停药	LEF<60%、心肌受损Ⅲ度(出现CAR、VPB)。
	保护	PMA 1支+5%GNS, ivgtt连续7 d,或口服连续7 d,可同时口服CEM Q_{10} 10 mg/d。

注:CHF, congestive heart failure,充血性心力衰竭;CM, cardiomyopathy,心肌病;CAR, cardiac arrhythmia,心律失常;OVT, occult ventricular dysfunction,隐匿性心室功能障碍;DTIC,达卡巴嗪;IFO,异环磷酰胺;ADM,阿霉素;TAX,紫杉醇;DDP,顺铂;CTX,环磷酰胺;LEF,左室射血分数;VPB, ventiricular premature beat,室性早搏;PMA, potassium magnesium aspartate,门冬氨酸钾镁;CEM,辅酶;ECG, echocardiography,超声心动图。

8.10.6 呼吸系统毒性

病因	BLM或PYM引起。
	MTX、CTX、MMC。
	高龄、肺部放疗史。
病理	发生与剂量相关。
	治疗过程中逐渐发生,停药6个月或更长时间内发生。
	一旦发生,很难逆转。
临床表现	症状:干咳、呼吸困难、肺底啰音。
	X线:肺底浸润发展为肺实变。
	肺功能:HPX(动脉)、RVD、CDDF↓,其中VC和CDDF↓是敏感指标。
停药	纠正贫血后LDF仍异常(<70%)。
	LDF↓>原来的20%。
	累计剂量>400 mg/m²。
预防治疗	定期检查肺功能:CO_2弥散功能,是检查肺纤维化最敏感的指标。
	降低BLM累计用量,使BLM<400 mg/m²。
	高危因素者(老年、慢性支气管炎、肺功能不良)慎用或禁用BLM。
	肺保护药、GSH、V_E等抗氧化剂可降低肺毒性。
	PNS 60 mg,po,qd,连用1~2 w,可减轻肺泡水肿,抑制免疫。
	支持治疗,卧床休息,支气管扩张剂,祛痰剂,广谱抗生素。

注:BLM,博来霉素;PYM,平阳霉素;MTX,甲氨蝶呤;CTX,环磷酰胺;MMC,丝裂霉素;HPX,hypoxemia,低氧血症;RVD,restrictive ventilation disorder,限制性通气障碍;CDDF,carbon dioxide dispersion function,二氧化碳弥散功能;VC,vital capacity,肺活量;LDF,lung diffusionfunction,肺弥散功能;GSH,谷胱甘肽;V_E,维生素E;PNS,泼尼松。

8.10.7　泌尿系统毒性

8.10.7.1　肾毒性

概述	多发生在用药后1~2 w,4 w左右恢复,少数不可逆。
	直接引起肾毒性的药物有DDP(主要药物)、MTX、MMC。
DDP	病理:最初使用就可引起氮质血症、肾小管功能障碍(局灶性肾小管坏死)。
	检测:了解病史,检测BUN、Cr清除率、尿β-微球蛋白。
	预防:单次剂量>40 mg/m²时需充分水化,给予FSM、MNT利尿,保持尿量>100 mL/h;定期检测肾功能;Cr清除率<60%需慎重化疗。
MTX	最大剂量:1~3 g/m²·d
	病理:MTX在酸性环境下形成结晶,堵塞肾小管,引发肾功能损伤和RF;时间:用药3~7 d后。
	预防:水化+快速利尿+碱化尿液;监测血清血药浓度;CF(MTX给药24 h后)15 mg,po或ivgtt,qid;预防ARF;FSM或MNT(尿路梗阻或少尿或无尿)。
MMC	病理:微血管性溶血,造成肾损害,出现BUN↑、UP↑、PLT↓、血管内溶血。
备注	HBP、DM者慎用或减量用肾毒性药物。
	肾功异常者,合用利尿剂+肾血管扩张剂,同时碱化尿液。
	水化尿量>2000 mL/d。

注:DDP,顺铂;CTX,环磷酰胺;MMC,撕裂霉素;BUN,blood urea nitrogen,尿素氮;Cr,creatinine,肌酐;UP,尿蛋白;FSM,呋塞米;MNT,mannital,甘露醇;CF,四氢叶酸;MTX,甲氨蝶呤;ARF,acute renal failure,急性肾衰;RF,renal failure,肾衰;HBP,高血压;DM,糖尿病。

8.10.7.2　膀胱毒性

概述	CTX和IFO可引起出血性膀胱炎。
临床表现	尿急、尿痛、血尿。
	发展:镜下血尿→肉眼血尿。
	时限:持续数周。
	措施:出现血尿,则停止化疗。

续表

预防治疗	鼓励患者多饮水。
	水化+利尿。
	MSN,20%IFO单次用量的,化疗0、4、8 h使用。
	每日查URT。

注:CTX,环磷酰胺;IFO,异环磷酰胺;MSN,美司钠;URT,urine routine,尿常规。

8.10.8 神经毒性

8.10.8.1 外周神经毒性

概述	CIPN发生率为50%。
	TAX类、VCR、DDP、5-FU、OXA、VP-16可致末梢神经炎。
	CIPN与药物剂量、化疗方案、化疗时间相关。
	CIPN的发生发展在个体空间差异较大,具有不可预测性。
临床症状	常见:外周神经病,表现为对称性的感觉异常。
	偶见:运动神经症状、交感神经症状和脑神经病变。
药物	DDP:腱反射减低、感觉异常、听力障碍(IR=50%),毒性与累计量有关;一旦发生,立即停药。
	OXA:神经毒性发生率较DDP更高,且有预冷加重的特点,用药时注意保温。
	TAX类:手足麻木感(类似戴手套袜套)、烧灼感、感觉丧失,手持物不稳,足底本体感觉丧失、无法行走。
	DTAX:CIPN发生率较TAX低很多。
	VCR:便秘、腹痛、肠梗阻(麻痹性)。
预防	末梢感觉消失立即停药,防止病情发展,进而出现运动性神经病变。
	大部分神经毒性为轻中度,多可缓解。
	适度掌握CIPN的诊断和治疗,避免化疗药物的减量,进而影响治疗。
治疗	神经营养剂和细胞保护剂、GSH、VB_{12}。

续表

备注	不推荐预防性用药。
	停药后CIPN恢复需时较长,多数患者症状有缓解,但不易完全恢复。
	有些药物(OXA、DDP、VCR)即使停药,症状仍可能继续发展。

注:CIPN,chemothepeutic induced peripheeeral neuropathy,化疗药物诱导的外周神经病变;TAX,紫杉醇;VCR,长春新碱;DDP,顺铂;5-FU,5-氟尿嘧啶;OXA,草酸铂;VP-16,依托泊苷;DTAX,多西紫杉醇;GSH,谷胱甘肽;VB_{12},维生素B_{12}。

8.10.8.2 中枢神经毒性

概述	鞘内注射和MTX(大剂量)可引起中枢神经系统毒性(IR为60%)。
临床表现	脑膜刺激征、下肢轻瘫(一过性)、大脑损害。
	5-FU:引起的中枢性神经毒性呈急性发展,以小脑功能障碍(共济失调、定向能力障碍)常见。
治疗	目前尚无有效治疗手段。
备注	一旦出现中枢神经系统损害,立即停药。
	反复鞘内注射,可出现脑功能进行性减退。
	鞘内注射药,需掌握正确的用药剂量。

注:5-FU,5-氟尿嘧啶。

8.10.9 皮肤毒性

8.10.9.1 脱发

概述	机制:药物损伤毛囊。
	程度:与药物的浓度相关。
	概率:化疗都会脱发,但有个体差异。
药物	ADM、MTX、5-FU、TAX、RMC、CTX。

续表

防治	佩戴硅胶冰帽(化疗前30 min),冷却头皮,维持头皮温度为3～5 ℃。
	含LDXR的化疗方案,可减少脱发。
备注	目前尚无预防方法。
	停药1～2个月毛发恢复生长,再生毛发形状改变。

注:ADM,阿霉素;MTX,甲氨蝶呤;CTX,环磷酰胺;TAX,紫杉醇;5-FU,5-氟尿嘧啶;RMC,更生霉素;LDXR,脂质体阿霉素。

8.10.9.2　色素沉着

概述	机制:皮肤对阳光的敏感性增强。
	临床表现:晒伤(急性)、色素沉着、皮肤变黑。
药物	MTX、5-FU、BLM、Act-D。
	BLM还可使皮肤增厚及角化。
防治	注意皮肤防护,避免日晒。
备注	色素沉着和角化于停药后多可恢复。

注:MTX,甲氨蝶呤;5-FU,5-氟尿嘧啶;BLM,博来霉素;Act-D,放线菌素D。

8.10.9.3　药物外渗

概述	静脉给药外渗,可引起局部反应(红肿热痛、坏死、溃疡)。
	好发部位:手背(皮下脂肪较薄)、近关节处(不易固定)。
	临床表现:神经肌肉损伤,功能障碍。
分类	发泡性化疗药物(ADM、EPI、VCR、Act-D、NTM):红肿热痛,坏死。
	刺激性化疗药物(VP-16、TAX、BLM、DDP、5-FU、DTIC):组织肿痛(轻度)、炎症(轻度)。
	非刺激性化疗药物(CTX、MTX):损害较轻,无明显刺激作用,没有组织坏死。
预防措施	明确具体的给药途径。
	确保静脉通畅。
	选择给药静脉(避开手背和关节)。
	给药方法:稀释后给药、缓慢给药、PICC给药。

续表

一般治疗	停药、制动、抬高患肢(24～48 h),避免局部受压。
	根据药物和外渗范围大小给予解毒剂,局部环形多点注射。
	定时压肘+握拳锻炼。
局部封闭	蒽环类:NaHCO₃ 5 mL+DXM 5 mg,局部多点注射;可8 h重复1次,连用3 d。
	VCR 和VP-16:HAN+0.9%NaCl 配成 150 μL/mL 制剂,1～6 mL局部多次注射,或NaHCO₃ 5 mL局部多点多次注射。
	Act-D、DDP、NTM、MMC:Na₂S₂O₃局部ih,或V_C 1 mL局部ih。
	没有相应解毒剂时可用LDC 100 mg +DXM 5 mg +0.9%NaCl 10 mL。
局部外敷	冷敷:TAX、蒽环类等,冰块冷敷6～12 h(外渗24 h内)+热敷(外渗24 h后)。
	热敷:VCR、VP-16和OXA局部冷敷可加重毒性,须避免;可用50%MgSO₄湿热敷24 h,qid,每次20～30 min,有消肿止痛作用,温度在40～50 ℃为宜。

注:ADM,阿霉素;EPI,表阿霉素;VCR,长春新碱;Act-D,放射线菌素D;NTM,nitrogenmustard,氮芥;VP-16,依托泊苷;TAX,紫杉醇;BLM,博来霉素;DDP,顺铂;5-FU,5-氟尿嘧啶;DTIC,达巴卡嗪;CTX,环磷酰胺;MTX,甲氨蝶呤;DXM,地塞米松;HAN,hyaluronidase,透明质酸酶;Na₂S₂O₃,硫代硫酸钠;OXA,草酸铂;LDC,lidocaine,利多卡因;PICC,peripherally inserted central venous catheter,外周中心静脉导管。

8.10.10　女性生理功能影响

性功能	身体(手术+放疗+化疗)和心理双重作用,常导致性功能减退。
	适度性生活有利于病情恢复。
	治疗包括:心理咨询、HRT。
生育和内分泌功能	与年龄、药物、用法、时间相关。
	CTX可致卵母细胞发生凋亡,全身自由基增多,卵泡停止发育(卵巢包膜增厚和间质纤维化)。
	临床:化疗相关停经(可逆性),化疗引起性激素变化(LH↑、FSH↑和E↓),不孕或生育年限恢复。

续表

胚胎或胎儿	妊娠早期:MTX、ADM、CTX可引起流产和胎儿畸形,因此孕早期不宜化疗。
	孕6个月后慎重化疗。
	铂类对中、晚期妊娠影响相对较小。
	哺乳期禁止化疗。

注:HRT, hormone replacement therapy,激素替代疗法;CTX,环磷酰胺;MTX,甲氨蝶呤;ADM,阿霉素;FSH,卵泡刺激素;LH,黄体生成素;E,雌激素。

8.10.11　过敏反应

概述	抗肿瘤药都可发生过敏反应。
	TAX类过敏反应常发生在开始输注的30 min内,严重者即刻发生。
	铂类过敏反应很少发生在初次治疗中,但可在后续多次使用中突然发生。
临床表现	轻微反应(输液反应)者:皮疹、发热和寒战。
	较重者:荨麻疹、胸部压迫感、心动过速、晕厥。
	严重者:过敏性休克。
一般预防	化疗宣教,让患者及其家属明确过敏反应,以便引起足够的重视。
	轻微的输液反应可暂停输注,必要时给予DXM治疗。
紫杉醇类防治	一般防护:预处理(抗过敏);配备抢救药物;缓慢输液(10 d/min),逐渐加速;全程心电监护和特级护理。
	临床处理:一旦过敏,立即停药,给予PHM 20 mg, im和DXM 10 mg, ivdrip。
	过敏缓解:症状缓解后可重新使用TAX,多数可顺利完成。
	再次过敏:若很快再次出现过敏反应,当日不再化疗,并考虑换药(LTAX或ATAX,或非TAX类药物)。
	超敏反应:经过抗过敏处理不缓解时,不再使用TAX,24 h后更换化疗药物。
铂类防治	非预期性放生的过敏反应,给予抗过敏常规处理。
	处理方案同TAX类。

注:TAX,紫杉醇;PHM,苯海拉明;DXM,地塞米松;LTAX,紫杉醇酯质体;ATAX,白蛋白紫杉醇。

8.11 特殊时期的化疗

8.11.1 妊娠期

8.11.1.1 妊娠期化疗的安全性评估

概述	矛盾:化疗药物对胎儿有不良影响,但若推迟化疗(或改变化疗方案)又会影响母体预后。
	措施:权衡利弊,采取个性化的治疗。
药代动力学	药物生物学活性及毒性有潜在性增加。
	肾药物清除率加速。
	胃肠吸收减少。
	药代酶表达变化明显。
胎盘转运	胎盘优先转运脂溶性分子。
	胎儿废弃物经胎盘排泄,有助于细胞毒性药物的清除。
延迟治疗风险	观察期间可能发生疾病进展。
	延迟治疗时间确定困难(评估原发灶、FIGO 分期、孕周化疗风险)。
	当前尚无绝对安全的化疗方案。
对胎儿的影响	化疗药物毒副作用取决于药物作用时间、药物剂量、药物代谢的方式。
	受孕 2 w(即孕 4 w 内):会导致胚胎死亡或胚胎无法正常发育(二元现象)。
	孕 3～8 w(即孕 5～10 w):会导致器官畸形(胚胎器官形成期)。
	妊娠 14 w 化疗相对安全。
	妊娠 35 w 后或预期 3 w 内(3 w 骨髓抑制恢复时间)分娩不宜化疗(避免发生出血和败血症)。
化疗风险防控	孕 35 w 后不再使用化疗药物。
	避免化疗反应尚未恢复时期分娩。
	监控新生儿(化疗后),预防骨髓抑制和感染。
	新生儿(母体化疗后)接种需给予免疫监测,制定个体化的接种方案。
	许多抗肿瘤药物可经乳汁分泌,不建议哺乳。

8.11.1.2　妊娠期化疗的药物选择

抗代谢药	结构和代谢与 FLA、PUR、PYR 相似的化疗药物,对正常组织和肿瘤组织选择性较小,毒副作用较大。
	PUR 拮抗剂与胎儿异常最相关,MTX 与有出生缺陷密切。
烷化剂	抗癌谱广,毒性大。
	孕早期:眼异常、腭裂、低位耳、脚趾缺失(IR 为 14%)。 孕中期:畸形风险下降到 4%。
抗肿瘤抗生素	细胞周期非特异性药物(蒽环类),并不增加出生缺陷风险。
	BLM 孕中晚期化疗。
植物类抗肿瘤	VCR 作用于细胞周期 M 期,为细胞周期特异性药物。
	对动物有致畸作用。
铂类	新生儿粒细胞减少、胎儿畸形、宫内死亡、宫内发育迟缓。
	肾毒性和耳毒性。
其他	妊娠期化疗暂时禁止用靶向药物和免疫药物。

注:FLA,folic acid,叶酸;PUR,purine,嘌呤;PYR,pyrimidine,嘧啶;MTX,甲氨蝶呤;IR,发生率;BLM,博来霉素;VCR,长春新碱。

8.11.1.3　化疗方案

概述	一般选用铂类+TAX 方案。
	CBP 优于 DDP。
	TAX 对骨髓毒性较小,优于 DTAX。
方案 1	TC(TAX+CTX)方案(3 w 方案)。
	TAX 150～175 mg/m², ivgtt;CBP AUC5, ivgtt。
方案 2	TC(TAX+CTX)周疗方案。
	TAX 80 mg/m², ivgtt(第 1、8、15 d);CBP AUC5, ivgtt,第 1 d。

续表

影响因素	胎儿受到的风险取决于化疗时的孕周。
	孕期治疗性化疗不特意调整药物剂量。
	权衡利弊,采取个体化治疗。
备注	孕期未能完成的化疗疗程,待产后补充完成。

注:TAX,紫杉醇;CBP,卡铂;DDP,顺铂;DTAX,多西紫杉醇。

8.11.2　化疗中的卵巢功能保护

8.11.2.1　化疗药物对卵巢功能的损伤

机制	间接破坏卵巢功能(直接损坏HPO轴)。
	直接破坏卵巢功能(直接导致卵母细胞凋亡)。
影响因素	与年龄、药物、剂量、时间相关。
	青春期前敏感性较低。
	青春期后敏感性随年龄的增长而增加。
分类	低风险:抗代谢类(5-FU、MTX、GEM)、蒽环类(ADM、BLM)、VCR。
	中风险:铂类和TAX。
	高风险:烷化剂(CTX)。
备注	可直接损害卵巢。
	损伤生殖细胞呈不可逆性。
	对增殖期细胞和未发育细胞均有毒性。
	引起卵巢衰竭或卵巢功能早衰。

注:HPO,hypothalamic pituitary ovarian axis,下丘脑垂体卵巢轴;5-FU,5-氟尿嘧啶;MTX,甲氨蝶呤;GEM,吉西他滨;ADM,阿霉素;BLM,博来霉素;VCR,长春新碱;TAX,紫杉醇;CTX,环磷酰胺。

8.11.2.2　卵巢功能保护

药物	GnRH 抑制 HPO 轴,使内分泌环境呈青春期前状态,降低其对化疗药物的敏感性。
	GnRH 减少生殖系统血流灌注,减少化疗药的累积。
	LPR 联合 TC(TAX+CTX)方案:LPR3.75 mg,ih(化疗前 10～14 d);LPR 3.75 mg,ih,qo 28 d,共 4～6 次。
胚胎冷冻	生育力保护方法:胚胎冷冻。
	适应证:已婚(育龄期)。
	妊娠结局:相似(冷冻胚胎与新鲜胚胎)。
	局限性:促排卵治疗(10～12 d)期间有病情进展的风险;特殊的促排卵方式(性激素依赖的肿瘤)。
卵母细胞冻存	成熟的卵母细胞冻存是一项成熟有效的技术;卵母细胞解冻(玻璃化冻存)后移植,活产率与非肿瘤患者一致。
	未成熟的卵母细胞冻存与卵母细胞体外培养(对卵巢的刺激较低)适用于青春期前或急需放化疗者。
	局限性:技术仍不成熟,总体上妊娠成功率较低。
卵巢组织冷冻移植	卵巢组织冷冻,病情稳定后再行植入。
	无论性成熟与否可即时进行。
	要求<35 岁卵巢储备较好者。
	原发病缓解后移植,距化疗结束>0.5 年。
	是青春期前唯一的保存卵巢方法。
	局限性:有将恶性肿瘤组织再次植入体内的风险。

注:HPO,下丘脑垂体卵巢轴;GnRH,促性腺激素释放激素;LPR,亮丙瑞林。

8.11.3　儿童及青少年妇科恶性肿瘤

8.11.3.1　儿童卵巢恶性肿瘤分期

Ⅰ期	病灶局限于卵巢,腹腔冲洗液无恶性细胞。
	临床、影像、病理:无卵巢以外病变。
	腹膜神经胶质瘤:不提高分期。
	肿瘤标志物:术后以半衰期衰减,降至正常。
Ⅱ期	镜下残留病灶或LN(+)($<2\ cm$)。
	腹腔冲洗液:无恶性肿瘤细胞。
	肿瘤标记物(+)或(−)。
Ⅲ期	肉眼可见残留病灶,或只进行了活检术。
	LN(+)但$\phi<2\ cm$。
	临近脏器受累(大网膜、肠管、膀胱)。
	腹腔冲洗液有恶性细胞。
Ⅳ期	有远处转移,包括肝转移。

8.11.3.2　化疗指征

未成熟畸胎瘤	⩾ⅠC期均需补充化疗。
	ⅠA期和ⅠB期可给予化疗或观察随访。
	临床经验:复发后化疗,复发前不化疗。
无性细胞瘤	减灭术后联合化疗($>$Ⅰ期)。
卵黄囊瘤	联合化疗。
胚胎癌	联合化疗。
混合性生殖细胞瘤	联合化疗(依据术后病理)。
性索间质肿瘤	联合化疗($>$Ⅰ期),多见于颗粒细胞瘤。
恶性上皮肿瘤	$>$ⅠA期,给予联合化疗方案。

8.11.3.3　化疗方案

生殖 细胞瘤	BEP方案：NCCN指南2A级推荐其用于卵巢生殖细胞肿瘤。BLM用量由成人的3 d减少为1 d。
	EP方案：DDP 35 mg/(m²·d)，3 d；VP-16100～150 mg/(m²·d)，3 d；中风险者首选方案，3个疗程后进行评估。若CR则再巩固1个疗程。
	PEI方案：DDP 35 mg/(m²·d)，3 d；VP-16 100 mg/(m²·d)，3 d；IFO 2.5 mg/(m²·d)，3 d；高风险者首选方案，4个疗程后进行评估。若CR则结束化疗，若PR再给予PEI 2个疗程。
性索间 质肿瘤	BEP方案和TC方案常用。
上皮性癌	TC方案。
备注	NCCN临床实践指南推荐方案（2020）。

注：BLM，博来霉素；DDP，顺铂；VP-16，依托泊苷；CR，complete release，完全缓解；PR，partial release，部分缓解；VP-16，依托泊苷；IFO，异环磷酰胺。

8.11.3.4　青少年化疗中的注意问题

化疗剂量	剂量计算同成人。
化疗疗程	肿瘤标记物监测正常，再给2个疗程。
卵巢保护	有月经来潮就应开始给予保护。
	青春期前：卵巢冷冻。
	青春期后：首选卵子冷冻；其次为GnRH-α。
输液通路	PICC置管或输液港。
液体量	严格执行儿科输液标准。
其他	暂时禁止用靶向和免疫治疗。

注：PICC，外周中心静脉导管；GnRH-α，促性腺激素释放激素激动剂。

8.11.4　原发灶不明的恶性肿瘤

8.11.4.1　概述

概述	概念:无法通过常规诊断确定原发癌灶的转移瘤。
	病理特点:发展快、预后差、中位生存期为3～6个月。
分类	高分化和中分化腺癌。
	低分化癌。
	鳞状细胞癌。
	未分化癌。
	神经内分泌癌。
临床	腹腔广泛转移(与妇科肿瘤相关的CUP)。
	卵巢癌的典型表现,偶尔来自胃肠道或乳腺。
治疗	目标:延长生存期,缓解症状,改善生存质量。
	妇科CUP临床均按Ⅲ期或Ⅳ期处理(除非有确切的胃肠道或乳腺来源的证据)。
	肿瘤减灭术+化疗(铂类+TAX是首选方案,30%～40%可CR)。
	对于低风险患者,低毒方案为首选。
	CUP化疗:经验性化疗(治疗2～3个疗程后,进行评估,决定后续治疗方案,同时关注患者生存质量)。
备注	TGT和IMT临床研究已经陆续被开展,可成为新的选择。

注:CUP,cancers of unknown primary site,原发灶不明的恶性肿瘤;TAX,紫杉醇;CR,完全缓解;TGT,靶向治疗;IMT,免疫治疗。

8.11.4.2　妇科肿瘤相关的CUP化疗方案

概述	多见于卵巢癌,如库肯勃瘤。
TAX+CBP	TAX 75 mg/m²(D1)+CBP AUC5(D1),qo3 w。
DTAX+CBP	DTAX 75 mg/m²(D1)+GBP AUC5(D1),qo3 w。
DDP+GEM	DDP 60～70 mg/m²(D1)+GEM 1000 mg/m²(D1+D8),qo3 w。
DDP+VP-16	DDP 75 mg/m²(D1)+VP-16 100 mg/m²(D1+D2+D3),qo3 w。
备注	NCCN临床实践指南推荐方案(2020)。

注:TAX,紫杉醇;CBP,卡铂;DTAX,多西紫杉醇;DDP,顺铂;GEM,吉西他滨;VP-16,依托泊苷。

8.12　化疗相关操作技术

8.12.1　外周中心静脉导管置管

概述	概念:外周静脉穿刺置管,导管尖端位于SVC下1/3处或SVC和右心房连接处。
	穿刺静脉:贵要静脉、头静脉、肘正中静脉。
优点	穿刺位点远离胸腔,避免气胸、血胸的发生。
	可长时间留置(可留置1年),减少穿刺次数。
	维护简单(导管与手臂平行),降低化疗药物外渗的概率。
	方法简单,可在床旁操作。
	导管输液稳定性好,不受体位的影响。
	感染率<3%,低于胸部穿刺的感染率。
适应证	长期静脉输液,但外周静脉穿刺困难者。
	反复输注化疗药物、补钾者。
	长期输注肠外营养液、脂肪乳者。
	反复输血或血制品,反复采血者。
	输液治疗>1年者。
	需进行家庭静脉治疗者。
禁忌证	对导管过敏者。
	有静脉炎及静脉血栓史、外伤史、血管手术史、放射治疗史者。
	乳腺癌根治术后患侧者。
	SVC压迫综合征者。
	脑血管意外偏瘫侧肢体者。
	有导管相关性感染、菌血症、败血症者。
其他	导管置入、导管维护、导管拔除。

注:SVC,superior vena cava,上腔静脉。

8.12.2　腹腔热灌注化疗

概述	将含化疗药物的液体在体外加热到一定温度,灌注或充盈腹腔。
	治疗模式:联合手术和化疗。
	防治腹腔肿瘤。
机制	理论基础:肿瘤细胞在43 ℃维持1 h会产生致死效应,而正常组织细胞耐受可＞1 h。
	高温可增加肿瘤细胞膜和血管通透性,增加化疗药物的浓度。
	增加腹腔内肿瘤病灶局部药物浓度。
	通过持续的循环灌注,冲刷而清除腹腔内游离癌细胞。
	腹腔热灌注化疗可增加化疗药物的渗透力。
适应证	卵巢癌:新辅助化疗、肿瘤细胞减灭术后、间歇性细胞减灭术后、二次肿瘤细胞减灭术(铂敏感性复发癌),尤其是合并大量腹水、胸腔积液者。
	腹膜假性黏液瘤:手术后的首选治疗方式。
	宫颈癌(子宫内膜癌、子宫肉瘤)伴有腹水或播散性腹腔转移。
	姑息性治疗:难治性胸腔积液、腹水的姑息性治疗。
禁忌证	肠梗阻及腹腔内广泛粘连者。
	腹腔内感染较重者。
	吻合口组织水肿、缺血、张力大、严重低蛋白血症者。
	重要器官功能障碍。严重凝血功能障碍者。
	胆汁阻塞及输尿管梗阻者。
	≥75岁为相对禁忌证。
其他	灌注管放置、腹腔热灌注化疗实施、药物选择。
	不良反应及注意事项。

8.12.3　腹腔穿刺及腹腔化疗

概述	穿刺针(或导管)从腹前壁刺入腹膜腔。
	用于腹腔化疗+放腹水。
	通过腹腔置管,向腹腔灌注药物。
禁忌证	有明显出血倾向者(PLT<20×10⁹/L)。
	严重肠管扩张者(肠麻痹)。
	腹腔广泛粘连者。
	腹壁蜂窝织炎者。
其他	腹腔穿刺术+注意事项。

8.12.4　胸腔穿刺及恶性胸水的处理

8.12.4.1　胸腔穿刺术(胸穿)

概述	穿刺针(或导管)从胸壁刺入胸腔。
	用于胸腔化疗+放胸腔积液。
	通过胸腔置管,向腹腔灌注药物。
适应证	抽取胸腔积液。
	向胸腔内注射药物。
禁忌证	有明显出血倾向者(PLT<20×10⁹/L)。
	一般情况极差,难以耐受者。
	穿刺部位有感染者。
	难以合作者。
其他	胸腔穿刺术+注意事项+并发症。

8.12.4.2　恶性胸水的处理

概述	妇科肿瘤并发 MPE：提示晚期肿瘤。
	中位生存时间：3～12 个月，生存质量明显下降。
	治疗目标：控制积液、缓解呼吸困难、提高生存质量、延长生存时间。
	诊断 MPE，及时全面评估，尽早姑息治疗。
临床观察	治疗重点是原发性肿瘤（无需干预 MPE）。
	原发肿瘤明确但无症状的 MPE。
穿刺引流	有临床症状且有胸腔积液。
	放胸腔积液+胸腔给药。
	留置胸腔引流管优于反复穿刺。
	胸腔穿刺抽液：单纯抽吸多在 1～3 d 复发，首次抽液 600～1000 mL。
	肋间置管引流：首次引流量<600 mL，间隔 2 h 再次引流（或第 2 d 继续引流），直至引流干净。
胸腔药物治疗	化疗药物：BLM、ADM、MTT、DDP 等。
	胸膜硬化剂：滑石粉、BLM 等。
	生物制剂：IL-2、N-CWS 等，副作用小。
备注	治疗原发疾病是治疗 MPE 的重要环节。
	同时考虑全身治疗（排除禁忌证）。

注：MPE，malignant plural effusion，恶性胸腔积液（恶性胸水）；BLM，博来霉素；ADM，阿霉素；MTT，米托蒽醌；DDP，顺铂；IL-2，白细胞介素–2；N-CWS，胞必佳。

8.12.4.3　胸腔内用药方案

BLM	优点:无骨髓抑制及免疫抑制;有效率>60%~80%,缓解期较长;局部刺激小,无肺毒性,耐受性好;可同时进行全身化疗。
	用法:BLM 30~40 mg/m²+0.9%NaCl 50~60 mL,胸腔灌注,夹闭引流持续30 min。
	变换体位:5 min/次,使药物和胸膜充分接触。
	不良反应:发热,一般<38 ℃,数小时自行恢复;给药前30 min,可给药IDM(25 mg)减轻发热。
IL-2	概述:有效率为21%~95%,耐受性好。
	用法:IL-2 100万~300万U+0.9%NaCl 10~20 mL,胸腔灌注(尽量先将胸腔积液抽尽),夹闭引流管持续30 min;qw,连续2~4 w。
	体位变换同BLM。
	不良反应:寒战、发热,PMT(IDM) 25 mg,im(给药前30 min),可减轻症状。
ELM	概述:无骨髓抑制作用;有效率接近80%;胸腔给药后不影响患者同时接受联合化疗。
	用法:ELM 200 mg/m²,抽尽胸腔积液后首先将2% PRC 10 mL注入胸腔,然后将ELM 300 mg(60 mL)注入胸腔,夹闭引流管。
	不良反应:发热、胸痛,给药前30 min,可给予IDM 25 mg,口服减轻发热。
	注意:不可用LDC代替PRC(LDC与ELM反应)。
N-CWS	概述:有效率为60%,联合化疗有效率为80%~90%。
	用法:N-CWS 600 μg(抽尽胸腔积液后)+0.9%NaCl 20 mL+20% LDC 5 mL注入胸腔,1~2次/w。
	不良反应及处理同ELM。
备注	BLM和ELM:观察5~7 d,如果胸腔积液不再产生,可拔管;如胸腔积液未控制,可再次抽水并重复注药1次。
	每5 min变换一次体位,持续30 min,使药物和胸膜充分接触。

注:BLM,博来霉素;IDM,吲哚美辛;PMT,promethazine,异丙嗪;ELM,elemene milk,榄香烯乳;PRC,procaine,普鲁卡因;LDC,利多卡因;N-CWS,胞必佳。

8.12.5　腰椎穿刺及鞘内注射

概述	通过腰椎穿刺术将药物直接注入蛛网膜下腔,从而使药物弥散在脑脊液中。
适应证	滋养细胞肿瘤脑转移。
禁忌证	有颅内高压、脑疝者。
	严重凝血功能障碍者。
	休克、衰竭等病情较重者。
	穿刺部位或附近有感染者。
其他	腰椎穿刺术+注意事项。

第9章 妇科肿瘤放射治疗

9.1 宫颈癌放疗

9.1.1 概述

概述	宫颈癌放疗包括早期癌、局部晚期癌、术后放疗、放疗后复发癌治疗。
早期癌	ⅠA、ⅠB1、ⅠB2、ⅡA1。
	ⅠB1~ⅡA2可选择手术或根治性放疗。
晚期癌	ⅠB3、ⅡA2、ⅡB、ⅢC1、ⅢC2、ⅣA。
	所有晚期癌均为放疗的适应证。
术后癌	高危因素:TLN淋巴转移、宫旁侵犯、切缘(+)。
	术后病理存在任何一项高危危险因素,需同步放化疗。
复发癌	CPR、LPR、EPR(IGLN)、PALN。
备注	宫颈癌分期详见FIGO分期和TMN分期。

注:TLN,淋巴转移;CPR, central pelvic recurrence,盆腔中央型复发癌;LPR, lateral pelvic recurrence,盆腔外周型复发癌;EPR, extrapelvic recurrence,盆腔外复发癌;IGLN,腹股沟淋巴结;PALN,腹主动脉旁淋巴结。

9.1.2 适应证和禁忌证

9.1.2.1 根治性放疗

概述	手术和放疗是早期宫颈癌的两大主要治疗手段。
	ⅠB1～ⅡA2期可选择手术或RRT,并列第1位。
	宫颈癌(早期)采用RS或单纯RT的治愈率在90%左右。
适应证	Ⅰ～ⅣA期均可选择RRT。
	拒绝手术或因全身疾病无法手术者。
	ⅣB期给予PRT。
	ⅠB2期和ⅡA期,术前RT,手术治疗。
	ⅠB3、ⅡA2、ⅡB、ⅢC1、ⅢC2、ⅣA均为晚期癌放疗的适应证。
	Ⅰ～ⅡA术后存在复发高危因素,应给予术后放化疗。
	晚期(局部)宫颈癌,应给予同步放化疗。
相对禁忌证	一般状态差,合并严重的重要器官功能不全,$X_{KPS}<70$分。
	严重感染,$X_{WBC}<3\times10^9/L$,$X_{PLT}<3\times10^9/L$,$X_{HB}<90$ g/L。
	严重骨髓抑制。
	宫颈肿瘤$\phi<4$ cm,并有广泛转移。
	合并传染病(活动性肝炎,活动性肺结核)。
	有精神疾病无法配合。
绝对禁忌证	4级骨髓抑制,$X_{WBC}<1\times10^9/L$,$X_{PLT}<2\times10^9/L$。
	心、肺、肝、肾功能不全者。
	急性或亚急性盆腔炎者。
	精神疾病发作期者。
备注	放疗的禁忌证是相对的,需综合时间、经验、设备等条件决定。

注:RS,radical surgery,根治性手术;RT,radiotherapy,放疗;RRT,radical radiotherapy,根治性放疗;PRT,palliative radiotherapy,姑息性放疗;KPS,Karnofsky Performance Scale,卡氏评分。

9.1.2.2　术后放疗

概述	早期宫颈癌术后存在任何一个高危因素,患者5年SR将降低50%～70%。
	早期宫颈癌术后存在高危因素,需辅助治疗,提高生存率。
适应证	RST术后放疗:高危因素(TLN、切缘阳性、宫旁浸润)和中危因素(肿瘤ϕ>3 cm,LVSI、宫颈间质浸润深度>1/3,腺癌)。
	早期宫颈癌锥切术后(不保留生育功能者):ⅠA1期伴LVSI,ⅠA2期有手术禁忌证,或拒绝手术者。
	意外发现的宫颈癌(THE):ⅠA1期伴LVSI或ⅠA2/ⅠB1期。
	宫颈残端癌:宫颈残端癌所有期别均可RT,切缘(+)、切除范围不足、宫颈间质浸润深度>1/3。
	特殊类型宫颈癌:宫颈小细胞神经内分泌癌(ⅠA1～ⅠB2、ⅡA1)。
相对禁忌证	既往接受过盆腔放疗。
	骨髓抑制。
绝对禁忌证	骨髓抑制,X_{WBC}<1×10⁹/L,X_{PLT}<2×10⁹/L
	全身情况差,恶病质,病情发展快,广泛转移者。
	API或SAPI。
	存在不可控制的脑血管疾病或冠心病等基础疾病。
备注	放疗的禁忌证是相对的,需综合时间、经验、设备等条件决定。

注:SR,survival rate,生存率;RST,radical surgical therapy,根治性手术治疗;TLN,淋巴结转移;LVSI,脉管间隙浸润;THE,子宫全切术;API,acute pelvic inflammatory,急性盆腔炎;SAPI,subacute pelvic inflammatory,亚急性盆腔炎。

9.1.3　放疗前准备

概述	充分评估=病史+查体+相关检查。
	不能耐受或不接受手术治疗者,给予放射治疗。
实验室检查	常规检查:BRT、URT、SRT、生化检查(肝肾功、电解质、血糖)、凝血功能。
	肿瘤标志物:SCC、Cyfra-21、CA125、CEA、CA19-9。

续表

实验室检查	感染筛查。
	HPV 检测。
影像学检测	盆腔 MRI、盆腔 CT、盆腔 B 超。
	胸部 X 线片或胸部 CT。
	ECG、EUG、PET/CT、心肺功能测定。
妇科检查	子宫大小和位置。
	癌灶位置、形态、大小。
	阴道和宫旁受累情况。
	记录初始治疗前和近距离治疗前妇检情况。
病理检查	宫颈活检/锥切、ECC。
备注	晚期 RT：可做肾图、肾盂造影、膀胱镜、直肠镜、钡灌肠等检查
	术后 RT：淋巴囊肿＞5 cm 者，建议超声导引下穿刺抽液后再定位；保留卵巢者确定卵巢位置，确定放疗对卵巢的损伤。

注：BRT，血常规；URT，尿常规；SRT，粪常规；SCC，鳞状上皮细胞癌抗原；Cyfra-21，细胞角质蛋白 19 片段抗原 21；CA125，糖类抗原 125；CEA，癌胚抗原；CA19-9，糖类抗原 19-9；ECG，超声心动图；EUG，excretory urography，排泄性尿路造影；ECC，宫颈管搔刮术。

9.1.4 技术流程

早期癌	ERT	模拟定位(CT 或 MRI)→图像采集→靶区勾画→设计评估→校位→治疗及验证。
	BCT	计划及准备工作→施源器置入→计划设计→计划评估→连接施源器及后装机→治疗→移除施源器及固定装置→术后护理。
晚期癌	ERT	模拟定位(CT 或 MRI)→图像采集→靶区+危及器官勾画→设计评估及审核→治疗。
	BCT	2D-BCT：计划及准备工作(妇检+MRI)→置入导管+球囊内注射稀释的泛影葡胺溶液→暴露宫颈+探宫+施源器置入并固定→直肠标记管置入→定位(二维正交平片)→二维计划设计及简单优化+ 处方剂量点 A 点定义→评估膀胱直肠剂量当量→治疗。

晚期癌	BCT	3D-BCT:计划及准备工作(妇检+MRI)→置入施源器→置入导管+球囊内注射稀释的泛影葡胺溶液→暴露宫颈+探宫+腔内施源器置入并固定→CT/MRI定位→施源器位置评估→靶区及危及器官勾画→近距离处方剂量及目标函数设定→近距离计划设计与评估审核记录→连接后装机内放射源治疗。
术后癌	ERT	体位固定→CT模拟定位→勾画靶区和危及器官→制订放疗计划→实施放疗。
	BCT	备皮消铺巾→置入施源器→计划设计与评估→连接施源器与后装机→治疗→移除施源器。

注:ERT,external radiotherapy,外照射放疗;BCT,brachytherapy,近距离放疗;MGDT,meglumine diatrizoate,泛影葡胺。

9.1.5　外照射

9.1.5.1　定位

概述	通常先外照射,后期进行近距离治疗。
定位前准备	排空直肠、充盈膀胱、显影小肠。
	憋尿准备。
	定位前 1 h 排空膀胱,饮水 500 mL(含 IHX10 mL)。
体位固定	真空垫或热塑体膜。
	仰卧位、双上肢自然上举,双腿自然并拢平放。
	阴道置入金属丝标记位置。
CT扫描	增强扫描(过敏或严重肾功能不全者除外)。
	上界扫描范围:早期癌+晚期癌,第10胸椎上缘;术后癌,第3腰椎上缘[PALN(+)、CILN(+)],第11胸椎上缘。下界扫描范围:早期癌+晚期癌+术后癌,坐骨结节下 5 cm。
	扫描厚度:早期癌,3～5 mm;晚期癌,5 mm;术后癌,2.5～5 mm。

注:IHX,iohexol,碘海醇;CILN,髂总淋巴结;PALN,腹主动脉淋巴结。

9.1.5.2　靶区勾画

早期癌	CTV：宫颈、宫体、宫旁组织、3 cm阴道、PCLN引流区。
	PCLN引流区：CILN、IILN、EILN、OBLN、S3以上SLN引流区。
	早期宫颈癌无LN转移、无需勾画腹PALN引流区。
晚期癌	盆腔CTV：CTV1（宫颈+宫体）、CTV2（宫旁+附件+部分阴道）、CTV3（PCLN引流区）、GTVnd（PCLN）。
	盆腔PTV：CTV1外放15 mm，CTV2前后左右外放6 mm，头脚外放8 mm。
	盆腔PGTVnd：GTVnd外放5 mm。
	延伸野CTV：CTV1（宫颈+宫体）、CTV2（宫旁+附件+部分阴道）、CTV3（PCLN引流区）、CTV4（PALN引流区）、GTVnd（PCLN转移）。
	延伸野PTV：CTV1外放15 mm，CTV2前后左右外放6 mm，头脚外放8 mm，融合形成。
	延伸野PGTVnd：GTVnd外放5 mm。
	各器官靶区勾画线融合形成RT靶区。
术后癌	盆腔CTV：CTV1（CILN、EILN、IILN、SLN和OBLN引流区），CTV2（阴道残端+阴道/宫旁软组织）。
	盆腔PTV：CTV1到PTV1外放0.7～10 cm，CTV2到PTV2外放1.0～1.5 cm。
	危及器官勾画：肠管（尤其是直肠）、膀胱、股骨头，如延伸野照射，再加肝脏、肾脏、脊髓。

注：CTV，clinical target volume，临床靶区；PTV，panning target volume，计划靶区；GTV，gross tumor volume，大体靶区；PCLN，盆腔淋巴结；CILN，髂总淋巴结；IILN，髂内淋巴结；EILN，髂外淋巴结；OBLN，闭孔淋巴结；SLN，骶前淋巴结；PALN，主动脉旁淋巴结；RT，放射治疗。

9.1.5.3　盆腔引流

CILN引流区	围绕CIA和CIV外扩7 mm，CTV后界至椎体，CTV侧界PMM。
IILN引流区	围绕IIA和IIV外扩7 mm，CTV侧界至盆壁。
EILN引流区	围绕EIA和EIV外扩7 mm，沿髂腰肌前缘再外扩10 mm，包括外侧EILN。

续表

OBLN引流区	连接IILN和EILN引流区,CTV内侧距盆壁18 mm。
SLN引流区	CTV前界距骶骨前缘10 mm。
PALN引流区	ADA左侧外扩2 cm,IVC右侧外扩1 cm,腹侧界外扩5 mm,上界为RA和RV水平,RV以上水平,IVC可适当内收。
阴道残端	残端上0.5~2 cm,残端下3 cm阴道,包括阴道残端和膀胱之间的脂肪和软组织、阴道残端和直肠之间的脂肪和软组织。
阴道/宫旁软组织	阴道外0.5 cm,可扩大至血管周围和肠周围脂肪组织。

注:CIA/V,髂总动脉/静脉;PMM,腰大肌;IIA/V,髂内动脉/静脉;EIA/V,髂外动脉/静脉;EILN,髂外淋巴结;IILN,髂内淋巴结;CILN,髂总淋巴结;OBLN,闭孔淋巴结;SLN,骶前淋巴结;PALN,腹主动脉旁淋巴结;ADA,腹主动脉;IVC,下腔静脉;RA/V,肾动脉/静脉。

9.1.5.4　强调放射治疗照射技术和剂量分割

照射范围	早期癌	上界,髂嵴(4、5腰椎)水平;下界,闭孔下缘;侧界,骨盆边缘旁开1.5~2 cm;前界,耻骨联合;后界,第3骶椎水平。
	晚期癌	上界,第10胸椎上缘;下界,闭孔下缘;侧界,骨盆边缘旁开1.5~2 cm;前界,耻骨联合;后界,第3骶椎水平。
	术后癌	上界,第3腰椎上缘(PALN阳性、CILN阳性,扫描范围至第11胸椎上缘);下界,闭孔下缘;侧界,骨盆边缘旁开1.5~2 cm;前界,耻骨联合;后界,第3骶椎水平。
照射剂量	早期癌	(45~50)Gy/(4~5)w,常规分割,1.8~2 Gy/次。qd,5次/w。
	晚期癌	PTV(45~50.4)Gy/(25~28)次,1.8 Gy/次,5次/w。PGTVnd,50~60 Gy,依据TLN大小调节剂量,可同步增加也可后续补量。
	术后癌	(45~50)Gy/(4~5)w,常规分割,(1.8~2)Gy/次。qd,5次/w。未切除TLN,放射总剂量为54~65 Gy,额外推量为10~20 Gy(同步推量为2.1~2.3 Gy)。外照射加量为54~65 Gy(LN靶区剂量)。

注:PALN,腹主动脉旁淋巴结;CILN,髂总淋巴结;TLN,转移淋巴结。

9.1.5.5 危及器官剂量限值

早期癌	直肠：$D_{50} \leqslant 50$ Gy，$D_{20} \leqslant 70$ Gy；膀胱：$D_{50} \leqslant 50$ Gy，$D_{30} \leqslant 70$ Gy；股骨头：$D_5 \leqslant 50$ Gy；小肠：$D_5 \leqslant 50$ Gy，$D_{max} \leqslant 52$ Gy；结肠：$D_5 \leqslant 50$ Gy，$D_{max} \leqslant 55$ Gy。
晚期癌	直肠：$V_{40\sim45} < 50\%$；膀胱：$V_{40\sim45} < 50\%$；股骨头：$V_{45} < 5\%$；结肠：$V_{30} < 50\%$，$V_{15} < 90\%$；脊髓：$V_{30\sim35} < 0.1$ cm³；肾脏：$V_{20} < 33\%$；肝脏：$V_{20} < 33\%$；胃：$V_{20} < 50\%$；小肠：$V_{54} < 40\%$。
术后癌	小肠：$V_{40} < 30\%$，$D_{max} < 50$ Gy；直肠：$V_{40} < 40\%$，$D_{max} < 50$ Gy；膀胱：$V_{40} < 40\%$，$D_{max} < 50$ Gy；股骨头 $V_{40} < 5\%$。
	延伸治疗：脊髓 $D_{max} < 40$ Gy，肾脏 $V_{18} < 33\%$。
备注	D_5、D_{20}、D_{30}、D_{50} 分别指 5%、20%、30% 和 50% 的体积接受照射的剂量，D_{max} 指接受照射的最大剂量。
	V_{15}、V_{20}、$V_{30\sim35}$、$V_{40\sim45}$、V_{45}、V_{54} 分别为接受 15 Gy、20 Gy、30 G、30～35 Gy、40～45 Gy、45 Gy、54 Gy 剂量的体积。

注：D_{max}，最大点剂量；D_{50}，最低接受剂量（50% 体积）；V_{45}，45 Gy 剂量的百分比体积（绝对体积）。

9.1.6 近距离治疗

9.1.6.1 靶区

概述	ERT 结束后开始。
	优选图像引导的三维治疗。
	MRI + 妇检明确残存瘤灶范围。
早期癌	HR-CTV：整个宫颈、残留癌灶、MRI 高信号及灰色信号区域（MRI-T2 加权图像）。无 MRI 图像者，靶区上界勾画 1/3～1/2 的宫体。
	IR-CTV：HR-CTV 左右头脚方向外扩 10 mm，前后外扩 5 mm。IR-CTV 至少包括宫颈外 0.5～1.0 cm、宫体 1 cm、阴道 1 cm。
	备注：在近距离治疗中，PTV 仅仅用于研究。

晚期癌	二维治疗:标记点为膀胱、直肠和施源器,标记物中心为宫颈外口。
	三维治疗:包括GTV靶区、HR-CTV靶区、IR-CTV靶区。近距离靶区勾画受CT(置入施源器)和MRI(近距离RT前)的指导。
术后癌	阴道残端和阴道近端3~5 cm。

注:ERT,外照射放疗;HR-CTV,high risk clinical target volume,高危临床靶区;IR-CTV,itermediate risk clinical target volume,中危临床靶区;PTV,计划靶区;GTV,大体靶区;RT,放疗。

9.1.6.2 剂量

早期癌	剂量:7 Gy/次,共4次,或6 Gy/次,共5次,biw。
	二维RT:一般给予30~40 Gy(以A点评估剂量)。
	三维RT:HR-CTV总剂量(ERT+BCT)的$EQD_2 \geqslant 80$ Gy。
	方案:ERT+BCT,A点总剂量≥80 Gy。
晚期癌	二维RT:A点剂量(高剂量率为7 Gy×4次或6 Gy×5次,biw或qw)。施源器(圆筒)照射阴道:癌灶侵袭下1/2阴道。ⅢB期宫旁受累达盆壁二维BCT+ERT,或三维BCT+插值BCT。
	三维RT:30 cm³HR-CTV,$D_{90}(EQD_2) \geqslant 75$ Gy。50 cm³HR-CTV,$D_{90}(EQD_2) \geqslant 85$ Gy。70 cm³HR-CTV,$D_{90}(EQD_2) \geqslant 95$ Gy。HR-CTV剂量分割6 Gy×5次或7 Gy×4次,qw或biw。
	RT治疗:$D_{90}(EQD_2) \geqslant 60 \sim 65$Gy。$D_{98}(EQD_2)$的期望剂量为60 Gy,不做强制要求。
术后癌	处方剂量:5.5 Gy/次(阴道黏膜下0.5 cm),共2次,qw或biw。
	处方剂量:6 Gy/次(阴道黏膜表面),共3次,qw或biw。
	阴道表面总剂量EQD_2应接近70 Gy。
	阴道表面剂量(阴道切缘阳性)$EQD_2 > 70$ Gy(70~80 Gy)。

注:RT,放射治疗;HR-CTV,高危临床靶区;ERT,外照射放疗;BCT,近距离放疗;EQD_2,equivalent dose in 2 Gy/f,等效生物剂量。

9.1.6.3　危及器官剂量限值

概述	ESTRO 推荐 RT 剂量限值(各危及器官)。
早期癌	膀胱($D_{2\,cm^3}$)≤90 Gy、直肠($D_{2\,cm^3}$)≤70 Gy、乙状结肠($D_{2\,cm^3}$)≤90 Gy。
晚期癌	膀胱($D_{2\,cm^3}$)≤80～90 Gy、直肠($D_{2\,cm^3}$)≤65～75 Gy、乙状结肠($D_{2\,cm^3}$)≤70～75 Gy。
术后癌	二维治疗:膀胱和直肠参考点剂量≤A 点剂量的 60%～70%,最高不能超过 80%。 三维治疗:膀胱($D_{2\,cm^3}$)≤80～90 Gy、直肠($D_{2\,cm^3}$)≤65～75 Gy、乙状结肠($D_{2\,cm^3}$)≤70～75 Gy。
备注	EQD_2:等效生物剂量(常规 2 Gy 分次照射)。 $D_{2\,cm^3}$:最大照射剂量(2 cm³体积接受)。

注:ESTRO, European Society of Radiotherapy and Oncology, 欧洲放射肿瘤学会;RT, 放疗; EQD_2:等效生物剂量。

9.1.7　不良反应

9.1.7.1　概述

概述	放疗反应不可避免,但可降低损伤程度。
	包括近期反应和远期反应。
	直肠反应和膀胱反应最为明显。
相关因素	放疗反应的发生率和严重程度与放射物源、放射方法、放射体积、放射剂量、次数分割、放疗时间相关。
临床表现	全身反应、骨髓抑制、阴道粘连和狭窄、肠道及尿道反应、近距离相关反应(出血、疼痛、子宫穿孔、宫腔感染、肠瘘、肠炎肠穿孔)。
同期放化疗	DDP 为基础的 CCRT 是局部晚期宫颈癌的标准治疗模式,可使宫颈癌死亡率降低 30%～50%,提高 OS 和 PFS。
	放疗期间完成≥5 次 CCT(DDP),将减少远处转移率。
	注:同步放化疗要关注患者耐受情况,积极处理毒副作用,支持和对症处理,使放疗在 8 w 内完成。

术后放疗	淋巴囊肿过大,需超声导引下穿刺抽吸。
	病理阳性者,囊肿纳入靶区。
	病理阴性者,包含LPV,根部即可。

注:DDP,顺铂;LPV,淋巴管;OS,overall survival,总生存期;PFS,progression free survival,无疾病进展生存期;CCRT,cocurrent chemoradiotherapy,同步放化疗;CCT,synchronous chemotherpy,同步化疗。

9.1.7.2　肠道

概述	肠道反应包括近期反应和远期反应。
	直肠对RT反应最为明显。
	小肠(主要是回肠)对放射线耐受较低。
	可发生在小肠、乙状结肠、直肠。
肠道反应	时间:放疗开始2 w后,IR近100%。
	症状:食欲缺乏、恶心呕吐、里急后重、腹痛腹泻、黏液便、大便疼痛,便血,多发生在ERT和延伸照射中。
	治疗:轻症对症处理,给予高蛋白、高维生素、易消化食物,止泻药;重症调整治疗方案。
肠道炎症	多数发生在RT结束后0.5～1年内。
	症状:轻度,肠壁黏膜充血、水肿;中度,肠壁增厚,肠壁溃疡;重度,肠管狭窄,肠梗阻,肠穿孔。
	治疗:轻度和中度,保守治疗(消炎、止血等对症治疗);重度,ST。
备注	肠道放射性损伤很难治愈。
	肠道反应,重在预防。

注:IR,发生率;RT,放疗;ERT,外照射放疗;ST,手术治疗。

9.1.7.3　膀胱

概述	膀胱对放疗反应非常明显,包括近期反应和远期反应。
膀胱反应	时间:膀胱反应,多发生在放疗开始3 w后。
	症状:尿频、尿急、尿痛,个别有尿血。
	治疗:抗炎止血治疗。
膀胱炎症	多发生在放射治疗结束后1~6年,IR为3%。
	临床症状:主要表现为尿急、尿频、尿血、尿痛、排尿困难、膀胱阴道瘘,严重者有肾盂积水和输尿管积水。
	膀胱镜:黏膜充血、水肿、弹性减弱或消失,毛细血管扩张,有时可形成溃疡。
	治疗:轻度,可给予消炎、止血等对症治疗;重度,可给予膀胱灌注、膀胱镜电凝止血、手术治疗。
	预后:大部分在4年内恢复。
备注	临床出现时间较放射性直肠炎晚。

注:IR,发生率。

9.1.7.4　阴道

概述	BCT多数在阴道内操作,放疗对阴道的损伤最直接。
阴道炎	黏膜水肿、充血、疼痛,分泌物增多,外阴肿痛等。
	加强阴道冲洗,使用阴道润滑剂,联合局部用药,促进愈合。
阴道狭窄	阴道粘连,引起阴道狭窄。
	阴道冲洗:1次/(2~3)d,共0.5年
	阴道模具放置。
备注	放疗3个月后开始性生活。

注:BCT,近距离照射。

9.1.7.5 其他

全身反应	乏力、食欲减退、恶心呕吐、WBC↓、PLT↓。
	一般对症处理。
近距离照射相关反应	出血、疼痛、子宫穿孔、宫腔感染、肠瘘、肠炎肠穿孔。
	对症处理。
盆腔纤维化	继发于大剂量全盆腔照射,进一步导致输尿管梗阻、肾积水、肾功能障碍、LPV梗阻、下肢水肿。
	活血化瘀中药治疗,手术治疗。
骨髓抑制	贫血、WBC↓、PLT↓。
	加强营养,一般治疗;升WBC和PLT治疗。
卵巢	保留卵巢的患者:保护卵巢,延缓进入更年期。
	卵巢对放射损伤非常敏感,尽可能保护卵巢功能。
	移位卵巢放疗后功能可能受到损伤,最好移位到真骨盆外髂窝处(盆腹腔放疗野之外)。
下肢淋巴水肿	手术+RT,下肢淋巴水肿IR为29.3%。
	相关因素:LAE、PCRT、IGCRT,肿瘤本身阻塞LPV、感染、损伤、肥胖、疤痕。
	预防:弹力袜的穿戴,良好生活方式的养成。
	治疗:引流、消肿、手术治疗。

注:LPV,淋巴管;LAE,淋巴结清扫术;RT,放疗;IR,发生率;PCRT,pelvic cavity radiotherapy,盆腔放疗;IGCRT,inguinal cavity radiotherapy,腹股沟放疗。

9.1.8 预后

概述	宫颈癌的复发和转移率与临床期别、病理类型、TLN相关。
	辅助治疗:RT(ERT、BCT、ERT+BCT)、CCRT、SCRT。
	尽可能做到个体化、精准化。

续表

分型	疗效:鳞癌＞腺癌。
	早期腺癌易漏诊(临床表现不显著)。
	腺癌对放疗不敏感,治疗效果较差。
	中危因素可给予RT(参考Sedlis标准和四因素模型)。
病理	预后:PCLN(+)或PALN(+)＜无TLN。
	高危因素:TLN、宫旁组织浸润、切缘(+)。
	中危因素:深肌层浸润、LVSI、原发性肿瘤ϕ≥4 cm等。
随访	放疗＜2年,每3～6个月随访1次。
	放疗3～5年,每6～12个月随访1次。
	随访内容:BRT、URT、肝肾功、肿瘤标志物、盆腹B超+CT、胸部X片。
预后	早期癌进行根治性手术后,大多数预后良好,不需要进行辅助治疗。
	早期癌,5年生存率为80%～90%,ⅡB期达到6%～80%,Ⅲ期可达到40%～60%,ⅣA期可达到30%。
	局部晚期癌:3年局部控制率可达90%(三维BCT),5年局部控制率为89.3%,5年总生存率为79.9%。
其他	合并贫血、盆腔感染、输尿管梗阻,都将影响生存和预后。

注:RT,放疗;ERT,外照射放疗;BCT,近距离放疗;CCRT,同步放化疗;SCRT,sequential chemoradiotherapy,序贯放化疗;PCLN,盆腔淋巴结;PALN,腹主动脉旁淋巴结;TLN,转移淋巴结;LVSI,脉管间隙浸润。

9.2　子宫内膜癌放疗

9.2.1　概述

概述	RT排第2位,是ST后的最重要的辅助治疗
早期癌	术后根据不同的危险因素进行辅助治疗(包含RT)。
	放疗:可以单纯RT,也可配合ST。

晚期癌	减瘤手术,术后给予辅助治疗。
	放疗:ERT、BCT、ERT+BCT。
	化疗:ⅠB期(G3)、Ⅱ期(NCCN 2B类证据)、Ⅲ期、Ⅳ期,复发癌、转移癌、子宫内膜样癌(G3)、浆液性癌、透明细胞癌、ER(−)、PR(−)、生长迅速或侵袭性生长以及对HT不敏感的子宫内膜癌。
	HT:子宫内膜样癌(G1)、PR(+)、ER(+)、肿瘤生长缓慢者。
备注	治疗参考病理分型,同时参考分子亚型。
	RT适合FIGO所有期别的子宫内膜癌,可单独实施,也可与手术联合实施。
	子宫内膜癌分期详见FIGO分期和TMN分期(3.2章节)。

注:RT,放射治疗;HT,激素治疗;ST,手术治疗;ERT,外照射放疗;BCT,近距离放疗;ER,雌激素受体;PR,孕激素受体。

9.2.2　适应证和禁忌证

9.2.2.1　术前放疗(根治性放疗)

概述	RT是早期癌的主要的辅助治疗方式,也是晚期癌的首选治疗方式。
适应证	不能耐受手术者,晚期无法手术者,不宜手术者(高龄);伴有严重并发症者(ADP、DM、心血管疾病、肺部疾病)。
	肿瘤局限于宫体:建议行ERT和(或)BCT。
	肿瘤侵犯宫颈:建议行ERT联合BCT。
	局部复发肿瘤:ERT+BCT+全身治疗。
	宫颈受侵或术前新辅助治疗:CHT+RT。
	复发癌、转移癌,子宫内膜样癌(G3)、浆液性癌、透明细胞癌、PR(−)、ER(−)、生长迅速或侵袭性生长以及对HT不敏感者。
禁忌证	绝对禁忌证:无。
	相对禁忌证:广泛坏死(肿瘤)、严重感染、骨髓抑制、恶病质。
备注	首选手术(基本的术式:THE+DAE;宫颈受侵:RH或mRH)。
	强调ST、RT、CHT和HT的综合治疗。

注:ADP,肥胖症;DM,糖尿病;HT,激素治疗;THE,子宫全切术;DAE,双附件切除术;RH,根治性子宫切除术;mRH,改良根治性子宫切除术。

9.2.2.2　术后放疗

概述	根据术中情况和术后病理结果,决定是否行放疗及其方法和剂量。
	根据病情变化,采取个体化原则。
适应证	《ESGO-ESTRO-ESP子宫内膜癌患者管理指南》术后辅助治疗原则。
	《NCCN子宫肿瘤临床实践指南(2020版)》推荐治疗原则。
禁忌证	绝对禁忌证:无。
	相对禁忌证:严重感染、广泛坏死(肿瘤或肿瘤周围组织)、骨髓抑制、恶病质。

注:ESGO,European Society of Gynaecology Oncology,欧洲妇科肿瘤学会;ESTRO,欧洲放射肿瘤学会;ESP,European Society of Pathology,欧洲病理学会;NCCN,National Comprehensive Cancer Network,美国国立综合癌症网络。

9.2.2.3　ESGO-ESTRO-ESP术后辅助治疗原则

分组	危险分组描述	辅助治疗原则
低危	ⅠA期+G1~G2+LVSI(−)或局部病灶浸润。	一般不给予ART治疗。
中危	ⅠB期+G1~G2+LVSI(−)或局部病灶浸润。	VBT可减少阴道复发。 患者<60岁时,一般不给予VBT治疗。
	ⅠA期+G3+LVSI(−)或局部病灶浸润。	
	ⅠA期EDC(特殊病理类型)无子宫肌层侵犯。	
高-中危	Ⅰ期+LVSI(++),无论分期和子宫肌层侵犯程度。	LAE手术后分期为pN0:AVBT可减少阴道复发。 LVSI(大量)和Ⅱ期:ERT。 G3和(或)LVSI(大量):ACT。 未行LAE手术cN0/pNx:LVSI(大量)和(或)Ⅱ期:ERT。 G3和(或)LVSI(大量):ACT。 G3、LVSI(−)和Ⅱ期G1:AVBT。
	ⅠB期+G3±LVSI。	
	Ⅱ期。	

高危	Ⅲ～ⅣA期 Ⅰ～ⅣA期EDC(特殊病理类型)伴子宫肌层侵犯,无疾病残留。	ERT、CCRT、SCRT、CHT,对Ⅲ～ⅣA期,CHT±ERT±VBT。
备注	特殊病理类型子宫内膜癌。	浆液性癌、透明细胞癌、未分化癌、癌肉瘤、混合癌。

注:EC,子宫内膜癌;VBT: vaginal brachytherapy,阴道近距离放疗;AVBT: adjuvant vaginal brachytherapy,辅助性阴道近距离放疗;ERT:体外放疗;LVSI:脉管间隙浸润;LAE,淋巴结清扫术;ACT,辅助性化疗;ART,辅助放疗;CCRT,同步放化疗;SCRT,序贯放疗;CHT,化疗。

9.2.2.4 NCCN术后辅助治疗原则

IFGO 分期	组织学分级	辅助治疗原则
Ⅰ A期	G1、G2	观察(首选)。
		LVSI 和(或)≥60岁:VBT。
	G3	VBT(首选)。
		无肌层浸润:观察。
		高-中危险因素:ERT(2B类证据)。
Ⅰ B期	G1	VBT(首选)。
		无危险因素:观察。
	G2	VBT(首选)。
		高-中危险因素:ERT。
		无危险因素:观察。
	G3	ERT/VBT(首选)±综合治疗(2B类证据)。
Ⅱ期	G1～G2	ERT/VBT±综合治疗(2B类证据)。
Ⅲ～Ⅳ期	–	综合治疗±EBRT±VBT。
备注	危险因素≥2	VBT。

注:EC,子宫内膜癌;VBT:阴道近距离放疗;ERT:外照射放疗。

9.2.2.5　子宫内膜癌的高中低危因素

FIGO	HRF：Ⅰ～Ⅱ期(G3、肌层浸润、LVSI、不良组织类型)。
	H-MRF：(≥2RF)>60岁、G3、LVSI、肌层浸润、浆液性癌、透明细胞癌。
	LRF：G1～G2且<50%肌层浸润或RF≤1。
ASTRO	HRF：Ⅲ期+肌层浸润+G3，或Ⅲ～Ⅳ期局限于腹膜内。
	H-MRF：Ⅰ期或Ⅱ期+深肌层浸润、G3、LVSI、高龄。
	LRF：Ⅰ期+G1～G2+<50%肌层浸润。
ESMO	HRF：Ⅰ期+G3+≥50%肌层浸润+无LVSI(−)；Ⅱ期；Ⅲ期(无残留疾病)；EC(特殊病理类型)。
	H-MRF：Ⅰ期+G3+<50%肌层浸润±LVSI(−)。
	MRF：Ⅰ期+G1～G2+≥0%肌层浸润+LVSI(−)。
	LRF：Ⅰ期+G1～G2+<50%肌层浸润+无LVSI(−)。
备注	评估年龄、组织分级、病理类型、肌层浸润、LVSI等,给予个性化综合治疗。
	EC(特殊病理类型)：浆液性癌、透明细胞癌、未分化癌、癌肉瘤。

注：RF,risk factor,危险因素；HRF,high risk factor,高危因素；MRF,medium risk factor,中危因素；LRF,low risk factor,低危因素；H-MRF,high medium risk factor,高中危因素；EC,子宫内膜癌。

9.2.3　放疗前准备

概述	充分评估=病史+查体+相关检查。
	不能耐受或不接受手术治疗者,给予放射治疗。
实验室检查	常规检查：BRT、URT、BCRT、CRT。
	肿瘤标志物：CA125、CEA。
	雌孕激素受体检查：ER、PR。
	感染疾病筛查。

影像学检测	MRI:浸润深度、宫颈侵犯程度、TLN。MRI(增强扫描)可使组织对比更强烈,更有利于解剖结构辨析,更有利于RT靶区勾画。
	CT:判断TLN及脏器累及情况。评估盆腔疾病:CT<MRI。鉴别TLN:CT<PET/CT(更准确地评估TLN);CT<MRI。
	胸部CT和X片:肺部转移。
	B超:腹部、LN(颈部)、泌尿系统。
妇科检查	强调双盲精准妇检。
	治疗前核对:初始治疗、BCT。
病理检查	宫腔镜下活检或分段诊刮获取组织病理学标本。
备注	合并内科并发症者进行全身情况评估。

注:BCRT,biochemical routine,生化常规;CRT,coagulation routine,凝血常规;CA125,癌抗原;CEA,癌胚抗原;ER,雌激素受体;PR,孕激素受体;TLN,转移淋巴结;BCT,近距离放疗。

9.2.4 技术流程

RRT	ERT	制订方案(3D-CRT+IMRT)→体位固定→靶区勾画(CT+PET/CT+MRI/CTV+PTV+GTV)→计划校正(位置、射野、剂量)→治疗。
	BCT	符合BCT适应证→备皮+阴道冲洗+手术相关器械准备→截石位铺无菌巾→局部麻醉和全身麻醉→双合诊和三合诊→植入施源器→固定施源器(内固定和外固定)→等待患者苏醒→CT/MRI→靶区勾画→制定计划→评估计划→进行治疗。
PRT	ERT	同根治术手术的外照射。
	BCT	符合BCT适应证→备皮+阴道消毒→麻醉或止痛→施源器植入固定→靶区勾画(CT+PET/CT+MRI/CTV+PTV+GTV)→制定计划→评估计划→进行治疗。

注:RRT,radical radiotherapy,根治性放疗;PRT,postsurgical radiotherapy,术后放疗;ERT,外照射放疗;BCT,近距离放疗;3D-CRT,三维适形放疗;IMRT,强调放疗;CTV,临床靶区;PTV,计划靶区;GTV,大体靶区。

9.2.5　外照射

9.2.5.1　定位

定位前 准备	充盈膀胱、排空直肠、显影小肠。
	排空直肠,可给予番泻叶治疗。
	充盈膀胱:饮水 500 mL(含 IHX10 mL),憋尿 30 min。
	空腹方便小肠显影。
	增强 CT 扫描定位。
体位固定	真空垫、热塑料膜。
	仰卧位、双上肢自然上举,双腿自然并拢平放。
CT 扫描	单次增强 CT 扫描,明确肿瘤大小和累及范围。
	对比增强 CT 扫描:分别在膀胱充盈和膀胱排空的情况下扫描,对比了解阴道残端的相对位置,更精准勾画靶区。
	范围:上界,第 1 腰椎上缘;下缘均为坐骨结节下 5 cm。
	厚度:3～5 mm。
备注	子宫内膜癌术后放疗定位与子宫内膜癌根治术放疗定位相同。

注:IHX,碘海醇。

9.2.5.2　靶区勾画

RRT	GTV:原发肿瘤和转移肿瘤。
	CTV:包括 CILN、EILN、IILN、OBLN 引流区(宫颈受侵需勾画 RSLN),宫颈、宫体、宫旁、阴道上段、阴道旁组织。
	延伸照射:包括 PCLN 和 PALN 引流区,上界高出 RA 和 RV 1～2 cm。
PRT	CTV:包括 CILN、EILN、IILN、OBLN 引流区(宫颈受侵需勾画 RSLN),宫旁、阴道上段、阴道旁组织。
	延伸照射:包括 PCLN 和 PALN 引流区,上界高出 RA 和 RV 1～2 cm。

注:RRT,根治性放疗;PRT,术后放疗;CTV,临床靶区;PTV,计划靶区;GTV,大体靶区;CILN,髂总淋巴结;EILN,髂外淋巴结;IILN,髂内淋巴结;OBLN,闭孔淋巴结;RSLN,骶前淋巴结;PCLN,盆腔淋巴结;PALN,腹主动脉旁淋巴;RA/V,肾动脉/静脉。

9.2.5.3 强调放射治疗（照射技术与剂量分割模式）

概述	ERT采用IMRT。
RRT	推荐剂量：45～50 Gy；执行频次：1.8～2.0 Gy/次，5次/w。
	IMRT可使靶区照射总剂量≥65 Gy。
	危及器官：乙状结肠、直肠、膀胱及小肠。
	剂量限值：乙状结肠和直肠，$V_{40}<75\%$、$V_{30}<95\%$；膀胱，$V_{40}<60\%$、$V_{30}<80\%$；小肠（未照射PALN引流区），$V_{40}<250$ cm³、$V_{30}<500$ cm³；小肠（照射PALN引流区），$V_{40}<300$ cm³、$V_{30}<650$ cm³。
PRT	处方剂量：45～50.4 Gy；执行频次：25～28次。
	LN残留、LN包膜受侵、切缘（+）：同步或序贯推量（总剂量55～60 Gy）。
	肉眼可见的巨大病灶：总剂量66 Gy。
	剂量限值同RRT。

注：ERT，外照射放疗；PRT，术后放疗；IMRT，强调放疗；ALN，腹主动脉旁淋巴结；RRT，根治性放疗。

9.2.6 近距离治疗

9.2.6.1 定位与扫描条件

RRT	近距离治疗包括2D-BCT和3D-BCT。
	推荐采用MRI导引下的3D-BCT。
	仰卧位，双腿伸直，进行MRI扫描。
	第1次RRT：排空膀胱，依据MRI勾画靶区，依据病理类型和FIGO分期制定RT计划。
	各组织器官照射剂量均在正常范围内：实施BCT。
	小肠照射剂量较高，膀胱照射剂量较低：则在下一次BCT时给予充盈膀胱，降低小肠照射剂量。
PRT	首次BCT前需双盲精准妇检，明确阴道残端状况，选择施源器。
	定位同RRT。

注：RRT，根治性放疗；PRT，术后放疗；2D-BCT，二维近距离放疗；3D-BCT，三维近距离放疗；RT，放疗。

9.2.6.2　技术流程

RRT	单纯BCT多采用腔内BCT。
	无麻醉给予止痛药→准备一次性医用垫+T形固定带+腹带→备皮冲洗阴道截石位消毒铺巾→局麻或全麻三合诊留置导尿管→(超声导引)植入施源器(腔内施源器或组织间插值技术)→固定施源器(内固定和外固定)→CT/MRI→靶区勾画→制定计划→评估计划→送入后装室治疗。
PRT	多采用腔内BCT,三维影像引导。
	备皮冲洗消毒铺巾→局麻或全麻→置入固定施源器(超声导引)→靶区勾画(CT+PET/CT+MRI,CTV+PTV+GTV)→制定评估计划→治疗。

注:RRT,根治性放疗;PRT,术后放疗;BCT,近距离放疗;CTV,临床靶区;PTV,计划靶区;GTV,大体靶区。

9.2.6.3　靶区勾画

RRT	GTV:MRI(加权)可见异常影像。
	CTV:宫颈、宫体、阴道上部3～5 cm。
PRT	靶区范围不超过阴道的上2/3。
	LVSI(++)或切缘(+),可给予增加阴道的照射治疗长度。

注:RRT,根治性放疗;PRT,术后放疗;CTV,临床靶区;GTV,大体靶区;LVSI,脉管间隙浸润。

9.2.6.4　照射技术和剂量分割

RRT	RRT:采用ERT联合BCT。
	ERT:45～50 Gy/25次。
	BCT:(6～8) Gy×(6～8)次,qw。
	基于MRI的BCT:GTV≥80 Gy、CTV≥65 Gy。
	早期EC单纯BCT:GTV≥80 Gy、CTV≥48 Gy。
	危及器官:乙状结肠、直肠、膀胱及小肠。

RRT	剂量限值:乙状结肠和直肠 $D_{2\,cm^3}$ 为 65～75 Gy,膀胱 $D_{2\,cm^3}$ 为 80～90 Gy,小肠 $D_{2\,cm^3}$ 为 70～75 Gy。
PRT	BCT:6 Gy×5次(阴道表面),或7 Gy×3次/5.5 Gy×4次(阴道黏膜下0.5 cm)。
	BCT 联合 ERT(阴道表面):45 Gy(ERT),(4～6)Gy×(2～3)次(BCT)。CTV(EQD₂):60～70 Gy。
	剂量限值同RRT。

注:RRT,根治性放疗;PRT,术后放疗;ERT,外照射放疗;BCT,近距离放疗;EC,子宫内膜癌;D_{2cm^3}:最大接受照射剂量(2cm³体积);EQD₂:等效生物剂量(常规2 Gy分次照射)。

9.2.7　注意事项

9.2.7.1　外照射

概述	EC的RRT和PCT副作用一致。
	包括疼痛、疲劳、血液改变、皮肤红肿、皮下疼痛、恶心、呕吐、尿急、尿频、尿痛。
全身反应	WBC↓,升WBC治疗。
	皮肤蜕皮和皮肤纤维化,涂抹皮肤防护剂。
	发热(骨髓抑制、坏死组织吸收、免疫功能低下、微生物感染)。
胃肠道反应	常见的不良反应。
	恶心、呕吐、腹胀、腹泻、腹痛、便血。
	精准放疗(CT和MRI引导)下严重的不良反应很少发生。
泌尿生殖道	膀胱刺激征:尿频、尿急、尿痛。
	卵巢功能丧失。
	注:IMRT比3D-CRT的早期泌尿生殖道毒性要少小。

注:EC,子宫内膜癌;RRT,根治性放疗;PRT,术后放疗;3D-CRT,三维适形放疗;IMRT,强调放疗。

9.2.7.2 近距离照射

概述	EC的RRT和PCT副作用一致。
	包括疼痛、疲劳、血液改变、皮肤红肿、皮下疼痛、恶心、呕吐、尿急、尿频、尿痛、阴道出血、阴道裂伤、子宫穿孔、宫腔感染。
子宫穿孔 残端破裂	宫腔操作时,突然下腹痛,应考虑子宫穿孔或阴道残端破裂。
	选择适合的施源器,超声导引下放置。防止子宫穿孔和阴道残端破裂。
出血	压迫止血、纱布填塞止血、药物止血。
感染	严格遵守无菌操作,降低感染。
备注	定期随访,预防和及时处理放疗相关的毒副作用。
	防止阴道缩短和狭窄(阴道灌洗、置入阴道模具)。
	对症治疗膀胱、直肠刺激征。

注:EC,子宫内膜癌;RRT,根治性放疗;PRT,术后放疗。

9.2.8 预后

RRT	概述:对于不可手术的EC患者,ERT和(或)BCT是可行的,且耐受性良好。
	5年SR:78.5%。
	5年LCR:79.9%。
	5年OS:53.2%。
PRT	概述:综合治疗效果良好,治疗的耐受性和生活质量需特别关注。
	3D-CRT和IMRT生存方面无明显差异。
	5年SR:74.6%～78%。
	5年DFS:60.3%～76.2%。
	2年和5年LCR:96.2%和94.5%。
	影响因素:FIGO分期、TLN、LVSI、切缘(+)、肌层浸润、病理类型、组织分级、身体状况、治疗方法。

注:EC,子宫内膜癌;RRT,根治性放疗;PRT,术后放疗;3D-CRT,三维适形放疗;IMRT,强调放疗;ERT,外照射放疗;BCT,内照射放疗;SR,生存率;LCR,local control rate,局部控制率;OS,总体生存率;DFS,disease free survival,无病生存率;TLN,转移淋巴结;LVSI,脉管间隙浸润。

9.3 子宫肉瘤放疗

9.3.1 概述

概述	原则是以ST为主。
	RT、CHT和HT作为辅助治疗。
	一般在术后4～6 w开始(手术切口愈合)。
	原则:ERT为主。
适应证	FIGO分期为Ⅱ～ⅣA期的ESS:PART。
	uLMS、UUS及UAS术后:CHT、RT。
	宫颈或阴道受侵者:ERT+BCT。
	不能手术者:CHT+PRT。
禁忌证	相对禁忌证:尿潴留,营养不良,手术切开愈合不良。
	绝对禁忌证:肠梗阻,严重感染,严重骨髓抑制。
备注	子宫肉瘤分期详见FIGO分期和TMN分期(3.3章节)。

注:ESS,endometrial stromal sarcoma,子宫内膜间质肉瘤;PART,术后辅助放疗;uLMS,leiomyosarcoma of uterus,子宫平滑肌肉瘤;UUS,undifferentiated uterine sarcoma,未分化子宫肉瘤;UAS,uterine adenosarcoma,子宫腺肉瘤;ERT,外照射放疗;BCT,内照射放疗;CHT,化疗;RT,放射治疗;ST,手术治疗;HT,激素治疗;PRT,姑息性放疗。

9.3.2 放疗前准备

概述	病史+手术情况+病理结果+体检+妇科检查。
实验室检查	常规检查:BRT、URT、BCRT、CRT。
	肿瘤检查:CA125、CEA。
	酶学检查:LDH、ER、PR。
	感染筛查。

续表

影像学检查	概述:术后必须进行影像学检查,对比术前影像学检查结果,评估治疗效果。
	MRI、CT、B超,胸部CT、颈部LN超声。
	必要时进行全身PET/CT。

注:BCRT,生化常规;CRT,凝血常规;LDH,乳酸脱氢酶;ER,雌激素受体;PR,孕激素受体;CA125,糖类抗原125;CEA,癌胚抗原。

9.3.3 技术流程

ERT	符合子宫肉瘤放疗的适应证→放疗定位前准备→CT定位→靶区及危及器官勾画→处方剂量及目标函数设定→计划设计→计划评估及审核→按计划中心校位→实施放疗。
BCT	2D-BCT:正交X线片进行靶区勾画。
	3D-BCT:符合子宫肉瘤术后近距离放疗的适应证+体外放疗结束后→施源器置入→CT扫描定位→靶区及危及器官勾画→处方剂量及目标函数设定→计划设计→计划评估及审核→实施放疗。

注:ERT,外照射放疗;BCT,近距离放疗;2D-BCT,二维近距离放疗;3D-BCT,三维近距离放疗。

9.3.4 外照射

9.3.4.1 定位

定位前准备	充盈膀胱、排空直肠、显影小肠。
	排空直肠,可给予番泻叶治疗。
	充盈膀胱:饮水500 mL(含10 mL MGDT),憋尿30 min。
	空腹方便小肠显影。
体位固定	真空垫、热塑料膜。
	仰卧位、双上肢自然上举,双腿自然并拢平放。
	阴道置入标记物(如金属丝)标记位置。

续表

CT扫描	一般给予增强CT扫描(过敏者CT平扫)。
	范围:上界,第3腰椎上缘;下缘,坐骨结节下5 cm。
	厚度:5 mm。

注:MGDT,泛影葡胺。

9.3.4.2 靶区勾画、照射技术与剂量分割模式

靶区勾画	GTV:术后残留的肿瘤区域。
	CTV:GTV,OBLN、IILN、EILN、SLN、CILN及其引流区,阴道残端、阴道上段、阴道旁。
	GTV:外放5 mm,形成PGTV。
	CTV:前后外放8 mm,左右外放6~8 mm,上下外放8~10 mm,形成PTV。
照射剂量	首选IMRT。
	PTV:(45~50.4)Gy/(25~28)次,1.8 Gy/次,5次/w。
	PGTV:60~70 Gy。
备注	危及器官限值:膀胱$D_{2\,cm^3}$≤40 Gy,直肠$D_{2\,cm^3}$≤45 Gy,股骨头$D_{2\,cm^3}$≤40 Gy,小肠$D_{2\,cm^3}$≤47~52 Gy。

注:GTV,大体靶区;CTV,临床靶区;PTV,计划肿瘤靶区;OBLN,闭孔淋巴结;IILN,髂内淋巴结;EILN,髂外淋巴结;SLN,骶前淋巴结;CILN,髂总淋巴结;IMRT,强调放疗;$D_{2\,cm^3}$,最大接受剂量(2 cm³体积)。

9.3.5 近距离治疗

概述	妇检了解阴道残端情况。
	排空直肠,口服含造影剂的水,憋尿轻度充盈膀胱。
	术后患者多用圆筒施源器,也可采用卵圆体施源器和个体化施源器。
定位	2D-BCT:仰卧位,X线片正交片定位,包括施源器、直肠和膀胱。
	3D-BCT:施源器上端5 cm至施源器末端(扫描厚度0.3 cm)。

续表

靶区	2D-BCT:阴道残端和上 1/2 阴道(阴道黏膜下 0.5 cm)。
	3D-BCT:阴道残端及上 1/2 阴道。
剂量	BCT剂量(ERT治疗后):10～20 Gy,5 Gy/次,共2～4次。
备注	危及器官限值:膀胱 $D_{2\,cm^3}$≤80～100 Gy,小肠 $D_{2\,cm^3}$≤65 Gy,乙状结肠 $D_{2\,cm^3}$≤70～75 Gy,直肠 $D_{2\,cm^3}$≤70～75 Gy。

注:2D-BCT,二维近距离放疗;3D-BCT,三维近距离放疗;ERT,外照射放疗;$D_{2\,cm^3}$,最大接受剂量(2 cm³体积)。

9.3.6 注意事项

概述	目的:提高盆腔局部控制率。
	ERT治疗时机:手术切口愈合后(术后4～6 w开始)。
	BCT治疗时机:阴道残端愈合。
急性不良反应	全身反应:乏力、食欲减退、恶心呕吐、WBC↓、PLT↓,对症治疗。
	肠道反应:以直肠反应为主,多发生在放疗开始2～3 w后。里急后重、腹泻、黏液便、大便疼痛,便血。高蛋白、高维生素、易消化食物,止泻药。
	泌尿系反应:尿频、尿急、尿痛、尿潴留(RT开始2～3 w后),抗炎止血治疗。
	骨髓抑制:WBC↓、PLT↓,全血减少。
慢性不良反应	肠道反应(直肠、回肠、乙状结肠):腹痛、腹泻、里急后重、便血,肠道粘连、肠道溃疡、肠道狭窄、肠道梗阻(RT开始0.5～2年后)。对症治疗和预防,必要时手术。
	泌尿系反应:尿频、尿急、尿痛、血尿、排尿困难(RT开始1～2年后),对症治疗,预防感染、止血、补液,膀胱灌注,手术治疗。输尿管可有不同程度的梗阻,进而导致肾盂积水或输尿管积水。
	骨骼影响(骨盆和股骨上段):放射线(骨髓炎)、骨折、骨坏死。

注:ERT,外照射放疗;BCT,近距离放疗;RT,放疗。

9.3.7　预后

概述	ERT(对比单纯手术)可显著降低复发率(盆腔+局部)。
	辅助放疗并未显示出生存获益。
Ⅰ期	HG-ESS、UUS、uLMS术后,辅助放疗并未被常规推荐。
≥Ⅱ期	结合临床及病理特点,给予个体化治疗。
Ⅱ~Ⅳ期	LG-ESS,盆腔外照射作用辅助治疗。

注:ESS,子宫内膜间质肉瘤;uLMS,未分化子宫肉瘤;UUS,子宫平滑肌肉瘤;HG,high grade 高级别;LG,low grade,低级别;ERT,外照射放疗。

9.4　卵巢癌放疗

9.4.1　适应证和禁忌证

概述	配合ST、CHT和TGT的局部治疗方法。
	病理类型不同,敏感性不同,敏感差异性较大。
	高度敏感:无性细胞瘤和颗粒细胞瘤。
	中度敏感:上皮性癌。
适应证	手术和CHT后微小残留病灶。
	PSCT肿瘤局部进展或复发,全身治疗无效或无法耐受CHT。
	RT高度敏感者无法耐受、拒绝ST及CHT。
禁忌证	一般状态差,预期生存期<3个月。
	肠道粘连性肠梗阻或不能明确原因的肠梗阻。
	病灶累及膀胱、肠道、阴道等,可能存在瘘管高风险。
	腹水、肝肾实质脏器转移(相对禁忌)。

续表

备注	放疗存在不良反应,如肠梗阻、骨髓抑制等。
	适应证范围无病种特异性。
	3D-CRT和IMRT等精准放疗。
	卵巢分期详见FIGO分期和TMN分期(4.2章节)。

注:ST,手术治疗;RT,放射治疗;CHT,化疗;TGT,靶向治疗;PSCT,postsurgical chemotherapy,术后化疗;3D-CRT,3D适形放疗;IMRT,强调放疗。

9.4.2 放疗前准备

概述	充分评估=病史+查体+相关检查。
	不能耐受或不接受手术治疗者,给予放射治疗。
实验室检查	常规检查:BRT、URT、SRT、BCRT。
	肿瘤标志物:HE-4、CEA、CA125、CA15-3、CA19-9、AFP、HCG。
	CA125可用于卵巢癌的诊断、疗效评价、预后判断、凝血功能和感染性疾病的筛查。
影像学检测	B超:判断大小、性质、与周围组织的关系,对腹腔转移癌不敏感(肠腔气体干扰)。
	CT:判断盆腹腔肿物、TLN,勾画确定RT靶区。
	MRI(腹腔、肝脏、盆腔):确认较大肿瘤与正常组织的边界,发现较小肿瘤。
	PET/CT:全身PET/CT确定卵巢癌FIGO分期。
病理检查	病理不同对RT的敏感性不同。
	RT必须明确病理诊断。

注:HE-4,人附睾蛋白-4;CEA,癌胚抗原;CA125,糖类蛋白125;CA15-3,糖类蛋白15-3;CA19-9,糖类蛋白19-9;AFP,甲胎蛋白;HCG,人绒毛膜促性腺素;TLN,转移淋巴结;RT,放疗。

9.4.3　技术流程

概述	范畴:TLN、盆腔孤立病灶、骨转移等。
	放射野:原始病灶及亚临床靶区。
	目的:姑息减症。
流程	详细病情评估→明确TLN→模拟CT/MRI定位→靶区勾画设计→RT复位及验证→RT实施及定期图像引导。
备注	示范:PALN的姑息性IMRT。

注:TLN,淋巴结转移;RT,放疗;PALN,腹主动脉旁淋巴结;IMRT,强调放疗。

9.4.4　外照射

9.4.4.1　定位

定位前准备	肠道准备。
	止咳、止痛对症处理。
体位固定	真空垫、热塑料膜。
	仰卧位,手臂自然放置,固定上下躯干。
	自然舒适体位,获取最大重复性。
CT	增强CT扫描。
	范围:以病灶为中心,预留足够外放距离,勾画危及器官。
	厚度:1.5~3 mm。
MRI	明确肿瘤位置、TLN,及其与周围组织界限。
备注	PET/CT联合增强CT勾画靶区,降低靶区遗漏。

注:TLN,转移淋巴结。

9.4.4.2　靶区勾画、照射技术和剂量分割模式

靶区勾画	GTV$_{nodal}$：肉眼可见 TLN。
	CTV$_{nodal}$：GTV$_{nodal}$+椎前转移侧 LN 引流区。
	PTV$_{nodal}$：CTV$_{nodal}$+5 mm。
危及器官	小肠：肠管外壁，PTV 上下缘区域范围；或乙状结肠屈折部，或乙状结肠、升结肠和降结肠。
	肾脏：双侧整个肾实质。
	骨髓：骨髓腔，包括 PTV 包含的骨髓腔范围，即 PTV 上下缘区域范围。
	膀胱：膀胱外壁。
	股骨头：股骨头+股骨颈。
照射剂量	首选 IMRT，常规分割。
	1.8 Gy/次，59.4 Gy/33 次/6 w。
	靶区最高剂量：110%～115% 处方剂量，高剂量区不能落在危及器官范围内。
	靶区最低剂量：>93% 处方剂量。
备注	危及器官限值：脊髓 D_{max}≤40 Gy、膀胱 V_{50}≤50%、股骨头 V_{38}≤50%、小肠 V_{30}≤50%、肾脏 V_{25}≤33%，平均剂量≤15 Gy。

注：GTV，大体靶区；TLN，转移淋巴结；CTV，临床靶区；PTV，计划靶区；IMRT，强调放疗；D_{max}，最大点剂量；V_{50}，50 Gy 剂量的百分比体积（绝对体积）。

9.4.5　预后

影响因素	初诊时肿瘤分期。
	肿瘤的组织类型和分化程度。
	减灭术后残留病灶最大直径。
介入时机	病程中后期。
目标	缓解症状，控制病情，配合 ST、CHT、RT 治疗。

续表

预后情况	局部病灶 CRR 为 65%。
	2 年 SR 约为 50%。
	LPFS＞90%。

注:ST,手术治疗;CHT,化疗;RT,放疗;CRR,complete remission rate,完全缓解率;SR,生存率;LPFS,local progression free survival,局部无症状生存率。

9.5　外阴癌放疗

9.5.1　概述

概述	分期:外阴病灶完整切除,IGLAE。
	分类(依据治疗方式和预后判断):早期、局部晚期、晚期。
	不能手术者:PE、CT、MRI。
早期肿瘤	T1、部分 T2(肿瘤 ϕ≤4 cm,无阴道、尿道、肛门浸润)。
局部晚期肿瘤	部分 T2(肿瘤 ϕ＞4 cm,或有阴道、尿道、肛门浸润)、T3、IGLN 转移。
晚期肿瘤	PCLN 转移、远处转移。
备注	外阴癌分期详见 FIGO 分期和 TMN 分期(6.3 章节)。

注:IGLAE,腹股沟淋巴结切除术;PE,体格检查;IGLN,腹股沟淋巴结;PCLN,盆腔淋巴结。

9.5.2　适应证和禁忌证

适应证	RRT:①局部晚期(不可切除);②Ⅱ期(ϕ＞4 cm;阴道、尿道、肛门浸润);③Ⅱ～ⅣA 期;④Ⅰ期(不能耐受手术者)。
	PSRT:①术后发现高危因素;②切缘(+)、切缘距病灶＜8 mm、LVSI、TLN(特别是＞2TLN);③切口愈合后开始(术后6～8 w)。
	PRT:复发癌、转移癌。
	CCRT:无 CHT 禁忌证者。

续表

禁忌证	体温＞38 ℃。
	感染。
	骨髓抑制:≥3级。
	恶病质。
	严重心肺功能障碍。
	血栓性疾病的急性期、出凝血障碍。

注:RRT,根治性放疗;LVSI,脉管浸润;TLN,淋巴结转移;PSRT,术后放疗;PRT,姑息性放疗;CCRT,同步放化疗;CHT,化疗。

9.5.3 放疗前准备

概述	明确病理诊断。
	明确FIGO分期和TMN分期。
实验室检查	常规检查:BRT、URT、SRT、BCRT、CRT。
	肿瘤标志物:SCCA、CEA,以及其他相关标志物。
	感染性疾病筛查。
影像学检查	MRI:外阴和PCLN引流区,原发癌灶首选。
	CT(增强):评估IGLN、PCLN、PALN转移情况。
	CT(胸部):评估肺转移(双肺+纵膈)。
	B超(腹部):评估腹腔转移,必要时超声造影。
	PET/CT:确定远方转移灶的位置和数量;CT或MRI不能确定癌灶。
病理	癌灶活检、IGLN活检。
	明确LVSI。

注:BRT,血常规;URT,尿常规;SRT,粪常规;BCRT,生化常规;CRT,血凝常规;SCCA,鳞状细胞癌抗原;CEA,癌胚抗原;IGLN,腹股沟淋巴结;PCLN,盆腔淋巴结;PALN,腹主动脉旁淋巴结;LVSI,脉管浸润。

9.5.4　诊疗路径

概述	诊疗手段:体格检查、MRI(盆腔)、IGLN(B超)、原发灶活检、LN活检(必要时)、盆腹腔增强CT扫描(必要时)、胸部CT平扫(必要时)、腹部及锁骨上LN超声检查(必要时)。
pT1a	肿瘤ϕ≤2 cm及侵犯深度≤1 mm:外阴病灶RRS;若切缘(+),再扩大切除术或ART。
pT1b	肿瘤ϕ>2 cm或侵犯深度>1 mm:外阴病灶RRS+IGLN切除,有高危因素者,补充PART或ACHT。
pT2	肿瘤ϕ≤4 cm,无器官侵犯:方法同pT1b。
cT2	肿瘤ϕ>4 cm,或有器官侵犯:RRT+RCT,有残留病灶者,行残留病灶手术切除。
cT3+N1-3	方法同cT2。

注:IGLN,腹股沟淋巴结;ART,辅助放疗;PART,术后辅助性放疗;ACT,辅助性化疗;PACT,术后辅助性化疗;RRS,根治性切除术;RRT,根治性放疗;RCT,根治性化疗。

9.5.5　外照射

9.5.5.1　定位

定位前准备	排空直肠:开塞露和番泻叶。
	充盈膀胱:饮水500 mL(含IHX10 mL)。
	标识部位:肛门、外阴、皮肤皱着、肿瘤边界。
	Bolus(提高肿瘤组织照射剂量)部位:淋巴结侵犯皮肤、原发灶暴露体表。
	清洁外阴及备皮,利于放置标记及bolus。
体位固定	真空垫固定体位。
	仰卧位,"蛙形腿"姿势。
	双下肢可伸直(特殊情况)。
	标记IGC和大腿之间的皮肤交界。
CT	定位扫描范围及厚度。
	范围:上下界超出靶区3~5 cm。
	厚度:5 mm。
技术路线	明确肿瘤位置及浸润范围→定位前准备(体位+标记+bolus)+CT扫描定位→靶区勾画→制定和评估治疗方案→治疗。

注:IGC,腹股沟;IHX,碘海醇;bolus,组织补偿物。

9.5.5.2　根治放疗的靶区勾画

GTV	大体肿瘤靶区(依据影像和妇检)。
	靶区勾画需确保CTV有足够的风险区域。
GTV-Ln	大体TLN靶区(依据:PE和影像)。
CTV	临床靶区(外阴+IGLN引流区域)。
CTV-vulva	外阴及周围组织:一般指整个外阴。
	GTV超出外阴区域,CTV涵盖肿瘤外1 cm。
	阴道受侵时,照射范围外扩>3 cm。
	肛管、膀胱、直肠受侵时,CTV涵盖癌灶外2 cm。
	癌灶位于尿道周围,CTV涵盖癌灶外2 cm的尿道;癌灶侵犯中段或近端尿道时,照射范围涵盖尿道全段及膀胱。
	癌灶位于阴蒂,CTV涵盖癌灶外2 cm(大部分含CSL)。
	多癌灶肿瘤或卫星灶肿瘤、LVSI(++)、皮肤LPV受侵:CTV涵盖癌灶周围皮肤和皮下组织。
CTV-Ln	IGLN、EILN、IILN和OBLN引流区。
	上1/2阴道后壁浸润时,勾画SLN引流区(S1~S3水平)。
	肛门/肛管浸润时,勾画IGLN、EILN、IILN、OBLN、SLN及直肠周(包含直肠系膜区)引流区。
PTV-vulva	依据摆位误差确定PTV-vulva值。
	PTV-vulva:CTV-vulva外扩7~10 mm。
PTV-Ln	依据摆位误差确定PTV-Ln值。
	PTV-Ln:在CTV-Ln外扩5~7 mm。

注:GTV,大体靶区;CTV,临床靶区;PTV,计划靶区;TLN,转移淋巴结;PE,体检;IGLN,腹股沟淋巴结;CSL,clitoris suspensory ligament,阴蒂悬韧带;LVSI,脉管浸润;LPV,淋巴管;IGLN,腹股沟淋巴结;EILN,髂外淋巴结;IILN,髂内淋巴结;OBLN,闭孔淋巴结;SLN,骶前淋巴结。

9.5.5.3 术后放疗的靶区勾画

CTV-vulva	外阴整体。
	切缘(-):CTV涵盖整个瘤床。
	切缘(+)或近切缘:CTV涵盖整个瘤床+切缘外扩2 cm。
	标记手术疤痕:确定局部RT推量和范围。
CTV-Ln	勾画LN引流区同RRT。
PTV	同共执行放疗原则。

注:RT,放疗;RRT,根治性放疗;LN,淋巴结;CTV,临床靶区;PTV,计划靶区。

9.5.5.4 照射技术与剂量分割模式

RRT	常规分割:1.8~2 Gy/次,5次/w。
	外阴和PCLN引流区剂量:45~50 Gy/25次。
	原发癌灶和TLN局部推量:60~70 Gy。
	注:推量依据癌灶位置、癌灶周围器官剂量限制决定。
	外阴癌CCT优于RT,推荐DDP周疗方案,每周40 mg/m²。
PRT	切缘(-)、切缘边界安全:45~50 Gy。
	切缘(+)、LVSI:局部加量。
	IGLN(+):50 Gy。
	LN包膜受侵,局部推量:54~64 Gy。
	IGLN推量照射,可用局部电子线代替IMRT。
危及限值	直肠靶区勾画直肠外壁,V_{45}<60%。
	膀胱靶区勾画膀胱外壁,V_{45}<35%。
	股骨头靶区勾画,上界为股骨头和股骨颈,下界为坐骨结节。V_{30}<50%、V_{40}<35%、V_{44}<5%。
	肠管靶区勾画(造影剂口服,分辨小肠与结肠):上界为PTV以上2 cm,下界为小肠消失,V_{40}<30%。

注:RRT,根治性放疗;PRT,术后放疗;PCLN,盆腔淋巴结;TLN,转移淋巴结;RT,放疗;CCT,同步化疗;DDP,顺铂;LVSI,脉管浸润;IGLN,腹股沟淋巴结;IMRT,强调放疗;PTV,计划靶区;V_{45},接受45 Gy剂量的百分比体积。

9.5.6　近距离治疗

适应证	残留病灶(ERT):推量治疗。
	复发病灶:PRT和RRT。
	当残余病灶不适应外照射推量时,可选择组织间插值和贴敷近距离治疗。
剂量	BCT(ERT补充治疗,中位 EQD_2 剂量):23.3 Gy(13～37.3 Gy)。
	BCT(中位剂量):38.4 Gy(35.5～46.7 Gy)。
效果	5年OS:80%;LCR:78.7%。

注:ERT,外照射放疗;RRT,根治性放疗;PRT,姑息性放疗;BCT,近距离放疗;OS,总生存率;LCR,局部控制率。

9.5.7　不良反应

概述	放疗100%会出现皮肤反应。
评价标准	RTOG分级评价标准:Ⅰ～Ⅰ级占50%,Ⅲ～Ⅳ级占50%。
	50%发生Ⅰ～Ⅱ级急性胃肠道反应。
	25%发生Ⅰ～Ⅱ级急性泌尿系统反应。
	50%发生感染、切口裂开。
	50%发生皮肤反应、切口并发症。
预防	改进RT技术,改良手术方式。
	辐射保护剂、bolus。

注:RT,放疗;bolus,组织补偿物。

9.5.8　预后

概述	早期(Ⅰ～Ⅱ期)、局部晚期(Ⅲ～ⅣA期)、晚期(ⅣB)5年SR分别为86%、53%、19%。	
	手术+RT+CHT是局部和提高生存的重要手段。	
	RRT、PRT、NART 3年LCR分别为42%、89%、80%,3年OS分别为49%、67%、100%。	
TLN	SR与TLN数量相关,LN(+)PART可提高SR。	
	无TLN、1个TLN、2个TLN、>2个TLN,2年SR分别为88%、60%、43%、29%。	
切缘状态	切缘(+)拒绝RT,5年SR为29%。	
	切缘(+)接受RT,5年SR为67.6%。	
CCRT	手术+CCRT(对比RT或PRT),3年SR提高7%。	

注:SR,生存率;OS,总生存率;CHT,化疗;RRT,根治性放疗;PRT,术后放疗;NART,新辅助放疗(术前放疗);LCR,局部控制率;TLN,转移淋巴结;PART,术后辅助放疗;CCRT,同步放化疗。

9.6　复发肿瘤的放疗

概述	肿瘤初次RT与肿瘤再次RT不同。
	复发肿瘤分类:CPR、LPR、EPR(包括IGLNR和PALNR)。
CPR	ISBT:将组织间插值针(或治疗管)按序插入到瘤体内进行HDRBT。
	3D-PHT:3D打印高剂量率模版。
	3D-PHT辅助ISBT技术:CPR的辅助插值和HDRBT。
LPR	RIS-BT:放射性 ^{125} I粒子BCT。
	3D-PLT:3D打印低剂量率模版。
	3D-PLT辅助RISBT技术:LPR标准治疗方式。

续表

IGLNR	既往无腹股沟放疗史：IMRT。
	既往有腹股沟放疗史：RIS-BT。
PALNR	RIS-BT。
备注	RIS-BT安全、微创，是RT后肿瘤复发再治疗的有效方式。
	再次RT的毒副作用显著高于首次RT。

注：CPR，盆腔中央型复发型；LPR，盆腔外周型复发型；EPR，盆腔外复发型；IGLNR，腹股沟淋巴结复发型；PALNR，腹主动脉旁淋巴结复发型；ISBT，interstitial brachy-therapy，组织间插值治疗；HDRBT，high dose rate brachytherapy，高剂量率近距离放疗；IMRT，强调放疗；RIS-BT，radioactive[125] I seeds brachytherapy，放射线 I 125粒子近距离放疗。

9.7　放疗不良反应评估

9.7.1　急性放射损伤分级标准

9.7.1.1　皮肤和黏膜

项目	0级	Ⅰ级	Ⅱ级	Ⅲ级	Ⅳ级
皮肤	无	暗红斑（滤泡样），干性脱皮、出汗。	鲜红斑（触痛性）；脱皮（片状湿性）；水肿（中度）。	脱皮（融合的湿性），水肿（凹陷性）。	溃疡，出血，坏死。
黏膜	无	充血、轻度疼痛。	黏膜炎（片状局限性），中度疼痛（需止痛药治疗）。	黏膜炎（大片状纤维性），重度疼痛（需麻醉药治疗）。	溃疡，出血，坏死。

9.7.1.2　消化道和泌尿道（含盆腔）

项目	0级	Ⅰ级	Ⅱ级	Ⅲ级	Ⅳ级
消化道	无	大便习惯改变或次数增多。	腹泻（需止泻药治疗），黏液分泌增多，腹部疼痛（需止痛药治疗）。	腹泻（需肠外支持），黏液分泌增多（重度）或血性分泌物增多，腹胀、肠扩张。	肠梗阻（急性或亚急性）、瘘或穿孔，胃肠道出血（需输血），腹痛或里急后重（需置管减压）、肠扭转。
泌尿道	无	尿频、夜尿增多，排尿困难、尿急。	排尿困难、夜尿（<1次/h），排尿困难、尿急、膀胱痉挛（需局部麻醉治疗）。	尿频、尿急、夜尿（≥1次/h），排尿困难、盆腔痛、膀胱痉挛（需定时麻醉治疗），血尿（肉眼）。	血尿（需输血），急性膀胱梗阻。

9.7.1.3　血液系统

项目	0级	Ⅰ级	Ⅱ级	Ⅲ级	Ⅳ级
WBC	>4	3.0～4.0	2.0～3.0	1.0～2.0	<1.0
PLT	>100	75～100	50～75	25～50	<25或自发出血
NEUT	>1.9	1.5～1.9	1.0～1.5	0.5～1.0	<0.5或败血症
HB	>110	95～110	75～95	50～75	—

9.7.2　晚期放射损伤分级标准（RTOG/EORTC）

项目	0级	Ⅰ级	Ⅱ级	Ⅲ级	Ⅳ级
皮肤	无	色素沉着（轻微），脱发（少许）。	萎缩，CAP（中度），脱发（全部）。	萎缩（显著），CAP扩张（重度）。	溃疡。
皮下组织	无	硬化（轻微），皮下脂肪（减少）。	硬化（中度），萎缩（轻度），挛缩<10%线性单位。	硬化（重度），皮下脂肪（减少），挛缩>10%线性单位。	坏死。
黏膜	无	萎缩（轻度），干燥。	萎缩（中度）或CAP扩张。	萎缩（重度），干燥（完全），CAP扩张（重度）。	溃疡。

续表

项目	0级	Ⅰ级	Ⅱ级	Ⅲ级	Ⅳ级
消化道	无	腹泻(轻度),痉挛(轻度),直肠分泌物多(轻度)。	大便次数>5次/日、肠绞痛,直肠分泌物增多(重度)、间断出血。	梗阻或出血(需手术治疗)。	坏死,穿孔,瘘。
泌尿道	无	上皮萎缩(轻度),CAP扩张(轻度),血尿(镜下)。	尿频,CAP扩张(广泛),血尿(肉眼)。	尿频和排尿困难,CAP扩张(重度),血尿,$X_{BC}<150\ mL$。	坏死,$X_{BC}<100\ mL$,膀胱炎(出血性)。
骨	无	骨密度降低。	疼痛(中度),生长停滞,骨硬化(不规则)。	疼痛(重度),生长完全停滞,骨硬化(致密)。	坏死、自发性骨折。

注:CAP,capillary,毛细血管;BC,bladder capacity,膀胱容量;RTOG,Radiation Therapy Oncology Group,美国肿瘤放射治疗协作组织;EORTC,欧洲癌症研究与治疗组织。

9.7.3　不良事件通用术语标准

9.7.3.1　生化指标

项目	Ⅰ级	Ⅱ级	Ⅲ级	Ⅳ级
WBC(10^9/L)	3.0~3.9	2.0~2.9	1.0~1.9	<1.0
NEUT(10^9/L)	1.5~1.9	1.0~1.4	0.5~0.9	<0.5
PLT(10^9/L)	75~99	50~74	25~49	<25
HB(g/L)	≥100	80~100	<80,需输血治疗	危及生命,需紧急治疗
ALT(U/L)	>3倍	3~5倍	5~20倍	>20倍
AST(U/L)	>3倍	3~5倍	5~20倍	>20倍
Cr	>1.5倍	1.5~3倍	3~6倍	>6倍
疲劳	休息后缓解	日常生活受影响,休息后不缓解。	日常生活受影响,休息后不缓解。	—
疼痛	疼痛(轻度)	疼痛(中度),日常生活受影响。	疼痛(重度),日常生活受影响。	—

9.7.3.2 肠道系统和泌尿系统症状

项目	Ⅰ级	Ⅱ级	Ⅲ级	Ⅳ级
呕吐	1～2次/天(间隔>5 min)。	3～5次/天(间隔>5 min)。	6次/天(间隔>5 min),需管饲营养、PN、住院治疗。	危及生命,需紧急治疗。
腹泻	大便<4次/天,造口瘘排出物增加(轻度)。	大便4～6次/天,造口瘘排出物增加(中度)。	大便≥7次/天,造口瘘排出物增加(重度),需住院治疗。	危及生命,需紧急处理。
便秘	偶然或间断性出现。	经常出现,需持续性使用缓泻剂或灌肠剂。	顽固性便秘(需疏通治疗)。	危及生命,需紧急治疗。
直肠黏膜	症状轻微,无需干预。	有症状需药物处理。	症状严重。	危及生命,需紧急治疗。
尿失禁	偶尔(如咳嗽、打喷嚏等),无需尿垫。	不受意识控制的自发性尿失禁(需要尿垫)	需要干预,需要手术治疗。	—
血尿	无症状,无需治疗。	症状轻微,需导尿管或膀胱清洗。	大量血尿,需要输血、静脉给药或住院治疗。	危及生命,需紧急治疗。

注:PN,parenteral nutrition,肠外营养;"–"表示分级不适用。

9.7.3.3 生殖道

项目	Ⅰ级	Ⅱ级	Ⅲ级	Ⅳ级
阴道干涩	轻度干涩,不影响性生活。	中度干涩,影响性生活或频繁不适。	严重干涩,导致性感不快或严重不适。	—
阴道出血	轻度出血(临床检查或影像学),无须治疗。	中度出血,需要治疗。	重度出血,需要输血、RT或内镜治疗。	危及生命,需要紧急ST。

续表

项目	Ⅰ级	Ⅱ级	Ⅲ级	Ⅳ级
阴道炎	轻度不适或红肿痛。	中度不适或红肿痛，影响日常生活活动。	重度不适或红肿痛，影响日常生活活动。	大面积黏膜溃疡，危及生命，需紧急治疗。
阴道狭窄	轻度阴道缩短或狭窄。	阴道缩短或狭窄，不影响查体。	阴道缩短或狭窄，影响查体、性行为。	—
子宫穿孔	无症状。	有症状，无需治疗。	症状严重，需ST。	危及生命，需要紧急治疗。
生殖道瘘	无症状。	有症状，无需治疗。	症状严重，需ST。	危及生命，需要紧急治疗。

注:RT,放疗;ST,手术治疗。

9.8　生活质量量表

EORTC-QLQ-C30	共30个问题,5个功能领域,3个症状领域,1个总体健康状况子量表。
	功能:躯体、角色、认知、情绪、社会功能。
	症状:疲劳、疼痛、恶心呕吐。
	评估不同癌症患者的生活质量。
EORTC-QLQ-CX24	共24个条目,涵盖3个多项维度,6个单项维度。
	多项维度:症状、躯体形象和性/阴道功能。
	单项维度:淋巴水肿、周围神经功能、绝经、性担忧、性兴趣、性享受。
	评价宫颈癌患者的生命质量。
EORTC-QLQ-OV28	共11个领域,28个条目。
	评价卵巢癌患者的生命质量。
FACT-G	共27个条目,其中情感6条,社会家庭7条,生理7条,功能7条。
	评估不同癌症患者的生活治疗。

FACT-CX24	共42个条目,5个维度。
	躯体、情感、社会/家庭、附加关注。
	评价调查宫颈癌患者的生活质量。
FACT-O	共5个维度。
	生理、情感、功能状况、社会/家庭、附加关注。
	评估卵巢癌患者的生活质量。
FSFI	共19个条目,涵盖6个维度。
	性欲望、性唤起、阴道润滑度、性高潮、性满足度、性交疼痛。
	评价女性的性问题。
Lymph-ICF-LL	共28个条目,5个维度。
	心理功能、一般任务/家庭活动、生活领域/社会生活。
	用于评估下肢淋巴水肿对各方面的影响。

注:EORTC-QLQ-C30,European Organzition for Research and Treatment of Cancer Quanlity of Life Questionaire Core 30,欧洲癌症研究与治疗组织生命质量核心量表;EORTC-QLQ-CX24,EORTC QLQ Cervical Cancer Module,欧洲癌症研究与治疗组织生命质量量表宫颈癌特异性模块;EORTC-QLQ-OV28,EORTC QLQ Ovarian Cancer Module,欧洲癌症研究与治疗组织生命质量量表卵巢癌特异性模块;FACT-G,Functional Assessment of Cancer Therapy General,癌症治疗功能评价系统;FACT-CX24,FACT-Cervix,宫颈癌治疗功能评价系统;FACT-O,FACT-ovarian cancer,卵巢癌治疗功能评价系统;FSFI,Female Sexual Function Index,女性性功能质量量表;Lymph-ICF-LL,the Lymphedema Functioning Disability and Health Questionaire for Lower Limb Lymphedema,下肢淋巴水肿功能残疾和健康问卷。

第10章 妇科肿瘤基因检测与治疗

10.1 妇科肿瘤基因检测

10.1.1 概述

概述	肿瘤细胞和正常细胞最大的区别:显著的基因突变。
	找出变异基因,即可精准的诊断、治疗、监测等。
适应证	广义:所有肿瘤均可接受基因检测。
	狭义:不同范围的基因检测(依据病种、目的、个体情况)。
基因治疗	有些靶向药物的使用,无需基因检测,如AVA、APT。
	有些突变基因,目前尚无靶向药物。
	无法明确突变基因与肿瘤的关系,就无法使用靶向药物。
	大多数能明确肿瘤和相关突变基因的突变(P53、KRAS),目前尚无靶向药物。
标本选择	可用标本:新鲜标本、新鲜血标本、陈旧标本。
	优劣顺序:手术标本(或活检标本)>2年内标本>新鲜血标本。
报告指标	BRCA1/2、MS/MSI、HRR/HRD、MMR/dMMR。
备注	≥2年的标本,无法提取到足量可检验物质。

注:AVA,贝伐珠单抗;APT,阿帕替尼。

10.1.2　上皮性卵巢癌

10.1.2.1　基因检测

概述	FIGO 推荐上皮性卵巢癌检测基因: *BRCA*1/2、相关 *HRD* 及 *MSI-H/dMMR*。
	NCCN 检测基因: *BRCA*1/2、*HRD*、*NTRK*、*dMMR/MSI*。
BRCA 检测	优先检测: *BRCA*1/2 基因。
	*BRCA*1/2 突变对 PARP 抑制剂(OLP、LCP)敏感。
	对铂类化疗更加敏感。
	预后相对较好。
HRD 分层	50% 卵巢癌存在 *HRD*。
	*BRCA*1/2 基因检测只能筛选出 20%*HRD*。
	ATM、*RAD*50 基因等也可使 *HRD* 失活。
	仅依靠 *BRCA*1/2 基因检测指导用药,可能会遗漏部分可获益患者。
dMMR 检测	透明细胞癌、子宫内膜样癌、黏液性癌,NCCN 推荐 *dMMR* 基因检测。
	MMR 基因缺陷,给予针对性的免疫治疗。
	免疫抑制剂被批准用于 *MSI-H/dMMR*(+)。
	PD-1 抑制剂用于不可切除或转移的 *MSI-H/dMMR* 实体瘤(成人和儿童)的一线治疗(FDA 批准)。

注:OLP,奥拉帕利;LCP,卢卡帕利。

10.1.2.2　HRD 分层

判断标准	HRD(+): *BRCA*1/2 有害突变和/或 HRD 评分≥42。
	HRD(−): *BRCA*1/2 有害突变且 HRD 评分<42。
基因状态	HRD 评分是基于评价基因组不稳定的 3 种状态。
	LOH、TAI 和 LST。
评分公式	HRD 评分=LOH 评分+LST 评分+TAI 评分。

续表

备注	HRD评分是基于SNP位点分型而输出分值。
	分界值"42"是基于欧美人群研究的结果。
	SNP的分布具有人种差异性,因此,国内需要作出适合国人的HRD评分模型。

注:LOH,lose of heterozygosity,杂合性缺失;TAI,telomere allele imbalance,端粒等位基因不平衡;LST,large segment transfer,大区段移位。

10.1.3 子宫内膜癌

10.1.3.1 TCGA分型

POLE测序	有POLE热点突变	子宫内膜癌POLE突变型			
	无POLE热点突变	DNA MMR蛋白免疫组化检测	表达丢失	内膜样癌MSI-H型	
			表达正常	P53免疫组化检测	正常/野生型 → 内膜样癌低拷贝型
					畸变/突变型 → 内膜样癌/浆液性癌高拷贝型

10.1.3.2 分子分型对治疗的指导

Ⅰ型:POLE突变型	有生育要求者可考虑保守治疗(预后最好)。
	无TLN,无需LAE。
	术后可能不需要辅助治疗。
	IMT(PARPi)潜在使用对象。
Ⅱ型:MMRd(MSI-H)型	TLN为9.9%/6.8%。
	IMT获益。

Ⅲ型:P53wt 正常/野生型	TLN为4.3%/8.7%。
	有生育要求者可保守治疗。
Ⅳ型:P53abn 异常/突变型	TLN为23.73%/27.7%。
	不推荐保守治疗。
	需要积极辅助治疗。
	预后最差。

注:TLN,淋巴结转移;LAE,淋巴结切除术;IMT,免疫治疗;PARPi,polyadenosine diphosphate ribose polymerase inhibitors,多聚ADP核糖聚合酶抑制剂。

10.1.4　宫颈癌

MSI-H/ dMMR	NCCN指南推荐MSI-H/dMMR(+)者,可以用KEY。
	KEY:2~10 mg/kg,1次/3 w;或200 mg/kg,1次/3 w;或10 mg/kg,1次/3 w或1次/2 w。
	非阳性者可以加用抗血管生成药物。
PD-L1	NCCN推荐宫颈复发癌或转移癌PD-L1(+)二线治疗首选KEY。
备注	外阴癌:NCCN推荐MSI和PD-L1检测,用于指导IMT。

注:KEY,帕姆单抗;IMT,免疫治疗。

10.2　妇科肿瘤相关的癌基因和抑癌基因

10.2.1　*Myc*基因

概述	原癌基因。
	参与细胞增殖、分化和凋亡的调控,特别是G0→G1。
	是正性调节细胞周期的基因。

续表

卵巢癌	*Myc*基因过度表达占卵巢癌的20%,多见于浆液性肿瘤。
宫颈癌	*Myc*基因过度表达占宫颈癌的30%,表达量高于正常的2~40倍。
	表达高低与宫颈鳞癌分化和TLN有关。
	有预测化疗的作用,还可作为预后的判断指标。
	异常扩增提示预后极差。
子宫内膜癌	也可见*Myc*基因异常表达。

注:TLN,淋巴结转移。

10.2.2 *ras*基因

概述	原癌基因家族(*N-ras*、*K-ras*、*H-ras*)。
	编码P21蛋白。
	*ras*信号通路:*ras*活化→P21蛋白生成→RAF-1激活(*ras*效应分子)。
卵巢癌	*K-ras*基因突变率:20%~35.5%,多见于浆液性肿瘤。
	*K-ras*过度表达提示:TLN或晚期癌。
	*K-ras*可判断卵巢恶性肿瘤预后。
	*K-ras*突变与卵巢低级别浆液性癌和交界性肿瘤相关。
宫颈癌	*ras*基因异常IR为40%~100%。
	*ras*基因异常的宫颈癌中,70%同时伴有*Myc*基因过度表达。
子宫内膜癌	*K-ras*突变率为19%~46%,多见于Ⅰ型EC。
	组织分级越差,*K-ras*阳性率越高。
	临床分期越晚,*K-ras*阳性率越高。

注:TLN,淋巴结转移;IR,发生率;EC,子宫内膜癌。

10.2.3　*P53* 基因

概述	肿瘤抑制基因。
	编码 *P53* 蛋白。
	涉及 DNA 修复、细胞周期调节、细胞凋亡。
卵巢癌	卵巢恶性肿瘤 *P53* 基因缺陷率：50%～96%。
	卵巢恶性肿瘤 *P53* 突变率：100%。
	P53 突变在晚期卵巢癌中远远大于早期癌，提示预后不良。
	P53 突变与卵巢高级别浆液性癌相关。
宫颈癌	E6 蛋白（*HPV* 基因编码蛋白）可使 P53 蛋白迅速失活。
子宫内膜癌	*P53* 过度表达率：20%。
	P53 过度表达与 FIGO、组织分级、肌层浸润等相关。

10.2.4　*BRCA*1/2 基因

概述	*BRCA*1/2 均为抑癌基因。
	参与 DNA 损伤同源重组修复、基因转录、细胞凋亡、细胞周期调控。
	变异或缺失：癌细胞大量繁殖。
卵巢癌	5%～10% 的卵巢癌：遗传性基因突变。
	65%～85% 的遗传性卵巢癌：*BRCA* 基因突变。
	携带 *BRCA*1 或 *BRCA*2 基因突变的妇女，卵巢癌罹患率分别为 39%～46% 和 12%～20%。
靶向药物	OPR（PARPi）：单药治疗。
	既往接受过三线以上化疗的 *BRCA* 突变晚期卵巢癌。
备注	遗传性卵巢癌为 *BRCA* 胚系突变者完成生育后建议行预防性 DAE。

注：OPR，奥拉帕尼；PARPi，多聚 ADP 核糖聚合酶抑制剂；DAE，双附件切除术。

10.2.5 *HER2*基因

概述	即 *ERBB2*、*CD340*、*HER2/neu* 基因。
	属于表皮生长因子受体。
	具有酪氨酸激酶活性,可启动细胞增殖和肿瘤发生的多种信号通路。
卵巢癌	*HER2* 过度表达。
	OS(上皮性卵巢癌):*HER2* 过度表达＜*HER2* 低表达(或 *HER2* 不表达)。
	HER2 表达与铂类敏感有关。
子宫内膜癌	*HER2* 过度表达。
靶向药物	TTZ 和 PTZ(单克隆抗体)。
	与 *HER2* 结合,进而抑制癌细胞生长。

注:OS,总生存期;TTZ,曲妥珠单抗;PTZ,帕妥珠单抗。

10.2.6 *VEGF*基因

概述	血管内皮细胞特异性的肝素结合生长因子。
分子机制	诱导血管生成。
	抑制 *VEGF* 通路,阻止初始肿瘤细胞生长和转移。
	VEGF 还可提高血管通透性,促进肿瘤转移。
靶向药物	AVA。
	AVA 与 *VEGF* 靶向结合,阻止新生血管形成,抑制肿瘤生长和转移。
临床应用	NCCN 推荐。
	卵巢癌的初始治疗。
	复发癌推荐 AVA 与 TAX 和铂类联合。

注:VEGF,血管内皮生长因子;AVA,贝伐珠单抗;TAX,紫杉醇。

10.2.7　*PTEN* 基因

概述	即 *MMAC1*,抑癌基因。
	通过 PIP3 去磷酸化,阻止细胞生长和促进细胞凋亡。
分子机制	*PTEN* 下调 FAK 功能,抑制细胞转移和侵袭。
	抑制 MAPK 信号通路,抑制肿瘤细胞生长和转化。
	PTEN 基因突变或缺失,细胞持续性增殖,恶性转化,促肿瘤形成。
子宫内膜癌	是 *PTEN* 突变率最高的肿瘤。
	PTEN 突变是 I 型子 EC 早期分子事件。
备注	*PTEN* 基因表达与 EC 分化程度、FIGO 分期、病理类型、肌层浸润、TLN 的关系尚无定论。

注:TLN,淋巴结转移;EC,子宫内膜癌。

10.2.8　*MMR* 基因

概述	DNA 错配修复基因。
	消除 RER 和 MSI。
分子机制	MSI 可导致抑癌基因的失活和原癌基因的激活。
	MMR 突变会引起 Lynch 综合征。
子宫内膜癌	Lynch 综合征子宫内膜癌发病率:40%～60%。
	Lynch 综合征最常见的肠外肿瘤,Lynch 综合征相关性子宫内膜癌,发病率为 2%～6%。
卵巢癌	Lynch 综合征子卵巢癌发病率为 9%～12%。

注:RER,DNA error replication,DNA 复制错误;MSI,microsatellite instability,微卫星不稳定性;Lynch 综合征,遗传性非息肉病性结直肠癌。

10.2.9 *hTERC* 基因

概述	编码端粒 RNA 酶核糖核酸。
端粒酶	具有逆向转录活性,维持端粒长度。
	端粒酶使细胞持续复制,得以永生。
	85%～95% 的肿瘤细胞具有一定程度的端粒酶活性。
宫颈癌	*hTERC* 基因在宫颈病变中均有一定程度的表达。
	hTERC 基因的阳性率随宫颈病变的分级而有上升趋势。
	hTERC 基因的表达与宫颈癌的分级、分期、TLN 呈正相关。
备注	正常人体细胞没有端粒酶活性。

注:RNA,ribonucleic acid,核糖核酸;TLN,淋巴结转移。

10.2.10 *PD-1* 基因

概述	活化单核细胞、NK 细胞、B 细胞、T 细胞、MSC。
	参与自身免疫、肿瘤免疫调节。
机制	*PD-1* 与 *PD-L1* 结合,或 *PD-1* 和 *PD-L2* 结合,可耗尽淋巴细胞,产生免疫耐受。
	PD-1 与抗 *PD-L1* 结合,或 *PD-1* 和抗 *PD-L2* 结合,可逆转机体的免疫机制,发挥抗肿瘤作用。
子宫内膜癌	*PD-L1* 表达率为 25.2%,*PD-1* 表达率为 75.2%。
	PD-1 抑制剂治疗子宫内膜癌(*MMR* 基因缺陷型)很有价值。
备注	靶向 *PD-1* 单克隆抗体,展开 TGT。

注:MSC,mesenchy stem cells,间充质干细胞;TGT,靶向治疗。

10.3 肿瘤相关抗原及胚胎抗原

10.3.1 CA125

概述	CA125正常参考范围<35 U/mL。
卵巢癌	卵巢腺癌表达率>80%。
	手术或化疗后,CA125↓(明显),CA125↑(持续)提示肿瘤残留、复发和恶化。
	CA125水平可反映肿瘤大小,但CA125正常水平不能排除<1 cm的肿瘤。
	CA125下降30%,或CA125 3个月内下降到正常范围,提示治疗有效。
	CA125治疗后持续上升,或降至正常后再次上升,提示有肿瘤复发或转移。
	CA125>35 U/mL,肿瘤复发危险性最大(在2~4个月内),复发率可达92.3%。
	CA125>35 U/mL,即使腹腔未发现肿瘤,可能会发生腹膜后TLN或IGTLN转移。
子宫内膜癌	对原发性腺癌,敏感度为40%~60%,而对复发性腺癌敏感度为60%~80%。
	CA125与FIGO分期有关,当CA125>40 U/mL时,有90%的肿瘤可能侵及子宫浆膜层。
EMT	血CA125↑,但很少超过200 U/mL。
备注	宫颈腺癌同子宫内膜癌。

注:TLN,淋巴结转移;IGTLN,腹股沟淋巴结转移。

10.3.2 HE4

概述	HE4正常参考范围<150 pmol/L。
卵巢癌	HE4是卵巢上皮癌的标志物。
	HE4在卵巢浆液性癌和子宫内膜癌中高表达。
	HE4在93%的卵巢浆液性癌中表达和100%的卵巢子宫内膜样癌中表达。
	HE4和CA125联合检测用于卵巢上皮性癌的早期诊断、病情监测、复发监测、与良性肿瘤鉴别。

续表

子宫内膜癌	HE4对子宫内膜癌的诊断也有一定的敏感性。
	HE4的表达与子宫内膜癌的分期、分化程度密切相关。

10.3.3 CA19-9

概述	正常参考范围:CA19-9＜37 U/mL。
	单克隆抗体(直肠细胞系相关抗原)。
	可标记肝癌、胃癌、结直肠癌、胰腺癌。
卵巢癌	50%的卵巢上皮性肿瘤(+)。
	76%的卵巢黏液性癌(+)。
	27%的浆液性肿瘤(+)。
子宫内膜癌	(+)或(−)。
宫颈腺癌	(+)或(−)。

10.3.4 AFP

概述	正常参考范围:AFP＜20 μg/L。
	常见于肝癌和卵巢生殖细胞肿瘤。
卵黄囊瘤	AFP＞1000 μg/L。
卵巢胚胎性癌	AFP↑,部分也可＞1000 μg/L。
未成熟畸胎瘤	AFP↑,部分也可＞1000 μg/L。
备注	ST或CHT后,血AFP可转阴或消失,若AFP(−)＞1年,临床多无复发。
	若AFP↑,即使无临床症状,也可能有隐性复发或转移,需密切随访,及时治疗。

注:ST,手术治疗;CHT,化疗。

10.3.5　CEA

概述	CEA一般不超过2.5 μg/L,当CEA>5 μg/L,可视为异常。
	CEA属于一种胚胎抗原,对肿瘤类别无特异性标记功能。
	宫颈癌、子宫内膜癌、卵巢上皮癌、阴道癌、外阴癌均可(+)。
卵巢黏液性肿瘤	15%良性(+),80%交界性(+),100%恶性(+)。
卵巢癌	50%卵巢癌CEA↑(持续),尤其是黏液性低分化癌。
复发性卵巢肿瘤	CEA↑(持续)提示卵巢肿瘤复发,且生存期短。
备注	动态跟踪病情和评估治疗效果。

10.3.6　SCCA

概述	正常参考范围:SCCA<1.5 μg/L。
	SCCA是从宫颈鳞状上皮细胞癌分离制备的一种肿瘤糖蛋白相关抗原。
	对鳞状上皮癌特异性较高。
宫颈癌	70%的宫颈鳞癌SCCA↑,15%的宫颈腺癌SCCA↑。
	SCCA表达与宫颈鳞癌FIGO分期有关,若有TLN,则SCCA↑(明显);彻底治疗痊愈后,SCCA↓(持续)。
	RT和CHT后,SCCA↑(持续),提示治疗不敏感。
	复发癌对SCCA的敏感率可达65%~85%,可在影像学确定复发癌前3个月检测到SCCA↑(持续)。
外阴癌	40%~50%的外阴鳞状腺上皮细胞癌SCCA↑。
阴道癌	40%~50%的阴道鳞状腺上皮细胞癌SCCA↑。

注:TLN,淋巴结转移;RT,放疗;CHT,化疗。

10.4　ER和PR

概述	正常参考范围：ER为20 pmol/mL，PR为50 pmol/mL。
	子宫、宫颈、阴道和乳腺。
分子机制	ER和PR与E和P特异性结合。
	E和ER结合或P和PR结合专一性强、亲和力高、结合容量低。
	E有刺激ER和PR合成的作用，而P抑制ER合成，并间接抑制PR合成。
	ER和PR在大量E作用下可影响妇科肿瘤的发生和发展。
卵巢癌	ER阳性率：卵巢癌＞正常卵巢组织（或卵巢良性肿瘤）。
	卵巢恶性肿瘤分化程度与PR阳性率呈正相关。
子宫内膜癌	48%的子宫内膜癌ER(+)和PR(+)。
	31%的子宫内膜癌ER(−)和PR(−)。
	7%只有ER表达，14%只有PR表达。
	受体(+)者生存时间明显高于受体(−)者。
	备注：受体(−)或(+)对HT具有一定的价值。
宫颈癌	宫颈癌ER和PR(+)在高分化肿瘤中阳性率较高。

注：E，雌激素；ER，雌激素受体；P，孕激素；PR，孕激素受体；HT，激素治疗。

缩略词简表

3D-CRT,three-dimensional conformal radiotherapy,三维适形放疗。

5-FU,5-fluorouracil,5-氟尿嘧啶。

5-HT,5-hydroxytryptamine,5-羟色胺。

A

AAP,abdominal aortic plexus,腹主动脉丛神经。

ACT,adjuvant chemotherapy,辅助性化疗。

ADA,abdominalaorta,腹主动脉。

ADM,adenomyosis,子宫腺肌病。

ADP,adiposis,肥胖。

ADM,adriamycin,阿霉素。

ADE,adnexectomy,附件切除。

AE,anaemia,贫血。

AFP,alpha-fetoprotein,甲胎蛋白。

AGC,atypical glandular epithelial cells,不典型腺上皮细胞。

AGN,angina,心绞痛。

AHF,acute heart failure,急性心力衰竭。

AHPT,acute hepatitis,急性肝炎。

AI,aromatase inhibitors,芳香化酶抑制剂。

AIS,adenocarcinoma insitu,腺原位癌。

AKI,acute kidney injury,急性肾损伤。

ALI,alimta,培美曲塞。

ALV,ascending lumber vein,腰升静脉。

ALT, alanine aminotransferase, 丙氨酸氨基转移酶。

ALB, albumin, 白蛋白。

ANS, anastrozole, 阿那曲唑。

AOBV, accessory obturator vein, 副闭孔静脉。

APA, aplastic anemia, 再生障碍性贫血。

API, acute pelvic inflammatory, 急性盆腔炎。

APT, adipose tissue, 脂肪组织。

APTT, activated partial thromboplastin time, 活化部分凝血活酶时间。

ARA-C/CTB, cytarabine, 阿糖胞苷。

ARF, acute renal failure, 急性肾衰。

ARISCAT, Assess Respiratory Risk in Surgical Patient in Catalonia, 加泰罗尼亚外科患者呼吸风险评估量表。

ART, adjuvant radiotherapy, 辅助性放疗。

ASC, atypical squamous cells, 不典型鳞状细胞。

ASCCP, American Society for Colposcopy and Cervical Pathology, 美国阴道镜和子宫颈病理学会。

ASC-H, ASC-cannot exclude HIS, 不能排除高级别鳞状上皮内病变不典型鳞状细胞。

ASC-US, ASC-undetermined significance, 未明确诊断意义的不典型鳞状细胞。

ASPN/PSPN, parasympathetic nerve, 副交感神经。

AST, aspartase aminotransferase, 天门冬氨酸氨基转移酶。

ATAX, albumin taxel, 白蛋白紫杉醇。

ATP, adenine nucleoside triphosphate, 腺嘌呤核苷三磷酸。

AUB, abnormal uterine bleeding, 异常子宫出血。

AVA, bevacizumab, 商品名 avastin, 贝伐珠单抗。

AVBT, adjuvant vaginal brachytherapy, 辅助性阴道近距离放疗。

AZV, azygos vein, 奇静脉。

B

BBP, basal blood pressure, 基础血压。

BC, bladder capacity, 膀胱容量。

BCRT,biochemical routine,生化常规。

BCT,brachytherapy,近距离放疗。

BFM,biofermin,乳酶生。

BGA,blood gas analysis,血气分析。

BGA,bartholin glan abscess,前庭大腺脓肿。

BGC,bartholin glan cyst,前庭大腺囊肿。

BIL,bilirubin,胆红素。

BL,broand ligament,阔韧带。

BLC,bacillus licheniformis capsules,地衣芽孢杆菌胶囊。

BLM,bleomycin,博来霉素。

BNP,brain natriuretic peptide,脑钠肽。

BPS,bingpengsan,冰硼散。

BPD,biphenyl diester,联苯双酯。

BRCA,breast cancer,乳腺癌基因/抑癌基因。

BRT,blood routine,血常规。

BUN,blood urea nitrogen,尿素氮。

BV,bacterial vaginosis,细菌性阴道病。

C

CA125,cancer antigen 125,癌抗原125。

CA,condyloma acuminatum,尖锐湿疣。

CAP,capillary,毛细血管。

CAP,caproic acid progesterone,己酸孕酮。

CAR,cardiac arrhythmia,心律失常。

CBP,carboplatin,卡铂。

CC,cervical cancer,宫颈癌。

CCO,chorocarcinoma,绒毛膜癌。

CCRT,concurrent chemoradiotherapy,同步放化疗。

CCT,combination chemotherapy,联合化疗。

CDF,congelation dysfunction,凝血功能障碍。

CDDF,carbon dioxide dispersion function,二氧化碳弥散功能。

CF, calcium folinate, 四氢叶酸。

CDL, cardinal ligament, 主韧带。

CEM-A, coenzyme A, 辅酶 A。

CFN, clitoris' frenulum, 阴蒂系带。

ChE, chlinesterase, 胆碱酯酶。

CHF, congestive heart failure, 充血性心力衰竭。

CHF, chronic heart failure, 慢性心力衰竭。

CHM, complete hydatidiform mole, 完全性葡萄胎。

CHPT, chronic hepatitis, 慢性肝炎。

CHT, chemotherapy, 化疗。

CI, cardiac index, 心排血指数。

CIA, common iliac artery, 髂总动脉。

CIS, cardiac insufficiency, 心功能不全。

CIS, carcinoma insitu, 原位癌。

CILAE, common iliac lymphadenectomy, 髂总淋巴结清扫术。

CILN, common iliac lymph node, 髂总淋巴结。

CIPN, chemothepeutic induced peripheeeral neuropathy, 化疗药物诱导的外周神经病变。

CKD, chronic kidney disease, 慢性肾脏疾病。

CLI, clitoris, 阴蒂。

CLD, chronic liver disease, 慢性肝病。

CLA, clitoral artery, 阴蒂动脉。

CNT, connective tissue, 结缔组织。

CM, cardiomyopathy, 心肌病。

CMT, cimetidine, 西咪替丁。

COPD, chronic obstructive pulmonary disease, 慢性阻塞性肺疾病。

CPP, clitoris' prepuce, 阴蒂包皮。

CPR, central pelvic recurrence, 盆腔中央型复发癌。

CPZ, chlorpromazine, 氯丙嗪。

CPT, capecitabine, 卡培他滨。

Cr, creatinine, 肌酐。

CR,complete release,完全缓解。

CRBC,concentrate red blood cell,浓缩红细胞。

CRH,classic radical hysterectomy,经典广泛子宫全切术。

CRR,complete remission rate,完全缓解率。

CRT,coagulation routine,凝血常规。

CSL,clitoris suspensory ligament,阴蒂悬韧带。

CT,clotting time,凝血时间。

CTV,clinical target volume,临床靶区。

CTX,cyclophosphamide,环磷酰胺。

CUP,cancers of unknown primary site,原发灶不明的恶性肿瘤。

CVP,central venous pressure,中心静脉压。

D

DAE,double adnexectomy,双附件切除术。

DBP,diastolic blood pressure,舒张压。

DDP/CPT,cisplatin,顺铂。

DFS,disease free survival,无病生存率。

DGO,dysgerminoma,无性细胞瘤。

DICV,deep iliac circumflex vein,旋髂深静脉。

DIGLN,deep inguinal lymph node,腹股沟深淋巴结。

DM,diabetes mellitus,糖尿病。

DT,delayed treatment,延迟治疗。

DTAX,docetaxel,多西紫杉醇。

DTIC/DCBZ,dacarbazine,达卡巴嗪。

DUV,deep uterine vein,子宫深静脉。

DVIN,differentiated type vulvar intraepithelial neoplasia,分化型外阴上皮内瘤变。

DXM,dexamthasone,地塞米松。

DZP,diazepam,地西泮。

E

E,estrogen,雌激素。

EC, endometrial carcinoma, 子宫内膜癌。

ECC, endocervical curettage, 宫颈管搔刮术。

ECG, echocardiography, 超声心动图。

EDS, endostatin, 重组人血管内皮抑素。

EEA, end to end anastomosis, 端端吻合术。

EHE, extensive hysterectomy, 广泛子宫切除术。

EIA, external iliac artery, 髂外动脉。

EILN, external iliac lymph node, 髂外淋巴结。

EIV, external iliac vein, 髂外静脉。

ELM, elemene milk, 榄香烯乳。

ELT, erlotinib, 埃罗替尼。

EMA, endometrial ablation, 子宫内膜切除术。

EMT, endometriosis, 子宫内膜异位症。

EORTC-QLQ-C30, European Organzition for Research and Treatment of Cancer Quanlity of Life Questionaire Core 30, 欧洲癌症研究与治疗组织生命质量核心量表。

EORTC-QLQ-OV28, EORTC QLQ Ovarian Cancer Module, 欧洲癌症研究与治疗组织生命质量量表卵巢癌特异性模块。

EORTC-QLQ-CX24, EORTC QLQ Cervical Cancer Module, 欧洲癌症研究与治疗组织生命质量量表宫颈癌特异性模块。

EPLN, external peritoneum lymph node, 腹膜外淋巴结。

EPR, extrapelvic recurrence, 盆腔外复发癌。

EQD_2, equivalent dose in 2 Gy/f, 等效生物剂量。

ER, estrogen recepter, 雌激素受体。

ERT, external radiation therapy, 外照射放疗。

ESGO, European Society of Gynaecology Oncology, 欧洲妇科肿瘤学会。

ESP, European Society of Pathology, 欧洲病理学会。

ESS, endometrial stromal sarcoma, 子宫内膜间质肉瘤。

ESTRO, European Society of Radiotherapy and Oncology, 欧洲放射肿瘤学会。

ETT, epithelial trophoblastic tumor, 上皮样滋养细胞肿瘤。

ETT, entitinib, 恩曲替尼。

EUG, excretory urography, 排泄性尿路造影。

EUROGIN, European Research Organization for Genital Infection and Neoplasia, 欧洲生殖器感染和肿瘤研究组织。

EVE, extensive vulvectomy, 广泛外阴切除术。

EXM, exemestane, 依西美坦。

F

FACT-CX24, FACT-Cervix, 宫颈癌治疗功能评价系统。

FACT-G, functional assessment of cancer therapy general, 癌症治疗功能评价系统。

FACT-O, FACT-Ovarian Cancer, 卵巢癌治疗功能评价系统。

FB, fibrin, 纤维蛋白。

FBO, fibroma, 纤维瘤。

FCLN, femoral cavity lymph node, 股管淋巴结。

FCT, fibrous connective tissue, 纤维结缔组织。

FDA, foot dorsum artery, 足背动脉。

FDP, fibrin degradation product, 纤维蛋白原降解产物。

FEV1, forced expiratory volume in one second, 第1 s用力呼气量。

Fg, fibringen, 血浆纤维蛋白原。

FLA, folic acid, 叶酸。

FLP, frenulum labium pudendal, 阴唇系带。

FMA, femoral artery, 股动脉。

FMS, formostine, 福莫司汀。

FMV, femoral vein, 股静脉。

FPG, fating plasma gulcose, 空腹血糖。

FSFI, female sexual function index, 女性性功能质量量表。

FSH, follicle stimulating hormone, 卵泡雌激素。

FSM, furosemide, 呋塞米。

FTM, fallopian tube mesenterium, 输卵管系膜。

FVC, forced vital capacity, 用力肺活量。

FVS, fulvestrant, 氟维司群。

G

G⁺,gram positive bacteria,革兰阳性菌。

G[−],gram negative bacteria,革兰阴性菌。

GCL,glucuronolactone,肝泰乐。

GCs,glucocorticoids,糖皮质激素。

G-CSF,granulocyte colony stimulating factor,粒细胞集落刺激因子/欣粒生。

GCT,granulosa-stromal cell tumor,颗粒细胞瘤。

GEM,gemcitabine,吉西他滨。

GFN,genitofemoral nerve,生殖股神经。

GFR,glomerular filtration rate,肾小球滤过率。

G-MRF,high medium risk factor,高中危因素。

GSR,goserelin,戈舍瑞林。

GST,granisetron,格拉司琼。

GTD,gestational trophoblastic disease,妊娠滋养细胞疾病。

GTN,gestational trophoblastic neoplasia,妊娠滋养细胞肿瘤。

GTV,gross tumor volume,大体靶区。

H

HAN,hyaluronidase,透明质酸酶。

HAZV,hemiazygos vein,半奇静脉。

HbA1c,glycosylated hemoglobin A1c,糖化血红蛋白。

HBP,high blood pressure,高血压。

HCG,human chorionic gonadotropin,人绒毛膜促性腺素。

HCT/TSZ,trastuzumab,曲妥珠单抗。

HD,heart disease,心脏病。

HDRBT,high dose rate brachytherapy,高剂量率近距离放疗。

HE,hysterectomy,子宫切除术。

HE4,human epididymis protein 4,人附睾蛋白4。

HG,high grade,高级别。

HG-CGIN,high-grade cervical glandular intraepithelial neoplasia,高级别宫颈腺

上皮内癌变。

HGN,hypogastric nerve,腹下神经。

HIFU,high intesity focused ultrasound,高能聚焦超声。

HM,hydatidiform mole,葡萄胎。

HMA,hemolytic anemia,溶血性贫血。

HNPCC,hereditary non-polyposis coloretal cancer syndrome,林奇综合征。

HPA,hyperplastic anemia,增生性贫血。

HPF,high power field,高倍镜视野。

HPL,human placental lactogen,人胎盘生乳素。

HPO,hypothalamic pituitary ovarian axis,下丘脑垂体卵巢轴。

HPP,high potency progesterone,高效孕酮。

HPV,human papilloma virus,人乳头瘤状病毒。

HRF,high risk factor,高危因素。

HR-CTV,high risk clinical target volume,高危临床靶区。

HRT,hormone replacement therapy,激素替代疗法。

HSIL,high-grade squamous intraepithelial lesion,高级别鳞状上皮内病变。

I

ICS,International Cancer Society,国际癌症协会。

IDA,iron deficiency anemia,缺铁性贫血。

IEGV,inferior eppigasric vein,腹壁下静脉。

IFCPC,International Federation of Cervical Pathology and Colposcopy,国际宫颈病理和阴道镜联盟。

IFN,interferon,干扰素。

IFO,ifosfamide,异环磷酰胺。

IGC,inguinal cavity,腹股沟。

IGCRT,inguinal cavity radiotherapy,腹股沟放疗。

IG-FMLN,inguinal-femoral lymph node,腹股沟-股淋巴结。

IG-FMLAE,inguinal-femoral lymphadenectomy,腹股沟-股淋巴结清扫术。

IGL,inguinal ligament,腹股沟韧带。

IHA,inferior hemorrhoidal artery,痔下动脉。

IHM, ivasive hydatidiform mole, 侵蚀性葡萄胎。

IHP, inferior hypogastric plexus, 下腹下丛。

IHX, iohexol, 碘海醇。

IIA, internal iliac artery, 髂内动脉。

IL-11, interleukin-11, 白细胞介素-11。

IILN, internal iliac lymph node, 髂内淋巴结。

IIV, internal iliac vein, 髂内静脉。

ILA, iliolumbar artery, 髂腰动脉。

ILV, iliolumbar vein, 髂腰静脉。

IMA, inferior mesenteric artery, 肠系膜下动脉。

IMQ, imiquimod, 咪喹莫特。

IMRT, intensity modulated radiation therapy, 强调放疗。

IMT, immunotherapy, 免疫治疗。

IMTO, immature teratoma, 未成熟畸胎瘤。

IMV, inferior mesenteric vein, 肠系膜下静脉。

IPA, internal pudendal artery, 阴部内动脉。

IPA, inferior pudendal artery, 阴部下动脉。

IR, incidence rate, 发生率。

IR-CTV, itermediate risk clinical target volume, 中危临床靶区。

ISBT, interstitial brachytherapy, 组织间插值治疗。

ISP, immunosuppressant, 免疫抑制剂。

IUD, intrauterine device, 宫内节育器。

IVC, inferior vena cava, 下腔静脉。

IVP, intravenous pyelography, 静脉肾盂造影。

IVV, inferior vesical vein, 膀胱下静脉。

IVV, intrvascular volume, 血管内容量。

K

KKBT, krukenberg tumor, 库肯勃瘤。

KEY, keyruda, 帕姆单抗。

KPS, Karnofsky Performance Scale, 卡氏评分。

L

LA,lumbar artery,腰动脉。

LAB,laser ablation,激光消融术。

LAE,lymphadenectomy,淋巴结清扫术。

LBA,labial artery,阴唇动脉。

LBB/BBC,bifidobacterium capsules,双歧杆菌胶囊。

LBF,labialis' frenulum,阴唇系带。

LCR,local control rate,局部控制率。

LDC,lidocaine,利多卡因。

LDF,lung diffusion function,肺弥散功能。

LDH,lactate dehydrogenase,乳酸脱氢酶。

LDXR/LADM,liposome adriamycin,脂质体阿霉素。

LEEP,loop electrosurgical excision procedure,宫颈环形电切术。

LEVE,local extensive vulvectomy,局部广泛外阴切除术。

LF,liver function,肝功能。

LFF,liver function failure,肝功能衰竭。

LG,low grade,低级别。

LH,luteinizing hormone,黄体生成素。

LLN,lumbar lymph node,腰淋巴结。

LMS,lomustine,洛莫司汀。

LMS,leiomyosarcoma,平滑肌肉瘤。

LOH,lose of heterozygosity,杂合性缺失。

LPFS,local progression free survival,局部无症状生存率。

LPG,low plasma gulcose,低血糖。

LPL,lpilimumab,伊匹单抗。

LPR,loperamide,洛哌丁胺。

LPR,lateral pelvic recurrence,盆腔外周型复发癌。

LPR,leuprorelin,亮丙瑞林。

LPU,labial posterior union,阴唇后联合。

LRF,low risk factor,低危因素。

LRT,larotrectinib,拉罗替尼。

LRT,leucorrhea routine,白带常规。

LSIL,low-grade SIL,低级别鳞状上皮内病变。

LSPT,lumber sympathetic trunk,腰交感骶干。

LST,large segment transfer,大区段移位。

LSTN,lumbosacral trunk nerve,腰骶干神经。

LT,laser therapy,激光治疗。

LTZ,letrozole,来曲唑。

LV,lumbar vein,腰静脉。

LVEF,left ventricular ejection fraction,左室射血分数。

LVSI,lymphovascular space invasion,脉管间隙浸润。

LVT,levatinib,乐伐替尼。

Lymph-ICF-LL,the lymphedema functioning disability and health questionaire for lower limb lymphedema,下肢淋巴水肿功能残疾和健康问卷。

M

MA,megestrol acetate,甲地孕酮。

MAL,majus labuim,大阴唇。

MCH,mean corpuscular hemoglobin,平均红细胞血红蛋白。

MCHC,mean corpuscular hemoglobin concentration,平均红细胞血红蛋白浓度。

MCP,metoclopramide,胃复安。

MCV,mean corpuscular volume,平均红细胞体积。

MDT,multidsciplinary team,多学科会诊。

mEVE,modified extensive vulvectomy,改良广泛外阴切除术。

MFS,mifepristone,米非司酮。

MGA,megaloblastic,巨幼细胞贫血。

MGDT,meglumine diatrizoate,泛影葡胺。

MIL,minus labium,小阴唇。

MM,malignant melanoma,黑色素瘤。

MMC,mitomycin,丝裂霉素。

MNT,mannitol,甘露醇。

MNZ,metronidazole,甲硝唑。

MO,myoma,肌瘤。

MPA,metroxyprogesterone acetate,醋酸甲羟孕酮。

MPB,mons pubis,阴阜。

MPE,malignant plural effusion,恶性胸腔积液(恶性胸水)。

MRF,medium risk factor,中危因素。

MSC,mesenchy stem cells,间充质干细胞。

MSI,microsatellite instability,微卫星不稳定性。

MSN,mesna,美司钠。

MTO,mature teratoma,成熟畸胎瘤。

MTP,montmorillonite powder,蒙脱石散。

MTX,methotrexate,甲氨蝶呤。

MVV,middle vesical vein,膀胱中静脉。

MVV,maximal voluntary ventilation,最大通气量。

N

NACT,neoadjuvant chemotherapy,新辅助化疗。

NBC,naboth cyst,宫颈腺囊肿。

NCCN,National Comprehensive Cancer Network,美国国立综合癌症网络。

NED,nedaplatin,奈达铂。

NGA,new geramine,新洁尔灭。

NHM,non hydatidiform mole,非葡萄胎。

NMS,nimustine,尼莫司汀。

NPR,niraparib,尼拉帕利。

NTM,nitrogenmustard,氮芥。

NVL,nivolumab,纳武单抗。

NYHA,New York Heart Association,美国纽约心脏学会。

O

OA,ovarian artery,卵巢动脉。

OBA,obturator artery,闭孔动脉

OBLAE,obturator lymphadenectomy,闭孔淋巴结清扫术。

OBLN,obturator lymph node,闭孔淋巴结。

OBN,obturator nerve,闭孔神经。

OBV,obturator vein,闭孔静脉

OC,ovarian cancer,卵巢癌。

OC,oral contraception,口服避孕药。

ODS,ondansetron,昂丹司琼。

OET,ovarian epithelial tumor,卵巢上皮性肿瘤。

OGCT,ovarian germ cell tumor,卵巢生殖细胞瘤。

OGTT,oral glucose tolerance test,口服葡萄糖耐量试验。

OIL,ovarian inherent ligament,卵巢固有韧带。

OMS,ovarian mesenterium,卵巢系膜。

OMT,ovarian metastatic tumor,卵巢转移性肿瘤。

OPRS,okabayashi's pararectal space,冈林间隙。

OPT,opium tincture,阿片酊。

OS,overall survival,总生存期。

OSCST,ovarian sex cord stromal tumor,性索-间质肿瘤。

OSL,ovarian suspensory ligament,卵巢悬韧带。

OTC,oxytocin,缩宫素。

OV,ovarian vein,卵巢静脉。

OVD,occult ventricular dysfunction,隐匿性心室功能障碍。

OXA,oxaliplatin,奥沙利铂。

P

P,progesterone,孕激素

PALAE,paraaortic lymphadenectomy,腹主动脉淋巴结清扫术。

PALN,paraaortic lymph node,腹主动脉旁淋巴结。

PARPi,polyadenosine diphosphate ribose polymerase inhibitors,多聚ADP核糖聚合酶抑制剂。

PCAN,pelvic cavity autonomic nerve,盆腔自主神经。

PCL,precancerous lesion,癌前病变。

PCLAE,pelvic cavity lymphadenectomy,盆腹腔淋巴结清扫术。

PCLN,pelvic cavity lymph node,盆腔淋巴结。

PCT,prophylactic chemotherapy,预防性化疗。

PCRT,pelvic cavity radiotherapy,盆腔放疗。

PCWP,pulmonary capillary wedge pressure,肺动脉楔压。

PDA,pudendal artery,阴部动脉。

PFS,progression free survival,无疾病进展生存期。

PG,plasma gulcose,血糖。

PHM,partial hydatidiform mole,部分性葡萄胎。

PHM/DPHM,diphenhydramine,苯海拉明。

PICC,peripherally inserted central venous catheter,外周中心静脉导管。

PID,pelvic inflammatory disease,盆腔炎性疾病。

PLG,plasminogen,血浆纤溶酶原。

PMA,potassium magnesium aspartate,门冬氨酸钾镁。

PMM,psoas major muscle,腰大肌。

PMT,promethazine,异丙嗪。

PN,parenteral nutrition,肠外营养。

PNA,perineal artery,会阴动脉。

PNSL,prednisolone,泼尼松龙。

POBLN,periperal obturator lymph node,闭孔周围淋巴结。

PPB,pecten pubis,耻骨梳。

PPCs,postoperative pulmonary complications,术后肺部并发症。

PPLAE,post peritoneal lymphadenectomy,腹膜后淋巴结切除术。

PPLN,post peritoneum lymph node,腹膜后淋巴结。

PPPG,postprandial plasma gulcose,餐后血糖。

PR,progesterone recepter,孕激素受体。

PR,partial release,部分缓解。

PRC,procaine,普鲁卡因。

PRL,pararetal ligament,直肠侧韧带。

PRS,pararectum space,直肠侧间隙。

PRT,postsurgical radiotherapy,术后放疗。

PRT,palliative radiotherapy,姑息性放疗。

PSACT,post surgical adjuvant chemotherapy,术后辅助化疗。

PSCT,postsurgical chemotherapy,术后化疗。

PSN,pelvic splanchnic nerve,盆腔内脏神经。

PSLN,presentinel lymph node,前哨淋巴结。

PSP,perisurgical period,围手术期。

PSTT,placental site trophoblastic,胎盘部位滋养细胞肿瘤。

PT,prothrombin time,血浆凝血酶原时间。

PTD,pethidine,哌替啶。

PTV,planning target volume,计划靶区。

PULN,parauterine lymph node,宫旁淋巴结。

PUR,purine,嘌呤。

PVR,peripheral vascular resistance,外周血管阻力。

PVS,paravesical space,膀胱侧间隙。

PVVS,paravesical vaginal space,膀胱阴道侧间隙。

PYR,pyrimidine,嘧啶。

PZP,pazopanib,帕唑帕尼。

R

RA,renal artery,肾动脉。

RBS,random blood sugar,随机血糖。

RCCRT,radical cocurrent chemoradiotherapy,根治性同期放化疗。

RCP,rucaparib,卢卡帕尼。

RER,replication error,复制错误。

RF,renal function,肾功能。

RF,renal failure,肾衰。

RF,risk factor,危险因素。

RGS,ringer's,林格氏液。

RH,radical hysterectomy,根治性子宫切除术。

rhEPO,recombinant human erythrobopoietin,重组人促红细胞生成素。

rhIL-11,recombinant human interleukin-11,重组人白细胞介素-11。

RHM,repetitive hydatidiform mole,重复葡萄胎。

rhTPO,recombinant human thrombopoietin,重组人血小板生成素。

RMA,rectal middle artery,直肠中动脉。

RMC,remycin,更生霉素。

RNA,ribonucleic acid,核糖核酸。

ROBLN,regional obturator lymph node,区域闭孔淋巴结。

RPFA,rapid PLT function analyzer,快速PLT功能分析仪。

RRT,radical radiotherapy,根治性放疗。

RS,radical surgery,根治性手术。

RSLN,regional sacral lymph node,骶前区域淋巴结。

RST,radical surgical therapy,根治性手术治疗。

RT,radiotherapy,放疗。

RT,radical trachelectomy,根治性宫颈切除术。

RTC,reticulocyte,网织红细胞。

RTOG,Radiation Therapy Oncology Group,美国肿瘤放射治疗协作组织。

RRT,radical radiotherapy,根治性放疗。

RUP,rectouteroperitoneum,直肠子宫凹陷。

RVD,restrictive ventilation disorder,限制性通气障碍。

RVS,rectal vaginal space,直肠阴道间隙。

S

SaO_2,arterial oxygen saturation,血氧饱和度。

SAPI,subacute pelvic inflammatory,亚急性盆腔炎。

SBLT,serous borderline tumor,交界性浆液性肿瘤。

SBP,systolic blood pressure,收缩压。

SCA,serous cystadenoma,浆液性囊腺瘤。

SCCA,squamous cell carcinoma antigen,宫颈鳞状细胞癌抗原。

SCJ,squamosal column junction,鳞柱交接部。

SCO,serous carcinoma,浆液性癌。

SCRT,sequential chemoradiotherapy,序贯放化疗。

SDF,sidofovir,西多福韦。

SE,squamous epithelazation,鳞状上皮化。

SF,serum ferritin,血清铁。

SHP,superior hypogastric plexus,下腹上丛。

SIGLN,superficial inguinal lymph nodes,腹股沟浅淋巴结。

SIL,squamous intraepithelial lesion,鳞状上皮内病变。

SLCT,sertoli-leydig cell tumor,支持细胞-间质细胞瘤。

SLN,sacral lymph node,骶淋巴结。

SM,smooth muscle,平滑肌。

SM,squamous metaplasia,鳞状上皮化生。

SMA,superior mesenteric artery,肠系膜上动脉。

SMC,smooth muscle cell,平滑肌细胞。

SMV,sacral median vein,骶正中静脉。

SPM,sacral promontory,骶骨岬。

SPN,sympathetic nerve,交感神经。

SPT,sphincter,括约肌。

SPLN,sacral promontory lymph node,骶岬淋巴结。

SR,survival rate,生存率。

ST,surgical treatment,手术治疗。

STDs,sexually transmitted diseases,性传播疾病。

SUV,superficial uterine vein,子宫浅静脉。

SVA,superior vesical artery,膀胱上动脉。

SVC,superior vena cava,上腔静脉。

SVV,superior vesical vein,膀胱上静脉。

T

TAI,telomere allele imbalance,端粒等位基因不平衡。

TAM,tamoxifen,他莫昔芬。

TAX,taxol,紫杉醇。

TAT,thrombin antithrombin complex,凝血酶-抗凝血酶复合物。

TCT,thinprep cytologic test,液基细胞涂片法。

TCT,theca cell tumor,卵泡膜细胞瘤。

TDB,toluidine blue,甲苯胺蓝。

TEG, thromboelastogram, 血栓弹力图。

TF, transferrin, 转铁蛋白。

TFZ, transformation zone, 转化区。

TGT, targeted therapy, 靶向治疗。

THE, total hysterectomy, 子宫全切术。

THP/PRB, pirarubicin, 吡喃阿霉素。

TLN, transferred lymph node, 淋巴结转移。

TLOC, theca lutein ovarian cyst, 卵巢黄素化囊肿。

TMT, trametinib, 曲美替尼。

TMZ, temozolomine, 替莫唑胺。

TRM, toremifene, 托瑞米芬。

t-PA, tissue type plasminogen activator, 组织型纤溶酶原激活物。

TPB, trophoblast, 滋养细胞。

TPO, thermoplastic polyolefin, PLT生成素。

TPT, topotecan, 拓扑替康。

TS, transferrin saturation, 转铁蛋白饱和度。

TT, thrombin time, 凝血酶时间。

TV, trichomonal vaginitis, 滴虫性阴道炎。

U

UA, uterine artery, 子宫动脉。

UAE, uterine artery embolization, 子宫动脉栓塞术。

UAS, uterine adenosarcoma, 子宫腺肉瘤。

UBA, umbilical artery, 脐动脉。

UCO, ureterocystostomy, 输尿管膀胱吻合术。

ULMS, uterine leiomyosarcoma, 子宫平滑肌肉瘤。

UMO, uterine myoma, 子宫肌瘤。

UOBLN, upper obturator lymph node, 闭孔上方淋巴结。

UPN, uterine plexus nerve, 盆丛子宫支。

URL, uterorectal ligament, 子宫直肠韧带。

URT, urine routine, 尿常规。

USL, uterosacral ligament, 宫骶韧带

USO, uterine sarcoma, 子宫肉瘤。

UUS, undifferentiated uterine sarcoma, 未分化子宫肉瘤。

UVPN, uterino vaginal plexus nerve, 盆丛子宫阴道支。

V

VA, vaginal artery, 阴道动脉。

VBT, vaginal brachytherapy, 阴道近距离放疗。

VC, vulval cancer, 外阴癌。

VC, vital capacity, 肺活量。

VCL, vesical cervical ligament, 膀胱宫颈韧带。

VCM, vancomycin, 万古霉素。

VCS, vesical cervical space, 膀胱宫颈间隙。

VCVL, vesical cervical vaginal ligament, 膀胱宫颈阴道韧带。

VE, vulvectomy, 外阴切除术。

VHD, vulvar hypopigmentation disease, 外阴色素减退性疾病。

VIN, squamous vulvar intraepithelial neoplasia, 外阴鳞状上皮内瘤变。

VNR, vinorelbine, 长春瑞滨。

VP-16/ETP, etoposide, 依托泊苷。

VPB, ventricular premature beat, 室性早搏。

VPN, vesical plexus nerve, 盆丛膀胱支。

VRL, vaginiorectal ligament, 阴道直肠韧带。

VUP, vesicouterine peritoneum, 膀胱子宫反折腹膜。

VVC, vulvovaginal candidiasis, 霉菌性阴道炎。

VVE, vulvar ectomy, 外阴切除术。

VVS, vesical vaginal space, 膀胱阴道间隙。

W

WHO, World Health Organization, 世界卫生组织。

Y

YST, yolk sac tumor, 卵黄囊瘤。

参考文献

[1]谢幸,孔北华,段涛,等.妇产科学[M].第9版.北京:人民卫生出版社,2018:1-484.

[2]王丽娟,彭永排,刘畅浩,等.妇科肿瘤围手术期处理[M].北京:人民卫生出版社,2021:1-355.

[3]王俊杰,张福泉,邹丽娟,等.妇科肿瘤[M].北京:人民卫生出版社,2022:1-194.

[4]吴小华,周琦,刘继红,等.妇科肿瘤(中国肿瘤整合诊治指南)[M].天津:天津科学技术出版社,2022:1-510.

[5]白军.妇产科学临床综合能力应试解析纲要[M].长沙:中南大学出版社,2023:1-381.

[6]白军.妇产科重症医学[M].兰州:兰州大学出版社,2023:1-263.

[7]闫震,段微,苏丽,等.妇科肿瘤化疗分册[M].北京:人民卫生出版社,2022:1-391.

[8]邓成艳,孙爱军,扬欣,等.女性性激素临床应用与病例解读[M].北京:中国医药科技出版社,2021:1-173.

[9]刘开江,刘青.妇科肿瘤腹腔镜手术图解[M].北京:人民卫生出版社,2018:1-148.

[10]李光仪,尚慧玲,关锦图.实用妇科腹腔镜手术学[M].第2版.北京:人民卫生出版社,2018:1-736.

[11]NGUYEN T, NOUGARET S, CASTILLO P, et al. Cervical cancer in the pregnant population[J]. Abdom Radiol (NY), 2023, 48(5):1679-1693.

[12]BHATLA N, SINGHAL S, DHAMIJA E, et al. Implications of the cervical

cancer FIGO staging system [J]. Indian J Med Res, 2021, 154(2):273-283.

[13] CORRADO G, ANCHORA L P, BRUNI S, et al. Patterns of recurrence in FIGO stage ⅠB1-ⅠB2 cervical cancer:comparison between minimally invasive and abdominal radical hysterectomy[J]. Eur J Surg Oncol, 2023, 49(11):107047.

[14] MONK B J, TAN D S P, HERNÁNDEZ CHAGÜI J D, et al. Proportions and incidence of locally advanced cervical cancer:a global systematic literature review[J]. Int J Gynecol Cancer, 2022, 32(12):1531-1539

[15] LIN M Y, MILESHKIN L, MCNALLY O, et al. Prognostic significance of FIGO 2018 staging of loco-regionally advanced cervical cancer (LRACC) with the use of MRI and PET and implications for treatment selection[J]. Gynecol Oncol, 2023, 169:91-97.

[16] CHAKRABARTI M, NORDIN A, KHODABOCUS J. Debulking hysterectomy followed by chemoradio- therapy versus chemoradiotherapy for FIGO stage (2019) IB3/Ⅱ cervical cancer[J]. Cochrane Database Syst Rev, 2022, 9(9):CD012246.

[17] SHYLASREE T S, GURRAM L, DAS U. Para-aortic lymph node involvement in cervical cancer:implications for staging, outcome and treatment[J]. Med Res, 2021, 154(2):267-272.

[18] PUJADE-LAURAINE E, TAN D S P, LEARY A, et al. Comparison of global treatment guidelines for locally advanced cervical cancer to optimize best care practices:a systematic and scoping review[J]. Gynecol Oncol, 2022, 167(2):360-372.

[19] TOMIĆ K, BERIĆ JOZIĆ G, PARIĆ A, et al. Chemobrachyradiotherapy and consolidation chemotherapy in treatment of locally advanced cervical cancer:a retrospective single institution study[J]. Wien Klin Wochenschr, 2021, 133(21-22):1155-1161.

[20] CHOPRA S, GUPTA M, MATHEW A, et al. Locally advanced cervical cancer:a study of 5-year outcomes[J]. Indian J Cancer, 2018, 55(1):45-49.

[21] DI MARTINO G, LISSONI A A, FERRARI D, et al. Dose-dense neoadjuvant chemotherapy with paclitaxel and carboplatin in cervical cancer:efficacy on pathological response[J]. Anticancer Res, 2021, 41(1):497-502.

[22] BEREK J S, MATIAS-GUIU X, CREUTZBERG C, et al. FIGO staging of endometrial cancer:2023[J]. Int J Gynaecol Obstet, 2023 162(2):383-394.

[23] MAHESHWARI E, NOUGARET S, STEIN E B, et al. Update on MRI in

evaluation and treatment of endometrial cancer[J]. Radiographics, 2022 , 42(7): 2112-2130.

[24] RAFFONE A, FANFANI F, RAIMONDO D R, et al. Predictive factors of sentinel lymph node failed mapping in endometrial carcinoma patients: a systematic review and meta-analysis[J]. Int J Gynecol Cancer, 2023 , 33(6):853-859.

[25] DELLINO M, CERBONE M, LAGANÀ A S, et al. Upgrading treatment and molecular diagnosis in endometrial cancer - driving new tools for endometrial preservation[J]. Int J Mol Sci, 2023, 24(11):9780.

[26] YOKOI E, MABUCHI S, KOMURA N, et al. Incorporation of pretreatment leukocytosis and thrombocytosis into the FIGO staging system for prognosis in surgically treated endometrial cancer[J]. Int J Gynaecol Obstet, 2020, 151(2):272-278.

[27] JUMAAH A S, AL - HADDAD H S, MCALLISTER K A, et al. The clinicopathology and survival characteristics of patients with POLE proofreading mutations in endometrial carcinoma: a systematic review and meta-analysis[J]. PLoS One, 2022, 17(2):e0263585.

[28] LUNA C, BALCACER P, CASTILLO P, et al. Endometrial cancer from early to advanced-stage disease: an update for radiologists[J]. Abdom Radiol (NY), 2021, 46 (11):5325-5336

[29] YADAV A, SISTLA A, SWAIN M, et al. To study the expression of estrogen, progesterone receptor and p53 immunohistochemistry markers in subtyping endometrial carcinoma[J]. Indian J Pathol Microbiol, 2024, 67(1):62-67.

[30] KOBAYASHI-KATO M, FUJII E, ASAMI Y, et al. Utility of the revised FIGO 2023 staging with molecular classification in endometrial cancer[J]. Gynecol Oncol, 2023, 178:36-43.

[31] KOTOWICZ B, DAŃSKA-BIDZIŃSKA A, FUKSIEWICZ M, et al. Prognostic factors for uterine sarcoma and carcinosarcoma: insights from a 10-year follow-up study [J]. Med Sci Monit. 2023, 29:e941562

[32] GOROSTIDI M, YILDIRIM Y, MACUKS R, et al. Impact of hospital case volume on uterine sarcoma prognosis: SARCUT study subanalysis[J]. Ann Surg Oncol, 2023, 30(12):7645 -7652

[33] MACUKS R, YILDIRIM Y, MANCARI R, et al. Prognostic factors in

undifferentiated uterine sarcoma: a subanalysis of the SARCUT study[J]. Arch Gynecol Obstet, 2023, 308(3):981-988.

[34]RONSINI C, FORESTA A, GIUDICE M, et al. Is adnexectomy mandatory at the time of hysterectomy for uterine sarcomas? a systematic review and meta - analysis [J]. Medicina (Kaunas), 2022, 58(9):1140.

[35]O'SHEA A S. Clinical staging of ovarian cancer[J]. Methods Mol Biol, 2022, 2424:3-10.

[36]CHENG C Y, HSU H C, TAI Y J, et al. Outcome and prognostic factors of unexpected ovarian carcinomas[J]. Cancer Med, 2023, 12(6):6466-6476.

[37]WANG Q M, XIAO Y, LIU Y X, et al. Survival impact of bowel resection in patients with FIGO stage Ⅱ-Ⅳ ovarian cancer[J]. J Cancer Res Clin Oncol, 2023, 149 (16):14843-14852

[38]WANG Y, LI N, REN Y, et al. Association of BRCA1/2 mutations with prognosis and surgical cytoreduction outcomes in ovarian cancer patients: an updated meta-analysis[J]. J Obstet Gynaecol Res, 2022, 48(9):2270-2284.

[39]WANG Y, ZHANG L, BAI Y, et al. Therapeutic implications of the tumor microenvironment in ovarian cancer patients receiving PD - 1/PD - L1 therapy[J]. Front Immunol, 2022, 20(13):1036298.

[40]LI X, DING Y, LIU Y, et al. Differences between complex epithelial neoplasms of the ovary and high - grade serous ovarian cancer: a retrospective observational cohort study[J]. J Ovarian Res, 2022, 15(1):125.

[41]MALOVRH E P, LUKINOVIČ N, BUJAS T, et al. Ultra - high - risk gestational choriocarcinoma of the ovary associated with ectopic pregnancy[J]. Curr Oncol, 2023, 30(2):2217-2226.

[42]LI S, HONG R, YIN M, et al. Incidence, clinical characteristics, and survival outcomes of ovarian strumal diseases: a retrospective cohort study[J]. BMC Womens Health, 2023, 23(1):497.

[43]OLAWAIYE A B, COTLER J, CUELLO M A, et al. FIGO staging for carcinoma of the vulva: 2021 revision[J]. Int J Gynaecol Obstet, 2021, 155(1):43-47.

[44]ZARE S Y, CISCATO A, FADARE O. Tumor budding activity is an independent prognostic factor in squamous cell carcinoma of the vulva[J]. Hum Pathol, 2022, 126:

77-86.

[45] HOANG L, WEBSTER F, BOSSE T, et al. Data set for the reporting of carcinomas of the vulva: recommendations from the international collaboration on cancer reporting (ICCR)[J]. Int J Gynecol Pathol, 2022, 41, S8-S22.

[46] CHOW L, TSUI B Q, BAHRAMI S, et al. Gynecologic tumor board: a radiologist's guide to vulvar and vaginal malignancies[J]. Abdom Radiol (NY), 2021, 46 (12):5669-5686.

[47] BOGANI G, RAY-COQUARD I, MUTCH D, et al. Gestational choriocarcinoma [J]. Int J Gynecol Cancer, 2023, 33(10):1504-1514.

[48] MANGILI G, SABETTA G, CIOFFI R, et al. Current evidence on immunotherapy for gestational trophoblastic neoplasia (GTN)[J]. Cancers (Basel), 2022, 14(11):2782.

[49] WONG A J, FINCH L, PEARSON J M, et al. Retreatment of chemotherapy-resistant metastatic choriocarcinoma with immunotherapy [J]. Gynecol Oncol Rep, 2022, 40:100955.

[50] BRAGA A, PAIVA G, GHORANI E, et al. Predictors for single-agent resistance in FIGO score 5 or 6 gestational trophoblastic neoplasia: a multicentre, retrospective, cohort study[J]. Lancet Oncol, 2021, 22(8):1188-1198.

[51] DANTKALE K S, AGRAWAL M. A comprehensive review of current trends in the diagnosis and treatment of ovarian germ cell tumors [J]. Cureus, 2024, 16(1): e52650.

[52] HOU Y M, LI P P, YU H, et al. Clinical features and demographic characteristics of gestational trophoblastic neoplasia: single center experience and the SEER database [J]. Biomol Biomed, 2024, 24(1):176-187.

[53] JIN T, ZHOU Z, LIN M, et al. Risk factors for methotrexate resistance in low-risk gestational trophoblastic neoplasia patients (FIGO score 0-4)[J]. Am J Cancer Res, 2024, 14(3):1353-1362.

后 记

　　妇科肿瘤精准医学是一门新兴学科，与传统的二级学科相比，年轻而富有生命力。妇科肿瘤精准医学强调"精准"二字，注重诊断和治疗的可操作性，突出临床指导和应用能力。妇科肿瘤精准医学整合了外科学、肿瘤学、妇科产科学、FIGO 指南和 AJCC 指南等多种理论和专业技能，内容较为全面。妇科肿瘤精准医学是临床医学的核心学科，是医院整体实力的体现，是医学现代化的标志，也是 21 世纪医学模式转变的代表。

　　妇科肿瘤精准医学是妇产科学的一个分支，不仅具有妇科肿瘤学的一般特点，还具有精准医学独特的一面。妇科肿瘤的手术治疗、化疗、放疗、靶向治疗、免疫治疗都是妇科肿瘤精准医学所面临的难点和重点。本书在妇科肿瘤学的基础上，结合精准医学的特点，突出妇科精准医学的特性，强调诊断和治疗的可操作性，以期为妇产科医师和肿瘤医师提供参考。

　　《妇科肿瘤精准医学》作为"妇产科学（第 9 版）临床应用研究丛书"之一，将根据医学教材的改版或再版和指南（FIGO 和 AJCC）而进行调整，将紧随医学前沿进展而不断更新，届时将推出最新的版本，与业内同仁共享。

　　最后，希望《妇科肿瘤精准医学》的出版能为妇产科和肿瘤工作者提供参考，同时恳请广大同仁在应用中发现问题，给予批评指正。

2024 年 4 月